国家卫生健康委员会"十三五"规划教材

全国中医住院医师规范化培训教材

医患沟通技巧

第 2 版

主　编　张　捷　高祥福

副主编　陈日兰　张　犁　王　芳　杨　倩

编　委　（按姓氏笔画排序）

王　芳（成都中医药大学附属医院）　　　　　　陈日兰（广西中医药大学附属瑞康医院）

王伟华（黑龙江中医药大学附属第二医院）　　　邵　华（江苏省第二中医院）

卢　伟（首都医科大学附属北京中医医院）　　　金　娟（黑龙江中医药大学附属第一医院）

刘　庆（西南医科大学附属中医医院）　　　　　周国庆（浙江中医药大学附属第三医院）

严　全（岳阳市中医医院）　　　　　　　　　　徐　佳（上海中医药大学附属龙华医院）

杜旭召（河南中医药大学第二附属医院）　　　　高祥福（浙江中医药大学附属第三医院）

杨　倩（河北省中医院）　　　　　　　　　　　高燕鲁（山东中医药大学第二附属医院）

张　捷（首都医科大学附属北京中医医院）　　　梁明坤（广西中医药大学）

张　犁（江苏省中医院）　　　　　　　　　　　谢　芳（山东中医药大学）

学术秘书　姜默琳（首都医科大学附属北京中医医院）

人民卫生出版社

图书在版编目（CIP）数据

医患沟通技巧 / 张捷，高祥福主编 . —2 版 . —北京：人民卫生出版社，2020

ISBN 978-7-117-29683-0

Ⅰ . ①医… Ⅱ . ①张…②高… Ⅲ . ①医药卫生人员 – 人际关系学 Ⅳ . ①R192

中国版本图书馆 CIP 数据核字（2020）第 057186 号

| 人卫智网 | www.ipmph.com | 医学教育、学术、考试、健康，购书智慧智能综合服务平台 |
| 人卫官网 | www.pmph.com | 人卫官方资讯发布平台 |

医患沟通技巧

第 2 版

主　　编：张　捷　高祥福
出版发行：人民卫生出版社（中继线 010-59780011）
地　　址：北京市朝阳区潘家园南里 19 号
邮　　编：100021
E - mail：pmph @ pmph.com
购书热线：010-59787592　010-59787584　010-65264830
印　　刷：三河市宏达印刷有限公司（胜利）
经　　销：新华书店
开　　本：787 × 1092　1/16　印张：12
字　　数：270 千字
版　　次：2015 年 3 月第 1 版　2020 年 5 月第 2 版
　　　　　2020 年 5 月第 2 版第 1 次印刷（总第 5 次印刷）
标准书号：ISBN 978-7-117-29683-0
定　　价：45.00 元
打击盗版举报电话：010-59787491　E-mail：WQ @ pmph.com
质量问题联系电话：010-59787234　E-mail：zhiliang @ pmph.com

数字增值服务编委会

主　编　张　捷　高祥福

副主编　陈日兰　张　犁　王　芳　杨　倩

编　委　(按姓氏笔画排序)

　　　　王　芳(成都中医药大学附属医院)
　　　　王伟华(黑龙江中医药大学附属第二医院)
　　　　石　镜(成都中医药大学附属医院)
　　　　卢　伟(首都医科大学附属北京中医医院)
　　　　刘　庆(西南医科大学附属中医医院)
　　　　严　全(岳阳市中医医院)
　　　　杜旭召(河南中医药大学第二附属医院)
　　　　杨　帆(江苏省中医院)
　　　　杨　倩(河北省中医院)
　　　　汪国翔(广西中医药大学附属瑞康医院)
　　　　张　捷(首都医科大学附属北京中医医院)
　　　　张　犁(江苏省中医院)
　　　　陈日兰(广西中医药大学附属瑞康医院)
　　　　邵　华(江苏省第二中医院)
　　　　金　娟(黑龙江中医药大学附属第一医院)
　　　　周国庆(浙江中医药大学附属第三医院)
　　　　姜默琳(首都医科大学附属北京中医医院)
　　　　徐　佳(上海中医药大学附属龙华医院)
　　　　高祥福(浙江中医药大学附属第三医院)
　　　　高燕鲁(山东中医药大学第二附属医院)
　　　　梁明坤(广西中医药大学)
　　　　谢　芳(山东中医药大学)

修 订 说 明

为适应中医住院医师规范化培训快速发展和教材建设的需要,进一步贯彻落实《国务院关于建立全科医生制度的指导意见》《医药卫生中长期人才发展规划(2011—2020年)》和《国家卫生计生委等7部门关于建立住院医师规范化培训制度的指导意见》,按照《国务院关于扶持和促进中医药事业发展的若干意见》要求,规范中医住院医师规范化培训工作,培养合格的中医临床医师队伍,经过对首版教材使用情况的深入调研和充分论证,人民卫生出版社全面启动全国中医住院医师规范化培训第二轮规划教材(国家卫生健康委员会"十三五"规划教材)的修订编写工作。

为做好本套教材的出版工作,人民卫生出版社根据新时代国家对医疗卫生人才培养的要求,成立国家卫生健康委员会第二届全国中医住院医师规范化培训教材评审委员会,以指导和组织教材的修订编写和评审工作,确保教材质量;教材主编、副主编和编委的遴选按照公开、公平、公正的原则,在全国60余家医疗机构近1 000位专家和学者申报的基础上,经教材评审委员会审定批准,有500余位专家被聘任为主审、主编、副主编、编委。

本套教材始终贯彻"早临床、多临床、反复临床",处理好"与院校教育、专科医生培训、执业医师资格考试"的对接,实现了"基本理论转变为临床思维、基本知识转变为临床路径、基本技能转变为解决问题的能力"的转变,注重培养医学生解决问题、科研、传承和创新能力,造就医学生"职业素质、道德素质、人文素质",帮助医学生树立"医病、医身、医心"的理念,以适应"医学生"向"临床医生"的顺利转变。

根据该指导思想,本套教材在上版教材的基础上,汲取成果,改进不足,针对目前中医住院医师规范化培训教学工作实际需要,进一步更新知识,创新编写模式,将近几年中医住院医师规范化培训工作的成果充分融入,同时注重中医药特色优势,体现中医思维能力和临床技能的培养,体现医考结合,体现中医药新进展、新方法、新趋势等,并进一步精简教材内容,增加数字资源内容,使教材具有更好的思想性、实用性、新颖性。

本套教材具有以下特色:

1. **定位准确,科学规划** 本套教材共25种。在充分调研全国近200家医疗机构及规范化培训基地的基础上,先后召开多次会议深入调研首版教材的使用情况,并广泛听取了长期从事规培工作人员的意见和建议,围绕中医住院医师规范化培训的目标,分为临床学科(16种)、公共课程(9种)两类。本套教材结合中医临床实际情况,充分考虑各学科内亚专科的培训特点,能够满足不同地区、不同层次的培训要求。

2. 突出技能,注重实用　本套教材紧扣《中医住院医师规范化培训标准(试行)》要求,将培训标准规定掌握的以及编者认为在临床实践中应该掌握的技能与操作采用"传统"模式编写,重在实用,可操作性强,强调临床技术能力的训练和提高,重点体现中医住院医师规范化培训教育特色。

3. 问题导向,贴近临床　本套教材的编写模式不同于本科院校教材的传统模式,采用问题导向和案例分析模式,以案例提示各种临床情境,通过问题与思路逐层、逐步分解临床诊疗流程和临证辨治思维,并适时引入、扩展相关的知识点。教材编写注重情境教学方法,根据诊治流程和实际工作中的需要,将相关的医学知识运用到临床,转化为"胜任力",重在培养学员中医临床思维能力和独立的临证思辨能力,为下一阶段专科医师培训打下坚实的基础。

4. 诊疗导图,强化思维　本套教材设置各病种"诊疗流程图"以归纳总结临床诊疗流程及临证辨治思维,设置"临证要点"以提示学员临床实际工作中的关键点、注意事项等,强化中医临床思维,提高实践能力,体现中医住院医师规范化培训教育特色。

5. 纸数融合,创新形式　本套教材以纸质教材为载体,设置随文二维码,通过书内二维码融入数字内容,增加视频/微课资源、拓展资料及习题等,使读者阅读纸书时即可学习数字资源,充分发挥富媒体优势和数字化便捷优势,为读者提供优质适用的融合教材。教材编写与教学要求匹配、与岗位需求对接,与中医住院医师规范化培训考核及执业考试接轨,实现了纸数内容融合、服务融合。

6. 规范标准,打造精品　本套教材以《中医住院医师规范化培训实施办法(试行)》《中医住院医师规范化培训标准(试行)》为编写依据,强调"规范化"和"普适性",力争实现培训过程与内容的统一标准与规范化。其临床流程、思维与诊治均按照各学科临床诊疗指南、临床路径、专家共识及编写专家组一致认可的诊疗规范进行编写。在编写过程中,病种与案例的选择,紧扣标准,体现中医住院医师规范化培训期间分层螺旋、递进上升的培训模式。教材修订出版始终坚持质量控制体系,争取打造一流的、核心的、标准的中医住院医师规范化培训教材。

人民卫生出版社医药卫生规划教材经过长时间的实践和积累,其优良传统在本轮教材修订中得到了很好的传承。在国家卫生健康委员会第二届全国中医住院医师规范化培训教材评审委员会指导下,经过调研会议、论证会议、主编人会议、各专业教材编写会议和审定稿会议,编写人员认真履行编写职责,确保了教材的科学性、先进性和实用性。参编本套教材的各位专家从事中医临床教育工作多年,业务精纯,见解独到。谨此,向有关单位和个人表示衷心的感谢!希望各院校及培训基地在教材使用过程中,及时提出宝贵意见或建议,以便不断修订和完善,为下一轮教材的修订工作奠定坚实的基础。

人民卫生出版社有限公司

2020 年 3 月

国家卫生健康委员会"十三五"规划教材
全国中医住院医师规范化培训
第二轮规划教材书目

序号	教材名称	主编		
1	卫生法规(第2版)	周 嘉	信 彬	
2	全科医学(第2版)	顾 勤	梁永华	
3	医患沟通技巧(第2版)	张 捷	高祥福	
4	中医临床经典概要(第2版)	赵进喜		
5	中医临床思维(第2版)	顾军花		
6	中医内科学·呼吸分册	王玉光	史锁芳	
7	中医内科学·心血管分册	方祝元	吴 伟	
8	中医内科学·消化分册	高月求	黄穗平	
9	中医内科学·肾病与内分泌分册	倪 青	邓跃毅	
10	中医内科学·神经内科分册	高 颖	杨文明	
11	中医内科学·肿瘤分册	李和根	吴万垠	
12	中医内科学·风湿分册	刘 维	茅建春	
13	中医内科学·急诊分册	方邦江	张忠德	
14	中医外科学(第2版)	刘 胜		
15	中医皮肤科学	陈达灿	曲剑华	
16	中医妇科学(第2版)	梁雪芳	徐莲薇	刘雁峰
17	中医儿科学(第2版)	许 华	肖 臻	李新民
18	中医五官科学(第2版)	彭清华	忻耀杰	
19	中医骨伤科学(第2版)	詹红生	冷向阳	谭明生
20	针灸学	赵吉平	符文彬	
21	推拿学	房 敏		
22	传染病防治(第2版)	周 华	徐春军	
23	临床综合诊断技术(第2版)	王肖龙	赵 萍	
24	临床综合基本技能(第2版)	李 雁	潘 涛	
25	临床常用方剂与中成药	翟华强	王燕平	

前　言

时隔四年,我们欣喜地接受人民卫生出版社聘请,再次参加全国中医住院医师规范化培训第二轮规划教材《医患沟通技巧》一书的修订编写工作。医患沟通是每位医务工作者必须具备的能力,无时不在,无处不在。医患沟通对密切医患关系,促进患者早日康复,减少医患纠纷有着非常重要的意义。

近年来,医患沟通技巧的学习越来越受到人们的重视。在国家卫生健康委员会、国家中医药管理局中医住院医师规范化培训中,医患沟通技能已成为住院医师必须掌握的临床技能之一。从心理、语言、行为等方面多角度、全方位地学习交流沟通技巧,学习职业化地处理医患关系应该成为医务工作者的必修课,以使其尽早学会与患者相处、学会倾听和交谈,学会医患沟通的技能。

本教材遵循国家卫生健康委员会第二届全国中医住院医师规范化培训教材评审委员会、人民卫生出版社对教材修订的指导思想与编写原则,以中医传统的人文理念为指导,让住院医师理解和掌握医患沟通的原理和技能,并能在临床医疗服务中运用,与患者及其家属建立和谐关系。在教学中除了运用教授教学外,还需采用角色扮演、案例分析讨论、情景模拟教学、现场访谈和小组讨论的方式进行学习,将人文知识、沟通理论与医疗实践相结合,在教学实践中注重医患关系和情感体验,使临床医师不仅获得知识,同时能够在学习中参与、体验、实践,内容丰富,实用性强。在教学结束后,通过临床医师的实践和评估量表对教学的效果进行反馈和评价。医患沟通课程的主要目标不是考核,而是通过外部评价和自我评价,让学生学会用心去沟通、用情去沟通、用理去沟通、转换角色去沟通,认识医患沟通的重要性。

本教材是培养住院医师医患沟通技能的实训教材。由张捷拟就编写大纲,并与高祥福负责全书统稿。教材分为五章,第一章医患沟通导论,介绍了医患沟通概述、医患沟通的心理学基础、医患沟通的伦理学基础、医患沟通中的法律基础、中医医患沟通的特点以及中医医患沟通发展概况,由张捷、徐佳、卢伟、杜旭召、王伟华撰写;第二章医患沟通的核心技能,介绍了医患沟通基本技能、倾听、言语表达、非语言沟通技巧、化解冲突的沟通技能、危急时刻的沟通技能以及与特殊患者的沟通技能,由金娟、卢伟、王芳、谢芳、刘庆、杨倩撰写;第三章接诊,介绍了初期——病史搜集、中期——解释问题并制订双方同意的治疗方案,以及末期结束接诊期的意义和结束接诊的技巧,由高燕鲁、张犁撰写;第四章医疗告知,介绍了告知内容、告知技巧、特殊对象的告知,由高祥福、严全、周国庆撰写;第五章医患纠纷与医患沟通,介绍了医患纠纷的定义、分类、成因、预防,以及医患纠纷的处理程序、医患纠纷处理中的沟通技巧以及医患纠纷案例分析,由邵华、梁明坤、陈日兰撰写;附录介绍了角色扮演指南及医患沟通技能考核,由卢伟撰写。本版教材增加了数字融合内容,有"章节PPT课件""微课视频""扫一扫,测一测""复习思考题"等内容,在纸质内容编委的基础上增加了姜默琳、石镜、杨帆、汪国翔参与编写和制作。

本教材经所有编写人员开会讨论、仔细磋商、认真编撰,同时在编写出版过程中,得到了人民卫生出版社的大力支持和悉心指导,学术秘书姜默琳为书稿的整理、校对做了大量的辛勤工作,在此表示诚挚的感谢! 此外,有限于作者水平,书中不妥之处在所难免,敬请专家、同道、读者予以斧正。

《医患沟通技巧》编委会
2020 年 3 月

目　录

第一章

医患沟通导论

1. 掌握医患沟通的概念、理念及重要意义。
2. 了解医患沟通过程中双方的心理活动特点。
3. 掌握医患沟通的伦理原则。
4. 了解医疗活动中应遵守的医事法律法规。
5. 了解中医医患沟通的特点。

第一节　医患沟通概述

　　医患沟通是医疗机构的医务人员在诊疗活动中与患者及其家属在信息方面、情感方面的交流。医患之间的沟通不同于一般的人际沟通，是医患双方为了治疗患者的疾病，满足患者的健康需求，在诊治疾病过程中进行的一种交流。其目的是科学地指引诊疗患者的伤病，使医患双方形成共识并建立信任合作关系，使医患之间构筑一座双向交流的桥梁。

　　古希腊医学家希波克拉底指出："了解什么样的人得了病，比了解一个人得了什么病更重要。"这句话体现了医患沟通的精髓。医患沟通是每位医务工作者必须具备的能力。1957年，巴林特医生提出"医生本身也是药"的观点，明确了医生自身能力，特别是沟通能力在医疗活动中的重要作用。医患沟通，无时不在，无处不在。医患沟通对密切医患关系，促进患者早日康复，减少医患纠纷有着非常重要的意义。随着医学模式的转变，医患沟通越来越受到人们的重视。1989年，世界医学教育联合会在《福冈宣言》中指出"所有的医生必须学会交流和人际关系的技能"，确立了医患沟通在医学中的重要地位。

一、医患沟通的概念

　　"医"的含义：狭义上指医疗机构中的医务人员；广义上指全体医务工作者、卫生管理人员及医疗卫生机构,还包括医学教育工作者。

"患"的含义:狭义上指患者和家属亲友及相关利益人;广义是指除"医"以外的社会人群。

"沟通"的含义:沟通一词是外来语,译自英文的 communication,由拉丁字 communis 演变而来,原意是分享和建立共同的看法。沟通是通过人与人全方位的信息交流达到建立共识、分享利益并发展关系的过程。其核心内涵是:人与人相互理解、相互信任。

医患沟通的含义:在医疗卫生和保健工作中,医患双方围绕诊疗、服务、健康及心理和社会等相关因素,以患者为中心,以医方为主导,将医学与人文结合,通过医患双方的人际交流,使医患双方达成共识,建立信任合作关系,指引医护人员为患者提供优质的医疗服务,达到维护健康、促进医学发展的目的。

二、医患沟通的现状与意义

(一) 医患沟通的现状

中国传统医学在千百年来的医疗服务中一直秉承"医乃仁术"的思想理念,"望、闻、问、切"的中医诊疗模式体现出"沟通"在医学中的重要作用。随着现代医学技术的发展,我国医疗卫生水平不断提高,医院的硬件建设、诊疗技术、服务能力和管理水平都有了一定程度的提高。但是,也出现了过于重技术轻人文"以疾病为中心"的发展误区,相伴而来的是医患关系日益紧张,医生与患者形成了一种特殊的既对立又统一的关系,患者依赖医生却又处处提防医生,医生与患者之间互相不信任、不理解的比例日益上升,医生与患者之间的冲突与纠纷问题日益凸显。尽管医患双方都认识到医患沟通的重要性,但是也存在着差异和分歧——医生认为医患沟通的作用是为了建立密切关系、取得患者信任以及缓和医患矛盾,而患者更希望通过医患沟通来促进治疗进行、增强信心。对于沟通时间和沟通效果,医生和患者存在明显的分歧,患者方对于沟通时间和沟通效果的评价明显低于医生方的评价。患者普遍认为沟通时间不足、在沟通过程中频繁使用的医学术语是导致沟通不畅的重要原因。医患沟通的严峻形势,一方面给很多的医疗工作者带来了身体和心理上的双重压力,使得医生不愿全身心投入到医疗服务的过程中,影响到医疗服务质量,是阻碍医疗水平进步的原因之一;另一方面,由于医生的知识水平有限,或者存在着不良的医风医德等问题,患者对于医生也持不信任态度,从而使医患关系陷入了恶性循环,无法满足患者健康需求的同时,也阻碍了医学事业的蓬勃发展。如何进行有效的医患沟通成为当今医学界甚至是全社会的探究热点。钟南山院士曾经指出:"在中华医学会处理的医患纠纷和医疗事故中,半数以上是因为医患之间缺乏沟通引起的。"

医生与患者之间的沟通不畅原因众多,主要有以下几点:

1. 医学教育培训体系的不足   我国的医学院校对于医学生医患沟通能力的培养仍处于起步阶段,许多医学院校开设了《医患沟通学》《礼仪学》《医学法》等一些提高医护人员人文修养的课程,但不同院校之间开设课程种类及课时安排参差不齐,相关课程的设定也不够规范。与国外医患沟通能力培养模式比较,我国存在较大的差距。例如,英国把临床沟通技能纳入了英国医学院校核心课程,专门开设了医患沟通系列课程如"医患沟通""医生与患者相处的能力""如何告诉患者坏消息"等,将理论与实践相结合的螺旋式授课进程贯彻始终,促进学生熟练掌握医患沟通技能;美国则把医患沟通能力的培养列为21世纪医学生教育课程重点加强九项内容之一,通过不同主题,交叉渗透医患沟通知识,从心理、语言、行为等方面培养医学生沟通能力,并在医患沟通教育中融入以案例讨论法为主的多种教学方法。另外,医学生专业课程繁多,大部分时间用于学习临床知识技能,往往忽略医患沟通技能相关知识的学习。调查显示,只有3.34%的医学生经常参加有关培养医患沟通能力的活动,20.72%的医学生有时参加,42.42%的医学生很少参加,33.52%的医学生从未参加。可见医学生医患沟通能力培养现状令人担忧。

2. 医务人员对医患沟通的认识不足　患者得病后会有许多的担心和疑虑,如自己的病情是否严重、是否可以彻底治愈、需要花费多长时间和多少费用才能痊愈等等。患者的这些问题只有通过与医生的沟通才能得到确切的答案。在医疗服务中,医务人员虽然已经认识到医患沟通的重要性,但是在临床中更多的是对于患者的病史采集,认为医生的主要责任是对患者病情进行医治,将主要精力放在对疾病的关注上,不愿意向患者详细说明他们的病情,使患者感到缺乏同情心,不能准确观察和探测患者的心理感受,忽略了患者心理方面的需求,没有体恤到患者及其家属的担心、焦虑情绪,让患者及其家属缺乏被关注、关爱、尊重的感觉,从而降低了医患沟通的效果。

3. 医务人员的医患沟通技能掌握不足　医患沟通技能作为医务人员必备的临床技能之一,应该成为医学生的必修课,让医学生从心理、语言、行为等方面多角度、全方位地学习交流沟通技巧,学习职业化地处理医患关系。由于医学高等教育中存在着过分强化专业意识和专业教育,忽视人文素质培养的不足,使得医学生毕业后面对患者及其疾病背后复杂的社会、心理、环境因素时,感到困惑与无助,常常见到临床医师忙碌于诊断、检查、治疗,不能耐心倾听患者及其家属诉说,不和患者协商检查治疗方案,不能很好地告知治疗目的和可能出现的医疗风险等等。

4. 患者及其家属方面的原因　一方面,由于病情的困扰影响了患者的沟通能力,或者患者面对医生时感到恐惧,或对所患病症感到焦虑、不好意思等,都会增加医患沟通的困难。另一方面,在日益紧张的医患关系中,患者也存在防御心理或敌对情绪,如对医疗效果的过度期望、不同文化背景的患者及个性特点等,都会对医患沟通产生影响。

（二）医患沟通的意义

1. 在医疗服务中的意义

（1）有利于疾病的诊断:疾病诊断的前提是对患者疾病起因、发展过程的了解。病史采集和体格检查就是与患者沟通和交流的过程,而这一过程的质量,决定了病史采集的可靠程度和体格检查的可信度,在一定意义上也就决定了疾病诊断的正确与否。医患沟通是临床治疗的需要。国内外大量临床事实证明,医疗活动必须由医患双方共同参与完成,服务的有效和高质量必须建立在良好医患沟通的基础上。

（2）有利于维护患者的权利,满足患者对医疗信息的需要:随着社会的进步、法制的健全、群众法律意识的提高,在患者就诊过程中,要求享受自身的权利和做人的尊严、对疾病的认知权和自主决定权等是患者的重要权力,而知情同意的过程需要良好的医患沟通才能完成。医患双方在诊疗过程中的地位和作用有一定的不平等性。其中,医务人员掌握医学知识和技能,在医患关系中处于主导地位;患者由于缺少医学知识,主要是在医务人员的安排下接受治疗、解除自身病痛,所以处于一定的被动和服从地位。因此,医务人员应加强与患者的沟通,才能满足患者对医疗信息的需要。

(3) 有利于密切医患关系:建立和谐的医患关系是全社会的需要,是医患双方的共同心愿。患者为了身体的健康而寻求医疗帮助,来到陌生的医疗机构里面,需要了解许多有关疾病和治疗的信息,同时内心有恐惧、担心、不安等情绪,如果医患之间没有良好有效的沟通,误解和纠纷的发生就难免。医务人员凭借沟通可以加深医患双方的理解、信任,消除不必要的误解,消除患者的陌生感、恐惧感,建立良好的医患关系,从而树立战胜疾病的信心。

(4) 有利于减少医疗纠纷、妥善解决医患矛盾:在医疗纠纷中,许多不是医疗技术服务的原因引起,而是由于医患之间的沟通不畅或交流质量不高造成的。在医疗活动中,医务人员如果把即将进行的医疗行为的效果、可能发生的并发症、医疗措施的局限性、疾病转归和可能出现的危险性等信息,在实施医疗行为以前与患者或其家属进行沟通,让他们充分了解正确的医疗信息后,再作出关系到治疗成效和回避风险的医疗决定,就可以减少医疗纠纷。由于医患相互交流不足和沟通不够,致使患者对医疗服务内容和方式的理解与医务人员不一致,进而信任感下降,就会导致医疗纠纷。但是,由于医疗过程中风险和种种不确定因素,医患矛盾很难避免,因此加强医患沟通,既能有效地了解患者的需求,又是心理疏导的一种有效手段,释疑解惑,使患者忧虑的情绪得以宣泄,减少医患间不必要的误会。医患沟通遵循公平、尊重、互利的原则和方式,可以调解纠纷,妥善解决矛盾,避免矛盾加剧,使患者免受纠纷之扰,保护医患双方的权益。

2. 医患沟通的社会意义

(1) 有利于更好地实现医疗目的:优质有效地进行医患沟通,可以帮助医务人员及时了解并满足患者的需求,掌握患者对医疗服务的期望、在医疗环节中的疑虑、对医疗服务的感觉等等,有利于医患双方建立信任,携手战胜病魔,最终达到医疗目的的良好实现。"医乃仁术",医学模式的改变,医务人员的职能不仅仅是单纯的治病,还包括了对患者的关心和同情。医务人员与患者及其家属之间的良好沟通,不仅能消除患者及其家属心中的焦虑和痛苦,而且体现"仁术"的本质要求。

(2) 有利于更好地体现医学人文精神,促进医学发展:患者求医问药,医者治病救人,医患双方共同携手战胜病魔,这是千百年来医学发展的轨迹。随着生物 - 心理 - 社会医学模式的建立和发展,医学人文精神的回归,在医疗活动中,医务人员需要通过与患者沟通交流,充分尊重患者的生命权利,给予患者人文关怀,从而赢得患者及其家属的信任支持,诚意配合,以使医患共同携手战胜疾病,共同推动医学科学的发展。

三、医患沟通的宗旨与理念

（一）医患沟通的宗旨

1. 树立医务工作者及卫生管理者的现代人文精神。

2. 与时俱进地升华医德水平,强化心理素质、文化素养、法制观念、管理能力。

3. 掌握医患沟通的客观规律和应用原则及方法。

4. 实施医学模式的彻底转型。

5. 提高患者及社会人群的基本医学知识和健康意识。

6. 承担起医务工作者促进人类心身健康和社会文明进步的历史责任。

（二）医患沟通的理念

1. 理解与尊重的理念　医患关系是对立统一的关系,理解是处理好医患关系的前提。特别是在对疾病的认识上,由于患者直接体验疾病带来的痛苦与不适,这就要求医务人员在专业分析和评估时增加同理心,共情于患者的痛苦,促进医患双方的相互理解,以利于医患沟通和医疗工作的开展。

尊重是给患者创造一个安全、温暖的环境;尊重意味着完整的接纳患者,以礼待人,保护隐私,彼此平等。医患关系的特殊性要求双方相互信任与合作,而尊重是建立信任和合作关系的基础。

2. 诚信与公正的理念　诚信是医患沟通之本。诚信待人,信守承诺,是医务人员在医患沟通中必须遵循的。诚信还表现在不自欺和不欺人。医疗工作是一项科学而严谨的工作,"知之为知之,不知为不知",在医患沟通中要敢于承认自己不知道的,要对患者进行充分的信息公开,不欺骗、不隐瞒。公正要求医务人员对待患者一视同仁,避免偏见和歧视,这样才能有利于医患沟通的进行和医患关系的建立。

3. 以人为本的理念　现代社会越来越注重人的各种需求和价值取向。患者不仅需要优质的医疗技术服务,还需要从心理精神上得到关怀与尊重。所以在进行医患沟通时应该在以人为本的理念指导下,一方面满足患者治愈身体疾病的需求,另一方面对患者的心灵进行抚慰。医患沟通的目的就是给予患者更多的人文关怀,促进其心身健康和谐。

4. 主动和共同参与的理念　医务人员是医疗行为的实施者,在诊疗活动中起主导作用,因此需要主动与患者沟通,主动与患者打招呼,主动将各种信息告知患者。沟通上的主动可以避免后续工作中的被动。

医患关系的维系需要医患双方的共同参与努力。医务人员应认真听取患者的反馈意见,让患者参与决策,制订更加科学合理的诊疗方案。双方共同参与才能保证信息沟通渠道的通畅,也是有效沟通的前提。

5. 同情与换位的理念　医务人员在医疗服务中具有同情心,对患者的病痛能够给予认同,患者就会信任并有效地与医务人员沟通。反之,如果患者感受到医务人员的冷漠,就不容易与医务人员进行深层次的交流,会影响到病例的采集,影响信息的真实可靠。

换位思考是指医务人员与患者及其家属沟通时,应该尽量站在患者的角度去考虑问题,切实考虑患者的病情、心理特征、社会角色、经济承受能力等,想患者所想,急患者所急,沟通才会有效。

第二节　医患沟通的心理学基础

医患沟通是人与人之间的沟通,是心灵与心灵的对接。沟通的基础是对人的理解。从心理学的角度考虑,医患双方任何关系到健康和疾病治疗方面的心理变化,都将会影响医患沟通的效果。沟通的形式、技巧和效果等均与心理学密切相关。了解医患沟通过程中双方的心理活动特点,有助于医患关系的处理,并最终影响医疗服务态度和医疗服务质量。

一、心理学概论

(一)心理学的基本概念及相关知识

1. 心理学的概念　心理学是研究人类心理现象及其规律的科学,兼有自然科学和社会科学两种属性,包括理论心理学和应用心理学两大领域。医学心理学是将心理学的理论和技术应用于医学领域,研究心理因素在人类健康和疾病及其相互转化过程中的作用机制及其规律的一门新兴学科。社会心理学是研究个体和群体的社会心理与社会心理现象的心理学分支。

2. 医学心理学的研究内容

(1)研究心理行为的生物学和社会学基础及其在健康和疾病中的意义。

(2)研究心身相互关系及其作用机制。

(3)研究心理社会因素在健康保持和疾病发生、发展变化过程中的影响及其作用规律。

(4)研究各种疾病过程中的心理行为变化规律及其干预方法。

(5)研究如何将心理学知识和技术应用于人类健康促进及疾病防治等各个方面。

(二)医学心理学在医患沟通中的作用和意义

医学心理学最早由德国哲学家洛采于1852年提出,在欧美发达国家的医学教育中占据重要地位,也是国内医学生的必修课程,在培养医生专业能力和人文素养方面都起到了不可替代的重要作用。医学心理学兼有心理学和医学的特点,它研究和解决人类在健康或患病以及二者相互转化过程中的一切心理问题,即研究心理因素在疾病病因、诊断、治疗和预防中的作用。

医学心理学强调从整体上认识和掌握人类健康和疾病问题,强调心与身之间、个体与群体之间,以及人与生态环境和社会环境之间的有机联系。在医患沟通中运用心理学,有助于增进医患之间全方位、深层次的相互理解,建立医患联盟;有助于合理地调节医患之间的社会背景差异,建立医患之间相互信任的关系;有助于提高患者的治疗依从性,提高疾病的治愈率;有助于获得患者的信任,促进群众对医患关系的正确理解。

(三)医患沟通中需要注意的几种心理影响因素

1. 心理应激(psychological stress)　stress 一词原译为"压力",而在心理学领域,该词译为"应激"。心理应激是机体在外界或内部某种刺激作用下,由于客观要求和应付能力不平衡所产生的一种适应环境的紧张反应状态。适度的应激对健康起着积极的作用。而长期的、超过个体应对能力的心理应激会产生消极的影响。在医患关系中,从医方角度来看,当医生认为自己的能力不足以满足患者心身需要的时候,会对自己承担的责任感到紧张焦虑;当护士长期值夜班、生活质量下降,而工作责任又很大的时候也常处于心理应激状态。从患方角度来看,患病特别是患上严重疾病本身就可以引起心理应激,如果对陌生的医务人员及服务、或医疗环境不满时,又会产生紧张或焦虑而加重心理应激。如果医患双方心理应激过于强烈,超过了各自的心理承受能力,就可能以愤怒、恐惧等形式暴发出来,会对医患沟通造成障碍,从而产生医患矛盾。

2. 动机冲突(mental conflict)　动机冲突是指在个体心理上同时存在多个动机而无法同时满足时,发生冲突并出现相应挫折感和负性情绪的一种状态,又称心理冲突。由于动机冲突常常使人的需要部分或全部得不到满足,目标的实现受到阻碍,亦即产生了挫折,而伴随挫折的是人的紧张情绪和焦虑反应,这便容易产生异常心理。虽然医患双方的共同目标是战胜疾病,但医务人员趋向于期望患者不折不扣地执行医嘱,患者趋向于期望医务人员用精湛的医术为自己解除病痛,并能尊重自己。如果医方与患方不能较好地满足对方的动机需求,则会引起动机冲突。它不仅影响医患沟通和医患关系,还会造成个体不平衡、不协调的心理状态。严重的心理冲突或长时间的心理冲突均可以引起个体的心理障碍。常见的动机冲突有:

(1) 双趋冲突:指两种对个体都具有吸引力的目标同时出现,形成强度相同的两个动机,但由于条件限制,只能选其中的一个目标,此时个体往往会表现出"鱼与熊掌不可兼得"的矛盾心理状态,这就是双趋冲突。

(2) 双避冲突:指两种对个体都具有威胁性的目标同时出现,使个体对这两个目标均产生逃避动机,但由于条件和环境的限制,也只能选择其中的一个目标,即"前怕狼,后怕虎"的紧张状态,这种选择时的心理冲突称之为双避冲突。

(3) 趋避冲突:指某一事物对个体具有利与弊的双重意义时,会使人产生两种动机态度,一方面好而趋之,另一方面恶而远之,即"想吃鱼又怕腥"的矛盾状态。

(4) 多重趋避冲突:在实际生活中,人们的趋避冲突常常表现出一种更复杂的形式,即人们面对着两个或者两个以上的目标,而每个目标又分别具有吸引和排斥两方面的作用。人们无法简单选择一个目标,而回避或拒绝另一个目标,必须进行多种选择。由此引起的冲突即为多重趋避冲突。例如,临床上对于某些疾病有不同的治疗方案,有的疗效好但风险高,有的风险低但起效慢,患者及其家属在选择治疗方案时往往会拿不定主意。

3. 认知冲突　医患认知冲突是指医生与患者在诊疗过程中对同一事实和现象认知之间的差异、矛盾与对立,包括对健康的观念、对疾病的认识、对痛苦的感知、对医术的期待、对死亡的态度等各个方面之间的不协调和差异。由于医生和患者彼此间原有认知图式、认识事物的角度、所处情景的不同,造成医患之间对诊疗过程中同一事物认知的差异与冲突。医患认知冲突如果处理不当,就会产生消极影响。一旦发生医患认知冲突,最有效的途径是医患沟通。(表 1-1)

表 1-1　医患认知冲突

案例：

　　某女士,40 岁,从事美术与雕塑工作,半年来因患转移性乳腺癌,由一位资深的医生运用最先进的技术为她治疗。可是患者对未来怀着不确定、畏惧、不安全的感觉,更让她没想到的是化疗后,乳房严重变形;行卵巢切除及激素治疗之后,身体变得臃肿多毛;右肩胛窝的肿块使她右手无力,不能再绘画,无法再从事雕塑工作;化疗引起的恶心和呕吐等副作用令她难受,头发的脱落更令她难过。

评议：

　　该案例中,患者对疾病和治疗的感知是身体的变形臃肿、头发的脱落和不能从事自己心爱的工作。而在医生眼中看到的是癌细胞的扩散,关注的是对癌细胞的杀灭和肢体功能的维持。这里,医生和患者对疾病与健康的认知发生了冲突,尽管"医生运用了最高深的知识,使用了最先进的技术来治疗她的疾病",患者仍然感到自己不被医生理解,不被医生关心、尊重。

　　4. 移情与反移情　移情与反移情是心理咨询与心理治疗中常用的技术。移情是指患者对医务人员的印象容易受其以往对类似人物印象的影响,在治疗中表现出对医务人员的情感依赖或不信任和敌意。在移情反应中,表现为友好、爱慕甚至带有性爱成分的叫做正移情;表现为失望、拒绝、不满甚至敌对、不配合以及将医务人员视为发泄对象的叫负移情。从表现形式上来看,移情有直接和间接两种形式。前者是直截了当地向医务人员表达自己的体验,后者则是以间接方式表达其体验,包括表情、姿势等。

　　反移情是指医务人员常常基于自己过去与他人的关系,把患者看成重要人物,或出于自己的情感需要对患者的行为进行反驳。它有广义和狭义之分,广义的反移情是指医务人员对患者无意识的认知、情感、意见的反应趋向;狭义的反移情是指医务人员对患者移情表现的反应。美国著名心理学家辛格尔认为,反移情有三种表现形式:医务人员对患者过分热情和关切;医务人员对患者过分敌意和厌恶;医务人员对患者一般的紧张情绪。

二、医患关系及其影响因素

(一) 医患关系的概念

　　医患关系是医务人员与患者在医疗过程中产生的特定医治关系,是医疗人际关系中的关键。著名医史学家西格里斯曾经指出:"每一个医学行动始终涉及两类当事人——医师和病员,或者更广泛地说,医学团体和社会,医学无非是这两群人之间多方面的关系。"西医学的高度发展更加扩充了这一概念,"医方"已由单纯的医务人员扩展为参与医疗活动的全体机构和人员;"患方"也由单纯的求医者扩展为与求医者相关的每一种社会关系。

(二) 中医学对医患关系的认识

　　医患沟通是建立在患者就医与医生诊疗关系上的医事活动。因此探讨医患关系对于有效进行医患沟通具有非常重要的意义。

　　古代医患关系的形成,源于春秋时期医巫分离而来。最早巫与患者的关系,接近神与人的关系,具有较高的权威性;只有当医巫开始分离,医学作为一种独立的职业出现后,才形成了人与人之间的医患关系。中医学传统的医患关系是在与多元文化的交汇融合过程中形成的。作为中国传统文化重要组成部分的佛教、道教和儒家思想,都对中医医患关系产生了影响。儒家提倡医学的仁爱与孝道精神,道教和佛教宣扬行医施药可行善积德学说。由于儒家思想占据主导地位,所以中医学形成了以儒家思想为核心的伦理价值观,这种价值观决定了中医医患关系是建立在"仁爱"基础上并以道德为主要约束形式。

医患关系的特点是由就诊患者人群与其心理特征决定的。医患双方的地位是平等的,其中医生是医患关系的主要影响者。医患关系具有时限性,具有明确的目的性。在中医医院或综合性医院中医科、针灸科门诊中,就诊人群主要以慢性病、疑难杂病居多,从年龄分布上看,除中医儿科外,多以中老年患者为主。患者的心理特征有因疾病而感到焦虑、痛苦、恐惧;有因受病痛折磨而产生的愤怒情绪;有因生病去求助包括医务人员在内的陌生人而产生不安、孤独感和不信任感。有些患者因长期四处求医得不到预期效果,疾病治愈信心屡屡受挫,容易产生迷惘、消沉、自怜、自卑等消极情绪,也有就诊中医时抱有很强的期待心理、观望心理,也有部分患者对针刺、艾灸、放血等治疗方法具有恐惧、怀疑心理等。这些心理特征影响着中医医患关系,并决定了中医医患关系的特点是医患共同参与类型的互动与伙伴关系。

（三）西医学对医患关系的认识

西医学对医患关系的探索经历了早期宗教影响下的医巫不分,到以道德为基础的"希波克拉底誓言",再到1946年讨论患者知情同意权利的《纽伦堡法典》等多个阶段。1956年,美国学者萨斯(Szase)和荷伦德(Hollander)提出了三种类型的医患关系模式,这种分类方法更加符合现代医学模式,并且对临床指导价值较大。内容如下:

1. 主动-被动型　该医患关系模式是普遍存在于医学实践中的关系模式。其特征是医生处于主动位置,对患者实施单向作用。模式的原型是"父母-婴儿"。其优点是能充分发挥医生纯技术的优势,缺点是忽略了患者的个人意愿。一般适用于急症、重伤、麻醉等意识丧失情况下的抢救医疗。

2. 指导-合作型　该医患关系模式中医生仍占有主导地位,患者能有条件、有限度地表达自己的意志,但必须接受医生的解释并执行医生的治疗方案。模式的原型是"父母-儿童"。其优点是能较好地发挥医患双方的积极性,提高疗效、减少差错,有利于医患之间的信任与合作。一般运用于急性病或垂危病但神志清醒的患者。

3. 共同参与型　该医患关系模式中医生能够听取并尊重患者的想法,医患双方共同制订并积极配合实施医疗方案。模式的原型是"成人-成人"。其优点有助于医患双方的理解沟通,融洽关系,适用于慢性病患者和有一定医学知识的患者。

（四）医患关系的影响因素

影响医患关系的因素众多且复杂,来源于社会、医院、医务人员、患者及其家属等各个方面,可分为经济、法律、道德、文化、心理等各个层次。

1. 经济因素　医患关系的实质是"利益共同体"。利益关系是经济关系的直接表现,是一切冲突的根源。不同经济条件的患者就医时,对医疗收费、服务态度、技术水平的关注程度也不同,且患方预期希望以最少的花费获得最好的医疗服务。由于医疗环境的复杂性,疾病治疗过程的多变和不确定性,医疗费用常常与患者的预期不一致,这时就形成了利益上的冲突或者对立。"看病贵"已经成为越来越多患者担心的问题,长期积累就造成了医患双方的信任缺失,对医患关系造成消极影响。

2. 社会因素　民众的社会心态在一定程度上影响着人们的言行和对事物的判断。若个别医生收受患者红包,可以泛化为人们对医务人员的普遍印象,使患者对医生产生不信任的心理,甚至是对立情绪,导致伤医事件频频发生。同时,社会传媒作为现代重要的信息传播方式,具有快捷、影响面广等特点,对大众的情感和态度有导向性作用,可以对医疗行业起到舆论监督的作用。如果媒体在事件尚未明了时就发布一些不够如实的报道,就会误导大众的情绪,影响民众对医务工作者的信任。

3. 道德因素　强化对医务人员职业道德教育是构建和谐医患关系的思想基础。如果医务人员以自身利益为重,缺乏治病救人、救死扶伤的服务精神,缺乏对患者同情心,就会直接影响医务人员的形象,并威胁到医患关系。近年来,为了规范医师的执业行为,增强医师执业道德,保障医疗服务质量,全国各省市相继出台了《医师不良执业行为记分管理办法》,强化了医师依法依规的执业意识。在医师定期考核时,医师的不良执业行为档案将作为医疗卫生机构对医师工作成绩、职业道德的评定依据之一,以使医务人员牢记神圣职责,更好地服务社会和广大民众。

道德方面的问题在患者中也存在,如少数患者不遵守医院规范,诊治稍不如意就指责甚至谩骂、殴打医务人员,严重伤害了医务人员的自尊心和工作积极性;也有患者故意制造医疗纠纷,导致"医闹"这一"职业"的出现。这些行为不仅干扰了正常医疗工作,也严重影响到医患关系。

4. 心理因素　心理因素对医患关系有重要的影响。从患者方面来说,对自己疾病的预期、对医务人员的看法等都对医患关系起着潜移默化的影响。由于疾病导致的痛苦,患者情绪变得易激惹,情感变得脆弱而易受伤害。此外,患者到医院看病,因为就医不便利、医疗费用高、医生服务态度不好等原因而使情绪压抑,情感需要找投注、发泄的对象。这种"移情"可能表现为对医务人员的"无礼"甚至"攻击",从而造成医患关系紧张。从医方来说,临床医疗工作风险高、压力大,医务人员的心理状态也常常处于紧张焦虑、恐惧不安中,有些医生过分看重技术,忽视情感、思想、意识等心理因素对患者的影响,而这些都会影响医患关系。

5. 医院管理因素　医院面对患者的健康与生命,能不能为患者提供精确的治疗是最为关键的一环。医院管理的核心就是完善医疗护理制度,打造治病救人的优良医疗团队,为患者提供精准的医疗技术服务。以人为本的管理理念,对医患双方的人文关怀,能够使医院稳定、有效的运转,有助于医患关系的良性发展。

三、患者的心理需要

美国心理学家马斯洛将人类的需要概括为五个层次,即生存需要、安全需要、接纳与被接纳的需要、尊重与被尊重(爱和被爱)的需要以及自我实现的需要。对于患者而言,患病本身是负性生活事件,它使当事人陷入心理应激,引发一系列心理行为变化,并由此对疾病过程产生不良的影响。因此,客观地认识患者的角色和了解患者的心理需要,对于医患沟通顺利进行、医患关系良好发展具有非常重要的意义。

（一）患者的角色

患者通常指患有病痛的人。当一个人被社会视为患者并获得了患者身份时，就取得了患者的角色。1951年，美国社会学家帕森斯提出患者角色的概念包括以下四个方面：

（1）患者可以从常态的社会角色中解脱出来，免除其原有的社会责任和义务。

（2）患者对陷入疾病状态是没有责任的。

（3）患者应该努力使自己痊愈，有接受治疗和努力康复的义务。

（4）患者应该寻求可靠治疗技术的帮助，必须与医护人员合作，共同战胜疾病。

1964年，美国学者卡恩等最早利用角色情境模型引入角色压力这一概念。角色压力是个体对所处环境及在环境中所扮演的角色缺乏正确的认识，在角色认知上产生冲突，导致角色失衡产生焦虑感。主要表现在角色模糊、角色冲突和角色负荷三个方面。

我国学者汪勇认为，患者的角色包括以下三点内容：

（1）有生理和心理的异常或出现有医学意义的阳性体征。

（2）应该得到社会的承认，主要是医生以有关医学标准确认其疾病状态。

（3）处于患者角色的个体有其特殊权利、义务和行为模式。

人们期望患者在接受诊断、治疗和康复的过程中，其角色能随着治疗康复的进程，及时地实现从健康人到患者，再从患者到健康人的转换。

（二）患者的心理特征

疾病状态以及由此引发的患者内外环境的改变，必然带来患者心理上的变化，称之为患者的心理反应。

1. 患者常见的心理反应　①行为退化、依赖性增强；②情绪不稳、易激惹；③感觉过敏、异常感觉增多；④记忆减退；⑤敏感多疑；⑥紧张、恐惧；⑦焦虑；⑧抑郁；⑨孤独、寂寞；⑩失助感，愤怒，自我概念变化与混乱。

2. 疾病各期的心理特征　患者的心理活动有一定的规律，因年龄、性别和疾病的不同，心理活动也不同，在疾病发展的不同阶段所表现的躯体症状或心理特征也不同。

（1）疾病早期：患者患病后对疾病缺乏正确的认识而忧心忡忡，就诊时表现为焦躁不安、恐惧感，希望有经验的医生看病，及时作出诊断并提出治疗方案，争取早日治愈；也希望尽快受到医护人员及同病室病友的重视，尽快熟悉周围环境，尽快得到精心治疗和护理。

（2）疾病高峰期或危重期：当疾病处于高峰期，病势凶猛，发展迅速，会给患者带来沉重的心理压力，故患者多有紧张、焦虑、烦躁等情绪，同时患者常常变得敏感多疑，试图通过医生、护士的表情、姿势、言语、行动来揣测所患疾病的轻重程度及其后果。

（3）康复期：康复期是患者经过治疗逐步回到正常生活活动中的过程。这时期患者的心理变化是多样的。手术后有肢体残缺的患者思想顾虑多，心理活动复杂，特别是年轻人致残，会考虑婚姻、学习、前途等问题，有的患者因致残而被迫放弃原来感兴趣的工作，产生烦躁、愤怒、忧伤，甚至绝望感及轻生念头。医务人员应主动与患者接触,了解其思想动态与困难,鼓励他们树立信心,克服消极情绪。

(4) 临终期:按照美国库伯勒·罗斯的观点,临终期患者的心理特征大致分为五个阶段。

1) 否认期:患者不承认自己病情严重,幻想着治疗上出现奇迹,将病治愈。

2) 愤怒期:认为自己的病不能治愈,是自己倒霉,怨天尤人,烦躁不安,容易激动,常常会感到愤怒。

3) 讨价还价期:处于痛苦中的晚期患者为了减轻疼痛、延长自己的生命,有时会有条件地同意配合治疗或承受任何检查。

4) 抑郁期:有人将这类抑郁叫做"准备性抑郁"。它出现于患者将自己与世界分开的准备过程中,是晚期濒死患者的心理反应,表现为悲伤,不愿多谈话,又不愿孤独,希望亲朋好友在床旁陪伴。

5) 接受期:当患者度过前几个阶段后,就为自己的死亡做好准备,进入濒死过程的最后阶段。此时,患者通常对死亡有充分准备,比较平静、安宁,不希望外人来看望,但却非常希望亲人能在身边陪伴自己度过生命的最后时刻,有的患者因疾病折磨想迅速死去,也有的留恋人生,愿接受治疗,争取延长生命。

3. 影响患者心理反应的因素

(1) 对疾病的认知评价:患者对疾病的认知评价结果直接影响其情绪反应的性质和强度。患者根据自己已有的关于疾病的知识和经验,对所患疾病进行认知评价,当被评价为危及生命的重病时,必然唤起严重的情绪反应;反之,则可能引起轻度的情绪反应。

(2) 心身障碍:心身障碍是指由心理社会因素导致的躯体疾病或障碍。这类躯体疾病,在躯体疾病症状出现之前,心理问题就已经存在,当躯体症状发展时,心理反应会变得更加严重。

(3) 性格特征:不同性格的人对待疾病的态度和出现的心理反应也不相同。例如,性格开朗、乐观、抱有积极生活态度、意志坚强的人,患病后能正视现实,心理反应较轻,容易从消极状态中摆脱出来;反之,性格懦弱、意志薄弱、神经质性格的人,患病后心理反应较重,并且持续时间很长。

(4) 人际关系:医患关系、病友关系、亲友关系良好时,可能会减轻患者的心理反应;反之,将加重心理反应。

(5) 强化因素:人患病后会得到一系列平时难以得到的"好处",如充分的休息、配偶的体贴、饮食上的改善、经济上的赔偿等,这些强化因素的存在,使患者长期陷入患者角色,难以自拔。

(三) 患者的心理需要

作为特殊的社会成员,与健康的社会成员相比,患者的生存需要受到影响、安全需要受到威胁、归属与爱的需要被部分或完全剥夺、尊重的需要可能受到伤害、自我实现的需要感到无望,因此,了解患者的心理需要,是医务人员提高医疗服务质量的重要前提。患者的心理需要包括:

1. 生命安全需要   人患病后,疾病或损伤直接威胁到患者的生命安全,患者和家属最期盼脱离死亡的缠绕,早日康复。在医疗活动中,医务人员积极的言行能使患者及其家属友好地配合与支持,促进伤病的康复;消极的言行则使患者和家属产生抵触和对立情绪,不利于伤病的痊愈。

2. 特别生理需要 患者由于伤病,身体和心理处于一种非正常的应激状态,生理需要格外强烈,但有着个性化的特点。一般来说,患者对饮食、睡眠、休息、排泄、温度等都要求很高,个人根据病情不同有特殊需要,如少吃多餐、卧床休息、保暖室温等,满足患者的这些需要,不仅是满足了患者的心理需要,最重要的意义在于能使患者伤病更快更好地康复。

3. 疾病相关信息需要 对于患者和家属来说,不知晓疾病相关的准确信息是相当担忧和焦虑的。在就诊过程中,患者和家属非常迫切地需要知道疾病的诊断结论、治疗方案、预后结果、康复指导、医疗费用等信息,以便做好充分的心理和相关准备。及时、准确地告知患者和家属这些信息,既是对患者知情权的尊重,也有利于开展医疗工作,减少医患纠纷的发生。

4. 关爱和归属需要 身体的伤病往往伴随着心理的脆弱或异常。患者从原来自主自立的强势状态跌入身不由己的弱势中,特别需要获得亲友和别人的体贴、同情及关心,且住院时还需有归属感,渴望得到医护人员和病友的认同、友谊,建立融洽的人际关系,以便更好地诊治伤病。

5. 尊重需要 一个现实社会的人,对尊重的需要始终是强烈的,这是个体人生价值的最重要的体现。人患病后,在身体上、心理上,特别是社会印象上,人的价值意识都有严重受挫的感觉,由于疾病因素而担心被人歧视,这种尊重的需求会更为强烈,情绪也更为敏感。

6. 高质量生存需要 随着生活水平的提高,人们对生存质量和健康提出了更高要求。患者和家属已不满足于医生仅仅控制或一般治愈疾病,而是需要愈后能够高质量地生活和活动,或能显著减轻疾病造成的痛苦等。它要求医务人员把治疗、预防、康复及保健有机地结合起来,同时要求患者和家属配合治疗、早防早治、预防为主,还要有一定的经济基础来保障。

7. 合理支出需要 患者希望花最少的钱给自己解决病痛,也就是合理支出。这就需要医务人员能够换位思考,通过合理检查、合理治疗达到合理支出的需要。

四、医务人员的心理需要

了解医护人员的角色、心理特征,掌握医务人员的心理需要,适时给予正确引导,对维护医务人员的心身健康,保障患者的安全具有重要意义。

(一) 医护人员的角色

医护人员的角色是一种社会角色,在不同的社会背景或不同的历史时期内容有所不同。社会对医护人员角色的看法大同小异,其职责有三方面:一是诊断和治疗的责任;二是预防和保健的责任;三是为社会提供安全感。

(二) 医护人员的心理特征

1. 优越感 医护人员的优越感在患者及其家属面前是显而易见的。这种优越感来自两个方面,一方面是健康人对于患者的优越感,这种优越感可以明显地影响到患者一方的心态;另一方面是作为专业人员的优越感,为患者提供了所亟需的医疗服务,而这种服务对于患者来说是一种强制或被迫的需要,让医方有一种高于患方的感觉。

2. 主宰欲和控制欲   医护人员的主宰欲和控制欲是以自身的优越感作为基础,主要表现在医疗行为中希望自己有绝对的权威,希望患者及其家属完全服从自己,完全按照医生的指令行事,遵从医嘱。

3. 自卑和心理防御机制   个别医务人员有自卑的表现,如对于社会地位特别显赫的患者,或者对于"财大气粗"的患者所表现出的过分谦卑等。

医护人员的心理防御机制也随处可见。表现形式有三种——替代、投射和退行。当同事之间发生矛盾和不快事件时,会出现对患者的冷漠或不耐烦,这是替代。当诊断和治疗遇到困难和挫折的时候,医护人员会抱怨患者的不合作或者不理解,甚至将责任归于患者一方,这是投射。当遇到患者不合作,不遵医嘱,造成治疗的目的不能够顺利达成,让医护人员作出了愤怒的反应,这就是退行。

(三) 医护人员的心理需要

1. 生存需要   医务人员以治病救人为天职。社会对生命越重视,对医务人员的需求也越关注。医务人员通过临床医疗工作,给患者诊断和治疗以获得相应的报酬,从而满足自己的生存需要。但人的生命价值和社会对医护人员角色的期望使得医护人员在实际工作中往往需要具备更强的责任感、付出更多的精力、敢冒更多的风险。一方面需要医护人员真正掌握医疗技术、学习新知识;另一方面还需要关注患者及其家属的心理问题,能够提供高质量的心理支持。医护人员作为一种职业是以特殊的劳动形式服务于社会,这种劳动往往风险与责任同在,辛勤与尊重并存,因此,不敢冒险、懒于探索、害怕责任的医护人员就没有生存的余地。

2. 接纳、被接纳及尊重、被尊重的需要   医务人员在医疗行为中接纳与被接纳、尊重与被尊重的需要体现在两个方面:一方面是需要同行的接纳和尊重;另一方面是需要患者的接纳与尊重。

3. 自我实现的需要   医务人员自我实现的需要主要体现在通过治疗好患者来证明自己存在的价值,正是由于这种需要促使医务人员不断地从医疗实践中去探索、去积累经验,使医疗水平不断得到提高。

第三节   医患沟通的伦理学基础

一、医学伦理学与职业道德概述

(一) 医学伦理学概述

1. 医学伦理学的概念   医学治疗疾病、维护健康的本质决定了从其产生起就蕴含着固有的伦理思想和伦理精神。古今中外,历代医家都将医学视为济世救人、为患者谋利益的人道事业。如古希腊的希波克拉底誓言提出了"我愿尽余之能力和判断力所及,遵守为病家谋利益之信条"的医学宗旨;中国古代医家也很早就提出过"医乃仁术"和"大医精诚"的医学本质和行医准则。

随着医学的发展以及医学实践对人们健康和社会生活的重要影响,用于规范医生对患者的责任以及医生之间的道德关系的医学伦理学日渐发展为一门独立的学科。现代的医学伦理学,是指运用一般伦理学的道德原则,来解决医疗卫生实践和医学科学发展中人们相互之间、医学与社会之间的关系而形成的一门学科。它既是伦理学的分支,又是医学的组成部分。

2. 医学伦理学的研究内容　医学的根本任务是保护生命、维系健康,但应如何理解生命存在与生命质量、生命价值的关系? 如何理解维护健康与实现生命其他价值之间的关系,即是不是为了维持患者生命的延续,就可以牺牲对患者来说同样重要的尊严、自由和权利? 如何确定在有限的医疗资源条件下,哪些生命应该获得救护,应在多大程度上进行救治? 在挽救一个生命必须以牺牲另一个生命为代价的情况下,该如何抉择? 在诊疗实践中,医生与患者应该建立怎样的关系,各自的权利和义务是什么? 要更好地实现医学目的,医生应该具备哪些良好的道德品质? 以及面对日益进步的医学高新技术,医生应该怎样应对器官移植、安乐死、克隆技术、人工辅助生殖技术和人体试验等引发的各种伦理难题?

上述这些问题,都属于医学伦理学的研究范畴。作为伦理学与医学的交叉学科,医学伦理学具有应用规范伦理学的学科性质,其主要通过确立医学伦理学的基本理论、基本原则和规范,对医学活动主体的医学实践行为进行规范,调节医学实践中医务人员与患者、医务人员之间、医务人员与社会之间的各种人际关系,并在此基础上形成各类伦理规范,如"法典""准则""誓言"等。此外,医学道德评价标准、医学道德教育的规律以及医德品质的培养等也是医学伦理学研究的重要内容。

(二) 职业道德概述

1. 职业道德　职业道德通常指从事特定职业的人在职业生活中遵守的道德要求和基本行为规范,具备有限性、连续性和多样性等特点。职业道德规范的主体是从事本职业的专业人员,规范的内容也限于职业活动本身。职业道德通常是在职业产生和长期发展过程中逐渐形成的职业心理和职业习惯,多通过规章制度、守则、准则等形式固定下来,以便于执业人员理解和践行。

2. 医学道德　医学道德作为一种职业道德,简称为医德,指医务人员在医学实践中形成的道德意识、道德活动和道德关系的总和,既包含医务人员的道德品质、道德修养,也包含调节医务人员与患者、社会乃至医务人员之间关系的行为准则。

医学道德是在长期的医疗实践活动中产生和发展起来的,集中体现了医学的目的和医学实践活动热爱生命、维护健康的道德本质。通过对医学人员道德品质和道德人格的培养,医学道德能使医务人员更好地树立责任意识,更好地维护患者利益。同时,通过医学职业规范和行为准则约束医务人员的行为,还可以更好地调节医患之间、医务人员之间以及医学与社会之间的关系,促进医学科学的发展和社会进步。

(三) 医学道德、医学伦理学与医患沟通

医学道德和医学伦理学的理论与思想为医患沟通提供了重要的理念指导和行为准则。贯穿于医疗实践每一个细节的医患沟通,不仅仅是需要医务人员掌握的一种技巧和能力,更多地体现为医务人员的一种理念和意识。崇高的医德使医务人员能从内心真正认识到医患沟通对于理解、同情和关怀患者的重要,对于实践生物 - 心理 - 社会医学模式的作用。医学伦理学则通过明确医患双方的权利与义务,使医务人员树立正确的价值观和"以患者为中心"的服务意识,并为医患沟通提供指导原则和行为规范。

医患沟通是"健康所系、性命相托"的医学道德的必然要求,也是医务人员"以人为本"的医学人文精神和伦理道德素养的实现手段。医患沟通的根本目的是通过双方良好的交流与沟通实现医患双方的相互理解、信任与合作,进而为正确的诊疗和人性化的医疗提供保障。良好的医患沟通基于医务人员对医学人道主义的神圣使命的理解和信奉。医务人员对患者病情和诊疗方案的耐心解释、对疾病预后和健康的细致指导、对患者心理和情绪的安慰与理解、对患者疾苦的同情与鼓励等,都是维护患者利益、履行自身道德责任的体现。

二、医患沟通的伦理原则和规范

(一) 医患沟通的伦理原则

1. 尊重原则　尊重是医患沟通的前提,是建立和谐医患关系的基础。良好的医患沟通建立在医患双方相互尊重的基础上,需要医患相互尊重对方的感受和要求,尊重彼此的人格和尊严,同时尊重双方各自的正当权利。

作为医学伦理学的核心概念,尊重指在一定的伦理关系中,主体对客体的注意、遵从、积极的评价以及适宜的行为举止。也就是说,尊重既包括关注、重视的态度,也包括理解、宽容的情感和正性评价,同时还体现为恰当适宜的行为。由于医学的高度专业性和医患双方在医疗信息上的不对称,很容易造成医患之间的心理位差和地位不平等。医生因充分掌握医学知识和诊疗技能、掌控医疗资源而高高在上,患者因疾病缠身而有求于人,从而极易导致位高者对位低者的不礼貌、冷淡、轻视、漠然和差别对待等种种不尊重,如医生直呼患者的床号、对患者的苦痛漠不关心、轻视患者的正当需求、根据主观偏好差别对待患者等。同时在当前医疗危机,医患关系紧张、冲突不断的背景下,部分患者一旦对医疗服务有些许不满就不分青红皂白对医务人员出言不逊甚至拳脚相加,完全无视医务人员的人格尊严,扰乱了正常的诊疗秩序,也侵害了医务人员乃至其他患者的正当权利。

因此,从医学伦理视角出发,要构建良好的医患沟通,一方面,要求医务人员要发自内心地尊敬和重视患者,对身份和社会地位不同的患者都秉持同样恭敬的态度,在沟通中注意使用礼貌用语,不伤害患者的人格尊严;注重患者的感受,及时回应其需求;以一颗宽容的心对待文化层次、品德修养各异的患者,同情理解他们的疾苦;同时还要尊重患者的各项正当权利,如尊重患者的生命权、健康权,自主权、知情同意权、隐私权等。另一方面,也要求患者和广大社会公众能够理解医疗服务的特殊性,尊重医务人员的人格尊严和正当的诊疗权利等。

2. 主动原则　医患沟通是医患双方就医疗服务和诊疗行为展开的情感、信息的交流与互动,其主要目的是使医生获得正确的诊断和治疗,使患者积极配合,保证医疗质量、提高疗效。要实现这一目的,则要求医务人员在与患者沟通的过程中遵循主动原则。

医患沟通的主动原则指在医学知识和技能上处于优势的医务人员在与患者围绕诊疗服务展开医患沟通的过程中应处于主导地位,主动倾听、主动引导、主动告知、主动服务。由于患者通常缺乏医学知识，对自身的疾病性质和程度缺乏科学的认识，而首次就诊的患者更是对医院环境和诊疗程序感到陌生、不熟悉，这就要求医务人员在问诊、解释和制订治疗方案等每个沟通环节时，积极主动地与患者沟通。在问诊时，要主动倾听患者对自身病情和症状的主诉，通过耐心细致的倾听以了解患者的病史、疾病的发生和发展过程。在与患者的交流中，还要通过主动的引导使患者尽可能提供包括情感、心理和社会因素在内的详尽信息，鼓励患者提问、表达自身需求。在做出诊断后，主动告知患者疾病的性质、病情的进展程度和各种可能的治疗方案，在充分解释和详尽说明的基础上帮助患者分析不同治疗方案的利弊、可能的花费以及预后情况等。此外，主动服务还要求医务人员站在患者的角度，急患者之所急，想患者之所想，主动为患者提供包括健康教育、医学咨询和心灵抚慰在内的各种医疗保健服务。总之，主动原则体现的是医务人员的职业责任感，是医务人员对身处疾苦中的患者的关切与关怀。

3. 诚信原则　信任是医患关系的核心，也是医患交往的基础，更是医患沟通的基本要素。真诚沟通，以诚相待是所有人际关系的伦理要求，鉴于医疗行业的专业化强、高风险、不确定性等，要求医患间的交流与沟通更要遵循诚信原则。

医患沟通的诚信原则首先要求医患双方在相互交流中做到诚实无欺，讲真话，不隐瞒、不欺骗。医生在对患者实施诊疗之前，要将病情的完整信息真实准确地告知患者并取得其同意，同时不隐瞒诊疗可能带来的伤害和风险。患者则要如实地告知医生自身的病情进展和症状体验，不欺骗和刻意隐瞒与诊疗有关的信息。其次，诚信原则要求医生对待患者要真诚，要真心实意地为患者着想，在与患者沟通时热忱地表达自己对患者的关心，努力为患者寻求最佳的诊疗方案和处理方法，从受益与风险、治疗效果和医疗费用上给予全面的考虑和权衡。患者则要摒除提防的心理，与医生以诚相待，信任医生的治疗方案，遵循医嘱，积极配合治疗。第三，诚信原则还要求医生要言而有信、信守诺言。这主要指医生要坚持医学的科学和理性精神，以证据说话，不随意夸大病情和诊疗效果，在沟通时向患者充分说明医学的有限性，把握分寸，不过分承诺。患者则要在享受了医疗服务后，履行应尽的义务，及时缴纳医疗费用等。最后，诚信原则还要求医务人员真实面对自身的过错，不逃避、不回避，敢于承认，及时改正，这也是最能体现医务人员职业精神和道德品质的一点。医疗的特殊性使得患者很难及时发现医疗服务中的过错和疏忽，即使在遭受明显的伤害时，也很难鉴别是因医疗意外还是医务人员的失责导致的。因此，在出现医疗差错或发生医疗事故时，医务人员如能及时知错、认错、改错，如实地向患者做出道歉和说明，很可能消除医患间的纠纷和冲突。

4. 保密原则　区别于其他人际关系，医患关系因医疗服务的需要有着一种特殊的亲密性，很多时候为了医生全面地掌握病情，患者不得不将自己不愿公开的信息，如病因、自身的生理缺陷或心理障碍等隐私暴露给医生，这体现了患者对医生的充分信任。同时，也要求在医患沟通过程中必须遵循保密原则。

医患沟通的保密原则要求医生要在诊疗过程中，时刻注意和充分重视保护患者的隐私，未经患者允许不随便泄露患者的病情与诊疗信息，更不能将患者的信息作为谈资和笑料；在实施一些暴露患者身体特殊部位的体格检查时，要注意遮挡和保护。

只有为患者保密,才能使患者敢于说出与疾病有关的信息,医务人员才能更好地进行诊治。

5. 换位理解原则   医患沟通的实质是医疗信息的传递过程,其最终目的是医患双方针对疾病的诊疗能达成一致意见,通过彼此的配合与合作,共同战胜疾病。因此,成功的医患沟通,还要求医患双方能相互理解,学会换位思考,遵循换位理解原则。

医患沟通的换位理解原则指医患双方在沟通中能设身处地站在对方的立场上体验和思考问题,从而达到与对方在情感上的交流,在信息和思想上的理解,最终实现诊疗行动上的一致。具体而言,要求医患双方,特别是医务人员在沟通时注意对方的感受和态度,把握对方的关注点,通过对方的回应判断自己的信息是否被理解、认可和接受,然后及时调整自己的表达内容和方式。此外,还要求医患双方能将心比心,将自己的内心世界、思维方式与对方联系起来,如医务人员要切实考虑患者的病情、心理社会特征和经济承受能力等,站在患者的立场考虑问题;患者也需要将心比心,理解在医学技术局限和医疗体制框架内行医的医务人员的无奈,"此时无声胜有声"的心灵沟通常被视为人际沟通的最高境界。医患沟通的最终目的是要实现医患彼此的鼓励和认同,达到双方的相互理解和共鸣。因此,换位理解原则还要求医务人员要在客观表达诊疗信息的基础上,注重语言的使用和沟通技巧,以患者理解为目的,实现医患双方针对治疗方案的一致意见和行动,最终实现对患者的生命和健康的呵护与关爱。

(二) 医患沟通的相关伦理规范

医学伦理规范作为医学道德意识和行为标准,是医务人员的医学道德行为和道德关系普遍规律的反映,是社会对医务人员的基本道德要求,也是医学伦理原则的具体体现和补充。医学伦理规范的形式更为具体,是医学伦理学理论、原则在医学实践中的具体道德标准。医学道德规范一般以强调医务人员的义务为主要内容,多采用简明扼要,易于记忆、理解和接受的"宣言""誓言""守则""法典"等形式。

早在 1988 年,我国"为了加强卫生系统社会主义精神文明建设,提高医疗卫生人员的职业道德素质、改善和提高医疗服务质量,全心全意为人民服务",即由卫生部颁发了现已废止的《医务人员医德规范及实施办法》,其中规定了七项医德规范的内容:

1. 救死扶伤,实行社会主义的人道主义。时刻为病人着想,千方百计为病人解除病痛。

2. 尊重病人的人格与权利,对待病人不分民族、性别、职业、地位、财产状况,都应一视同仁。

3. 文明礼貌服务,举止端庄,语言文明,态度和蔼,同情、关心和体贴病人。

4. 廉洁奉公,自觉遵纪守法,不以医谋私。

5. 为病人保守医密,实行保护性医疗,不泄露病人隐私与秘密。

6. 互学互尊,团结协作,正确处理同行同事间关系。

7. 严谨求实,奋发进取,钻研医术,精益求精,不断更新知识,提高技术水平。

进入 21 世纪,医学科技爆炸、市场力量介入医疗体系,医疗卫生保健面临着更大的压力,医生发现也越来越难以承担对患者和社会肩负的责任。在此情况下,2002 年由美国内科学委员会、美国医师学院和欧洲内科医学联盟共同发起和倡议"新世纪的医师专业精神——医师宣言",旨在重申医师职业精神的根本价值和普遍原则。2005年,中国医师协会作为医师的行业组织,正式加入了此活动。由于《医师宣言》是由欧美等国家提出的,受文化地域等因素的影响,对宣言中的个别叙述,中国医生在理解时有一定的困难,为此,在结合我国历史文化和优秀的人文精神的基础上,2011年中国医师协会组织撰写并最终颁布了《中国医师宣言》。全文如下:

健康是人全面发展的基础。作为健康的守护者,医师应遵循病人利益至上的基本原则,弘扬人道主义的职业精神,恪守预防为主和救死扶伤的社会责任。我们深知,医学知识和技术的局限性与人类生命的有限性是我们所面临的永久难题。我们应以人为本、敬畏生命、善待病人,自觉维护医学职业的真诚、高尚与荣耀,努力担当社会赋予的增进人类健康的崇高职责。为此,我们承诺:

1. 平等仁爱　坚守医乃仁术的宗旨和济世救人的使命。关爱患者,无论患者民族、性别、贫富、宗教信仰和社会地位如何,一视同仁。

2. 患者至上　尊重患者的权利,维护患者的利益。尊重患者及其家属在充分知情条件下对诊疗决策的决定权。

3. 真诚守信　诚实正直,实事求是,敢于担当救治风险。有效沟通,使患者知晓医疗风险,不因其他因素隐瞒或诱导患者,保守患者私密。

4. 精进审慎　积极创新,探索促进健康与防治疾病的理论和方法。宽厚包容,博采众长,发扬协作与团队精神。严格遵循临床诊疗规范,审慎行医,避免疏忽和草率。

5. 廉洁公正　保持清正廉洁,勿用非礼之心,不取不义之财。正确处理各种利益关系,努力消除不利于医疗公平的各种障碍。充分利用有限的医疗资源,为患者提供有效适宜的医疗保健服务。

6. 终生学习　持续追踪现代医学进展,不断更新医学知识和理念,努力提高医疗质量。保证医学知识的科学性和医疗技术应用的合理性,反对伪科学,积极向社会传播正确的健康知识。

守护健康、促进和谐,是中国医师担负的神圣使命。我们不仅收获职业的成功,还将收获职业的幸福。我们坚信,我们的承诺将铸就医学职业的崇高与至善,确保人类的尊严与安康。

三、医患沟通中的伦理问题

(一) 医患沟通中的主要伦理问题

近年来,在我国社会结构变迁与体制转型的大背景下,医患关系呈现出紧张的态势,医患纠纷与日俱增。有关调查研究显示,在频繁发生的医患纠纷中,因诊疗操作和技术水平原因引起的不到20%,反而超过80%的医患纠纷缘于医务人员的服务态度、语言沟通和医德医风问题。在非技术因素引发的医患纠纷中,70%是由医患沟通不到位引起的。分析其中的原因,除了沟通方式和沟通方法不当外,目前医患沟通的问题主要表现为医务人员的防御性医疗、缺乏医学人文精神、知情同意原则贯彻不到位以及医疗技术主义等伦理问题。

1. 医患信任危机——防御性医疗　当前医患之间相互猜疑、警惕、彼此不信任的现象并不少见。在日常诊疗沟通中,面对医务人员的解释,患者总是将信将疑,一份检查结果找多人分析,在诊疗过程或手术中采取录音、录像或手写记录等方式对医生的诊疗行为进行全程记录;拿着医生的处方和医院的收费单,左看右算,总怀疑医院多算了钱;出现医疗事故后,不相信医疗鉴定的结论,不愿意走行政和司法程序,寻求私下解决。在此医疗背景下,很多医生在诊疗中也抱有一种处处戒备、时时防御的心理。部分医生为了防止医疗纠纷与不必要的麻烦,盲目扩大诊疗范围,开处"大检查""大处方"实施防御性医疗;在制订医疗决策时,只是扮演信息提供者的角色,要求患者和家属自己做出治疗选择。在此状况下,医患沟通陷入恶性循环,严重伤害了患者利益,加剧了医患冲突的不断升级。

2. 医学人文精神缺失——缺少关爱与尊重   美国医生特鲁多的墓志铭文"有时,去治愈;常常,去帮助;总是,去安慰"深刻反映了医学的人文本性,充分说明医务人员对患者的诊疗不仅是一次科学知识和技术的转化过程,还是一次对生命与死亡、疾病与健康的全面体认过程。然而,由于存在就诊患者多,时间紧张,部分医务人员沟通技巧不足等原因,部分医务人员缺乏对患者基本的尊重和应有的人文关怀,在医患沟通中缺乏主动性和自觉性,对患者的询问表现得极不耐烦,不愿意多说一句;而长期候诊的患者,对医生的匆忙诊断则表现出十分的不解和不满。此外,直呼床号、态度生冷或不注意保护隐私等问题也使得患者在诊疗过程中体会不到医务人员的仁爱和关怀。

3. 知情同意不规范——过度医疗   知情同意是医患双方在临床沟通中最为突出的内容,是患者权益的重要保障。知情同意要求医务人员将有关疾病的诊断、治疗措施以及预后和医疗费用等方面的情况主动告知患者,并在患者充分理解的基础上,尊重患者的自主选择决定。在当前的诊疗实践中,保护患者权益的知情同意被不同程度地扭曲、异化。有的医疗机构和医务人员将知情同意简化为一纸文书;缺乏对病情和治疗方案的说明以及对患者疑问的耐心解释,使知情同意流于形式;有的医务人员在告知的过程中,随意夸大患者的病情和诊疗风险,肆意扩大诊疗范围,增加患者的就医负担,严重侵害患者权益。有研究显示,我国有 70% 的患者经历过过度医疗。其中最为突出的就是药物的过度使用,如滥用抗生素、激素等。据统计,我国 68.9% 的住院患者使用抗生素,37.0% 的患者联合使用抗生素。仅 2009 年一年内,我国医疗输液就高达 104 亿瓶,相当于 13 亿人每人输液 8 瓶,远远超出了国际上 2.5~3.3 瓶 / 人的标准。

4. 医学技术至上——见病不见人   在当前诊疗实践中,层出不穷的医学高新技术已成为武装医务人员的"利器",大大拓展了医务人员的诊断能力和治疗水平,但无形中也弱化了医患沟通、割裂了医患之间的情感交流。具有躯体、心理和情感需求、精神体验的患者在医生眼中成为了各种可测量的、生物的、物理的和化学的偏离正常阈值的指标,只要更新坏损的部位、修正细胞或分子的结构与功能就可以使生病的患者重新运转。于是在具体的医患沟通中,有的医生开始见病不见人,不耐心倾听或随意打断患者的主诉,认为仪器设备的检查结果更为可靠;诊疗中对患者疾苦视而不见或不屑于表达对患者的同情,认为这样有失医学的科学性和医生的权威。临床医学在技术至上的思想主导下,有的医生不再注重查房、不再注重与患者面对面的交流,医患关系日趋物化。

（二）医患沟通的伦理诉求

良好的医患沟通不仅要求医务人员具备正确的沟通方法和熟练的沟通技能,还要求作为医患沟通主体的医务人员能转变观念,从生物 - 心理 - 社会医学模式出发,真正认识到心理和情感因素对患者疾病与健康的影响,真正从仁慈博爱的医学人文精神出发,体验和感受患者的疾苦,给患者以战胜疾病的勇气和信心。此外,还要从制度设计和管理模式上,注重创造良好的沟通氛围,为医患沟通提供制度保障。

1. 完善医疗卫生体制改革,加强制度设计　要改善医患沟通现状,必须要有制度上的顶层设计。面对整个医疗行业的信任危机,要从完善医疗卫生体制改革入手,使政府切实承担起对公共卫生事业投入、保障卫生资源公正配置、对医疗机构和服务有效监管等基本责任。同时要转变现有医疗行业商业化、自我利益最大化的不合理目标,通过完善医疗保险制度,扩大医疗服务的可及性,降低医疗费用,减轻患者的就医负担。

2. 增强医务人员的人文素养和职业伦理精神　医疗机构要深化内部改革,建立有效的监督和管理机制,切实提高医务人员的服务意识和品德修养。通过建立科学、高效、优质、可承受的医疗运行机制,完善管理制度,进一步规范医务人员的诊疗行为,改善其工作态度,提高医患沟通能力,保障医疗服务质量。倡导医生的职业精神,增强医务人员的人文关怀能力,从而实现"患者利益优先"的职业伦理诉求。

3. 培养医务人员的沟通意识和沟通技能　良好的医患沟通有利于医生尊重和维护患者的权利,增进医患之间的情感交流;有利于医患合作和信任关系的建立,有效减少医疗纠纷,促进医患关系和谐。良好的医患沟通还有利于实现现代医学模式,弘扬医学人文精神。因此,要注重对医务人员沟通意识和沟通技能的培养,完善医患沟通的制度支持,加强日常培训。

4. 健全卫生法规,创建良好的沟通氛围　加强和完善医事立法,使医患之间有明确的权利和义务,使医患围绕疾病诊疗展开的互动行为有法可依。同时还要建立健全医疗纠纷适用的法律法规,增强医疗鉴定和医疗纠纷处理的公正性,使医患双方的合法权益得到有效保障。

第四节　医患沟通中的法律基础

从法学角度看,医患关系是一种民事法律关系,需要受到相应法律调整,并确定医患双方在法律上享有的权利和应尽的义务。医患沟通在协调这种法律关系中发挥着重要作用。在医患沟通中了解相关的法律知识,并自觉遵守相关法律、法规、规章、技术规范等,对保证医患沟通的顺利进行可起到良好的促进作用。

一、医事法概述

随着现代社会法制化进程的推进,医事活动也被日益法制化。医事法作为确认、维护和发展国家所认可的医患关系及医疗秩序的重要工具,已经成为医患沟通中的重要元素。作为一名医务人员,须对医事法有一定的了解并遵守,才能与患者进行有效、合法的沟通。

医事法是由国家制定或认可,并由国家强制力保证实施的,旨在调整因医事活动而形成的各种社会关系的法律规范总和。

（一）医事法的调整对象

医事法和其他法律一样,也有其特定的调整对象。医事法的调整对象,是指各种医事法律规范所调整的社会关系,主要包括以下三个方面:

1. 医事组织关系　在医事组织活动中,用法律条文的形式将医药卫生行政部门和医药卫生组织的法律地位、组织形式、隶属关系、职权范围以及权利义务等确定下来,形成合理的管理体系和制度,国家才能有效地对医事工作进行有序的管理,医药卫生组织才有活动的准则。

2. 医事管理关系　医事管理关系是指国家医药卫生行政机关依照国家法律规定,对医事工作进行的计划、组织、指挥、调节和监督等活动,以达到控制和消灭疾病,提高人民健康水平,促进社会经济发展的目的。

3. 医事服务关系　医事服务关系是指医药卫生行政机关、医疗卫生组织、企事业单位、社会团体和公民向社会公众提供的医疗预防保健服务、医疗卫生诊疗服务、医药卫生设施服务及医药卫生咨询等活动。

（二）医事法的特征

医事法作为我国法律体系中一个重要的组成部分,除具有一般法律规范所具有的基本特征如强制性、规范性等,还具有其自身的特征。一般认为,医事法主要具有以下特征:

1. 以保护公民生命健康权为根本宗旨　生命健康权是公民人身权中一项最基本的权利,也是公民最为重要的权利。医事法以保护公民生命健康权为根本宗旨,这正是医事法区别于其他法律规范的主要标志。

2. 科学性和技术规范性　医事法是根据医学、生物学、药物学、卫生学等以自然科学为主的基本原理和研究成果制定的,并且紧密结合现代科技成果,体现了医事法的科学性;同时,医事法以保护公民生命健康权为根本宗旨,必然将大量的技术规范法律化,把遵守技术规范规定为法律义务,使公民的生命健康权得到切实保障。

3. 综合性和多样性　医事法的调整对象层面多、覆盖面广、内容庞杂。医事法的综合性和多样性首先体现在其渊源体系具有综合性和多样性;其次体现在其调节手段具有综合性和多样性;再次,除采用自己独有的法律措施外,还采用民法、刑法、行政法、诉讼法、劳动法、侵权责任法等部门法的调整手段。

4. 社会共同性　健康问题已成为当今世界各国共同关注的问题。全世界都在寻求解决人人享有健康保健,创建卫生、适宜的环境,预防和消灭疾病,保障公民生命健康,促进社会和经济协调发展等问题的办法。世界卫生组织（WHO）等国际组织也制定了许多国际医事协议、公约和条例,作为国际社会共同遵守的准则,推动国际医事法的发展。

（三）医事法的基本原则

医事法的基本原则是指贯穿于医事法律体系之中的指导思想和必须遵守的基本原则,是医事立法的基点和医事执法的依据,也是对各种医事活动具有普遍指导意义的准则。

1. 保护公民健康权的原则 公民的生命健康权是公民最基本的权利,是享有和实现其他权利的基础。医事法的制定和实施首先要从公民的健康利益出发,把维护人体健康作为医事法的最高宗旨。

2. 预防为主的原则 医事工作要坚持"预防为主,综合治理"的方针,把预防工作放在首位,坚持防治结合。

3. 全社会共同参与的原则 医事工作具有广泛的社会性,关系到全社会每个公民的根本利益和整个社会经济的发展。要做好医事工作,须坚持政府领导、部门配合、社会支持、群众参与,增强社会全体成员的参与意识和责任感。

4. 中西医协调发展的原则 在疾病的诊疗护理中,正确处理我国传统医学和西方医学的关系,充分发挥中西医两个不同理论体系医药学的长处,协调发展,更好地为维护公民的身体健康服务。

5. 依靠科技进步的原则 医药卫生部门是一个以推进生命科学发展,维护公民生命健康权益的高科技部门,因此,以维护公民生命健康为宗旨的医事法,必然把依靠科技进步作为自己的原则之一。在诊疗及预防保健工作中,应大力开展医学科学研究及成果推广,不断提高诊疗及预防保健技能,造福于人类。

6. 国家卫生监督的原则 指医药卫生行政机关或国家授权的医药卫生职能部门,对管辖范围内的个人和社会组织贯彻执行国家卫生法律、法规、规章及标准等情况予以检查督导,其内容包括医政监督、药政监督、防疫监督和其他有关卫生监督。

(四) 医事法的渊源

医事法的渊源又称医事法的法源,是指医事法律规范的各种具体表现形式或效力等级。我国医事法主要有以下几种表现形式:

1. 宪法 宪法是由全国人民代表大会制定的,是我国的根本大法,具有最高的法律效力。它不仅是国家一切立法的基础,也是制定各种法律、法规的依据。我国宪法中有关维护公民生命健康和医药卫生方面的规定,是我国医事法的立法依据,也是我国医事法的重要渊源,并在医事法律体系中具有最高的法律效力。

2. 医事法律 我国现有的医事法律都是由全国人大常委会制定的,其效力仅低于宪法。我国现有的医事法律包括《中华人民共和国药品管理法》《中华人民共和国食品安全法》《中华人民共和国执业医师法》《中华人民共和国国境卫生检疫法》《中华人民共和国传染病防治法》《中华人民共和国职业病防治法》《中华人民共和国母婴保健法》《中华人民共和国红十字会法》《中华人民共和国献血法》《中华人民共和国人口与计划生育法》等10余部。此外,民法、刑法、劳动法、婚姻法等法律中有关医药卫生的条款也是医事法的渊源,甚至是极为重要的渊源。例如,《中华人民共和国侵权责任法》第七章"医疗损害责任",可以说是最为重要的专门性医事法渊源;2017年10月1日起施行的《中华人民共和国民法总则》,更是几乎每个条款都可以与具体医事法条款发生关联。此外,中华人民共和国最高人民法院的一些医事法司法解释,与法律具有同等效力,如2017年12月14日起施行的《最高人民法院关于审理医疗损害责任纠纷案件适用法律若干问题的解释》等。

3. 医事法规 医事法规是以宪法和医事法律为依据,针对某一特定的调整对象而制定的,其法律效力低于宪法和医事法律。医事法规有三种类型:第一种是国务院制定的行政法规,如《医疗纠纷预防和处理条例》(国令第 701 号);第二种是由国家卫生健康委员会提出法规草案,经国务院批准,由国家卫生健康委员会颁布的部门规章,如原卫生部颁布的《医疗事故技术鉴定暂行办法》(卫生部令第 30 号)和《医疗事故分级标准(试行)》(卫生部令第 32 号);第三种是省、自治区、直辖市根据国家授权或为贯彻执行国家法律,结合当地实际情况,由省一级的人民代表大会及其委员会制定的有关医药卫生方面的规范性文件,称为地方性医事法规。

4. 医事规章　医事规章是对医事法律和法规的补充,其法律效力低于宪法、医事法律和医事法规。医事规章也有三种类型:第一种是国家卫生健康委员会制定和颁布的,如原卫生部颁布的《护士管理办法》(卫生部令第 31 号);第二种是由国家卫生健康委员会和其他部门共同制定和颁布的,如《精神疾病司法鉴定暂行规定》(卫医字〔89〕第 17 号);第三种是省、自治区、直辖市以及各省、自治区人民政府所在地的市和经国务院批准的较大的市的人民政府,根据医事法律制定的地方性医事规章。

5. 技术性规范　由于医事法具有法律控制和技术控制的双重属性,因此,医事标准、医事技术规范和操作规程就构成了医事法律体系中一个重要的组成部分。这些标准、规范和规程的法律效力虽然不及法律、法规,但在具体实施的过程中,它们的地位是相当重要的。

6. 医事自治条例与单行条例　医事自治条例与单行条例是指民族自治地方的人民代表大会依法在其职权范围内根据当地民族的政治、经济、文化的特点,制定发布的有关本地区医事行政管理方面的法律文件,其法律效力仅在制定机关所辖范围内有效。

7. 国际医事条约　国际医事条约是指由我国与外国签订的或批准、承认的有关医事方面的国际规范性法律文件,如《国际卫生条例(2005)》。除我国声明保留的条款外,这些条约均对我国产生法律约束力。

（五）医事法的作用

1. 规范作用　医事法的规范作用包括:

(1) 指引作用:医事法为医患双方提供了行为规范模式,使其可按照法律规定的权利和义务,规范自己的行为。

(2) 评价作用:医事法作为行为标准,具有判断、衡量医患行为合法与违法、违法的性质和程度的作用。

(3) 预测作用:医患双方可依据法律规定预测双方的行为以及可能承担的法律后果,以减少行为的盲目性。

(4) 教育作用:医事法一方面通过确立行为标准将技术规范或社会的价值标准,渗透到医患双方的意识中;另一方面通过法律的实施对医患双方的行为起到教育作用。

(5) 强制作用:医事法通过制裁违法行为,确立权威,维护医患双方的合法权益。

2. 社会作用　医事法的社会作用体现在:

(1) 贯彻党和国家的医药卫生政策,保证国家对医药卫生工作的指导:因医药卫生政策并不具有法律规范的属性,需要通过医事立法,使其具体化、法律化,成为具有相对稳定性、明确规范性、国家强制性的法律条文,保证国家对医药卫生工作的指导。

(2) 增强医事法制观念,保护人体健康:我国现代化建设日益发展的同时,也出现了一些严重危害人体健康和生命安全的问题,如食品污染、环境污染、假冒药品等。医药卫生行政管理中,通过医事法的宣传教育,增强法制观念,可使医药卫生行政组织和公民明确各自在医事活动中享有的权利和应尽的义务,努力改善和提高卫生条件,切实保护人体健康。

(3) 推动医学科学的进步和发展:医学的存在是医事立法的基础,医事法的制定与实施是保证和促进医学发展的重要手段。近半个世纪以来,我国陆续颁布了许多医事法律、法规和规章,使医疗卫生事业从行政管理上升为法律管理,从一般技术规范和医德规范提高到法律规范,对医学科学的进步和发展起到了强有力的法律保障作用。

(4) 促进国际医事交流与合作:随着世界经济发展和对外开放扩大,我国与国外的友好往来正日益增多,涉及的医药卫生事务也更加复杂。为了预防传染病在国际间传播,维护我国主权,保障彼此间的权利和义务,我国陆续颁布了一系列涉外的卫生法律、法规和规章如《中华人民共和国国境卫生检疫法》《艾滋病监测管理的若干规定》等。为推动世界医药卫生事业的发展,我国政府正式承认了《国际卫生条例》,并缔结了《麻醉品单一公约》和《精神药物公约》等。同时,我国在医事立法上,注意与相关国际条例、公约相协调,这对于维护我国国家主权,保障人体健康,促进国际间医事交流与合作起到了积极的促进和推动作用。

二、医事法律关系与法律责任

医事法对医患沟通的调整,必然将医患双方纳入医事法律关系之中,规定双方的权利和义务,违反者应当承担相应的法律责任。

1. 医事法律关系　医事法律关系是指行为主体在医药卫生管理监督、医疗卫生诊疗活动和医药卫生预防保健服务过程中,依据医事法律规范所形成的权利与义务关系。

2. 医事法律关系的构成　与一般法律关系一样,医事法律关系是由主体、内容和客体三个要素构成:

(1) 医事法律关系的主体:是指医事法律关系的参加者或执行者,即在医事法律关系中享有权利并承担义务的当事人。诊疗活动中医方与患方是最为典型的当事人。在我国,医事法律关系的主体包括国家医药卫生行政机关、医疗卫生单位、企事业单位、社会团体和公民。

(2) 医事法律关系的内容:是指医事法律关系的主体依法所享有的权利和承担的义务。

(3) 医事法律关系的客体:是指医事法律关系主体之间的权利和义务所指向的对象。其内容及范围包括公民的生命健康权利、行为(如医疗服务行为)、物(如医疗器具、药品)、精神产品(如学术著作、医药卫生科技发明)等。

3. 医事法律关系的特征　主要有以下三个特征:

(1) 以医事法规为基础:各种医事法律关系是由医事法律规范事先给予设定,并以相应医事法律法规的存在为前提。

(2) 动态复杂性:医事法律关系是一种纵横交错的法律关系。纵向关系是指医事行政管理关系以及社会应急状态下对国家命令的服从,如发生重大疫情、地震、火灾等。横向关系是指在提供医药卫生服务与商品的过程中发生的民事法律关系。医事法律关系具有可变性、多样性和复杂性。

(3) 主体特殊性:医事法作为专业性、技术性很强的部门法,决定了医事法律关系主体身份的特殊性,即一方通常是从事医事工作的组织或个人。

4. 医事法律责任

(1) 概念:医事法律责任是指一切违反医事法律规范的行为主体,对其违法行为,所应承担的带有强制性的法律后果。

(2) 特点:以存在违反医事法律规范为前提;在法律中作了明确规定的违法行为;由国家强制力保证实施;由国家授权的专门机关依法予以追究。

(3) 种类:根据行为主体违反医事法律规范和法律责任的性质以及承担法律责任的方式不同,可将医事法律责任分为医事行政责任、医事民事责任、医事刑事责任三种。

1) 医事行政责任:是指行为主体实施违反医事行政法律规范的行为,但尚未构成犯罪,所应承担的法律后果。构成医事行政责任的要件为:①行为人实施了违反医事法律规范所规定的义务。既包括行为人以积极的方式实施了医事法律规范所禁止做出的行为,即违法的行为,又包括行为人消极地不履行医事法律规范所规定的义务,即违法的不作为。②行为人主观上必须要有过错。行为人的过错分两种:一是明知故犯,故意违反医事法律规范;二是疏忽大意或过于自信而造成的过错,后者在临床医疗工作中较为常见。③违法行为造成损害后果,法律明文规定应当追究法律责任。追究行政责任时,必须以相应的损害后果为前提,并依据医事法律规范的明文规定办理,不能将情节轻微、危害程度不大的行为当做违法,亦不能将情节恶劣、危害后果严重、已经触犯刑律的犯罪行为当行政违法处理。

根据我国现行的医事法律规定,追究医事行政责任的形式有行政处罚和行政处分两种。医事行政处罚,是指医药卫生行政机关或法律、法规授权组织,在职权范围内依法对违反医事行政管理秩序但尚未构成犯罪的行政相对人(公民、法人或其他组织)所给予的行政制裁。行政处罚的种类主要有申诫罚、财产罚、行为罚和人身自由罚,常用的形式有警告、罚款、没收违法所得、没收非法财物、责令停产停业、暂扣或吊销有关许可证等。行政处分,是由有管辖权的国家机关或其他组织依照行政隶属关系,对于违反医事法律规范的国家公务员或所属人员所实施的惩罚措施,其种类主要有警告、记过、记大过、降级、降职、撤职、留用察看和开除等。

2) 医事民事责任:是指行为主体因违反医事法律规范而侵害了公民、法人和其他组织的民事权益,所应承担的以财产为主的法律责任。构成医事民事责任的要件为:①必须有损害事实。损害事实包括受害人的财产权或人身权受到侵害的事实。既包括物质上的损失,也包括精神上的损害。②必须有违法行为。违法行为是指行为人违反了医事法律规范的客观行为,包括作为和不作为两种表现形式。前者如医务人员使用假冒伪劣药品致人伤残的。后者如医务人员借故推诿患者,贻误抢救时机等。

③违法行为与损害事实之间必须有因果关系。因果关系是确定医事侵权民事责任的必备条件之一。如果违反医事法律规范的行为与受害人的损害事实之间没有因果关系,那么,不管其他条件是否具备,行为人都不承担责任。④必须有主观过错。即行为人实施违法行为或违约行为时的主观心理状态。过错包括故意和过失两种形式。故意是指明知自己的行为会发生危害社会的后果,希望或放任这种后果发生的心理状态。过失是指应当预见自己的行为可能会损害他人、危害社会,因疏忽大意而没有预见,或已预见却轻信能避免,以至于发生危害后果的心理状态。医事侵权民事责任中的过错多为过失形式。

必须指出,虽然目前有关医疗行为的司法诉讼中,原告方多以医疗损害责任纠纷为案由起诉,在侵权责任法范围内确定请求权基础,但医疗纠纷诉讼的另一重要案由,即医疗服务合同纠纷,也不可忽视。也就是说,医事民事责任主要包括两种责任类型,即侵权责任或合同责任(违约责任)。目前,我国法律承认侵权责任与合同责任(违约责任)的竞合,允许医疗纠纷案件原告方自由选择,但只能择一行使。实际情况表明,当事人以选择侵权责任(即医疗损害责任纠纷案由)为多。

《中华人民共和国民法总则》和《中华人民共和国侵权责任法》中规定的承担民事责任的形式主要有停止侵害、排除妨碍、消除危险、返还财产、恢复原状、赔偿损失、支付违约金、消除影响、恢复名誉、赔礼道歉等。医事法所涉及的民事责任以赔偿损失为主要形式,且可以通过沟通的方式由当事人双方自愿协商解决。

3) 医事刑事责任:是指行为主体实施了犯罪行为,严重侵犯了医药卫生管理秩序及公民的人身健康权,依刑法应当承担的法律后果。构成违反医事法的刑事责任,必须以刑法的明文规定及医事刑事犯罪为前提。依据刑法理论,构成犯罪必须具备以下四个要件:①犯罪客体,是指我国刑法所保护的为犯罪行为所侵犯的社会关系,包括社会管理关系中的公共卫生管理关系和公民生命健康权利等;②犯罪客观方面,是指犯罪活动的客观外在表现,包括危害行为、危害结果、危害行为与结果之间的因果关系,以及实施危害行为的时间、地点、方法等;③犯罪主体,是指实施犯罪行为并承担刑事责任的人,在刑法理论上将其分为一般主体和特殊主体两类,其中一般主体仅要求行为人达到刑事责任年龄,具有刑事责任能力,而特殊主体还需具有特定身份,如医疗事故罪的主体需要具备医生执业资格;④犯罪的主观方面,是指犯罪主体对自己实施的犯罪行为引起的危害结果所持的心理态度,它由故意或过失、犯罪的目的和动机等几个因素组成。

必须指出,德、日等医事法制发达国家,其医事刑法犯罪论体系与我国截然不同,即采取了构成要件该当性、违法性和有责性组成的"三阶段"犯罪论体系,层层递进。该体系在判断医疗行为过失和医务人员责任方面,有相当的科学性优势。在今后我国医事刑法研究中,要注重比较研究方法,博采众长,促进我国相关制度完善。

我国刑法对违反医事法行为的刑事责任做了明确的规定,有多个相关的罪名,如医疗事故罪、非法行医罪等。根据我国刑法规定,刑事责任的后果主要是刑罚,分为主刑和附加刑。主刑包括管制、拘役、有期徒刑、无期徒刑、死刑;附加刑包括罚金、剥夺政治权利、没收财产。附加刑可与主刑同时适用,也可独立适用。

三、医事法律中医生与患者的权利和义务

医事法通过明确规定医患双方各自的权利和义务,引导双方依照法律规范行使权利,履行义务,防范发生侵权行为。我国是法治国家,医患双方的权利和义务明确或隐含地规定在《中华人民共和国宪法》《中华人民共和国民法通则》《中华人民共和国刑法》《中华人民共和国侵权责任法》《中华人民共和国执业医师法》《医疗事故处理条例》《中华人民共和国传染病防治法》《医疗机构管理条例》《医疗机构病例管理规定》等法律文件中。

（一）医生的权利和义务

1. 医生的权利

（1）在注册的执业范围内,进行医学诊查、疾病调查、医学处置、出具相应的医学证明文件,选择合理的医疗、预防、保健方案。

（2）按照国务院卫生行政部门规定的标准,获得与本人执业活动相当的医疗设备基本条件。

（3）从事医学研究、学术交流,参加专业学术团体。

（4）参加专业培训,接受继续医学教育。

（5）在执业活动中,人格尊严、人身安全不受侵犯。

（6）获取工资报酬和津贴,享受国家规定的福利待遇。

（7）对所在机构的医疗、预防、保健工作和卫生行政部门的工作提出意见和建议,依法参与所在机构的民主管理。

（8）特定情形下的医疗主导权:因抢救生命垂危的患者等紧急情况,不能取得患者或者其近亲属意见的,经医疗机构负责人或者授权的负责人批准,医方可以立即实施相应的医疗措施。

（9）特定情形下的免责权:该特定情形,包括患方自身原因导致的诊治延误、无过错输血、不可抗力、难以避免的并发症、紧急情况下的合理诊疗、限于当时的诊疗水平难以诊疗等情形。

（10）特殊干预权:医疗机构为完成法律、行政法规明确的义务,在特定情形下如当患传染性疾病的患者拒绝治疗时,可对某些患者采取强制治疗和强制控制。

（11）医疗费用支付请求权:提供医疗服务后,医方有权要求患方支付相应的费用。

（12）医方的其他合法权益:如财产所有权、知识产权、名誉权等。

2. 医生的义务

（1）遵守法律、法规,遵守技术操作规范。

（2）树立敬业精神,遵守职业道德,履行医师职责,尽职尽责为患者服务。

（3）关心、爱护、尊重患者,保护患者的隐私。

（4）努力钻研业务,更新知识,提高专业技术水平。

（5）宣传卫生保健知识,对患者进行健康教育。

（6）告知义务:医务人员在诊疗活动中,应将患者的病情、医疗措施、医疗风险、替代医疗方案等如实告知患者,并取得其书面同意。不宜向患者说明的,应当向患者的

近亲属说明,并取得其书面同意,避免对患者产生不利后果。

(7) 如实填写、妥善保管、提供病历资料的义务:患者要求查询、复制病历资料,医疗机构应按照相关要求提供。《医疗事故处理条例》第十条规定:"患者有权复印或者复制其门诊病历、住院志、体温单、医嘱单、化验单(检验报告)、医学影像检查资料、特殊检查同意书、手术同意书、手术及麻醉记录单、病理资料、护理记录以及国务院卫生行政部门规定的其他病历资料。"

(8) 不得出具各种虚假证明材料。

(9) 发生医疗纠纷后,不得涂改、隐匿、销毁医疗资料。

(10) 一般情况下,不得侵犯患者的身体或限制人身自由。

(11) 其他:依法依约提供医疗服务;提供及时的医疗服务,不得拒绝救治危急患者;应提供至少与当时医疗水平相应的诊疗服务;对因限于设备或技术条件不能诊疗的患者,应当及时转诊;医疗方有适度检查的义务,不得违反诊疗规范而实施不必要的检查。

(二) 患者的权利和义务

1. 患者的权利

(1) 医疗自由权:患者享有合理限度的医疗自由权,包括有权自主选择医疗机构及医生;除法律、法规规定的强制治疗外,患者有权决定是否接受医疗服务;在不违反法律法规的前提下,患者有出院及要求转院的权利。

(2) 生命健康权:根据《中华人民共和国宪法》和《中华人民共和国民法总则》规定,公民享有生命健康权。生命权,是指公民依法享有生命不受非法侵害的权利,是公民最根本的人身权。健康权,是指公民依法享有身体健康不受非法侵害的权利。因此,当公民的生命健康受到威胁时,有得到基本医疗的权利。

(3) 知情权与知情同意权:患者的知情权是指患者了解、知晓自己所患疾病相关信息包括检查、诊断、治疗、处理及预后的权利。患者的知情同意权是指患者了解有关其病情、诊断、治疗和预后等完整资料后同意治疗的权利,即知情同意。知情同意权的实施前提是行为人必须具有自主能力;权利的内容包括知情权、选择权、同意权、拒绝权;实现途径是医生履行自己的告知义务。

(4) 隐私权:隐私权是指公民享有对自己的隐私自由支配,不被他人非法侵扰、知悉、收集、利用和公开的受法律保护的一种人格权。有关医事法中,明确规定了患者的隐私权须受到法律保护。如《中华人民共和国执业医师法》第二十二条规定:"关心、爱护、尊重患者,保护患者的隐私。"《中华人民共和国侵权责任法》第六十二条规定:"医疗机构及其医务人员应当对患者的隐私保密。泄露患者隐私或者未经患者同意公开其病历资料,造成患者损害的,应当承担侵权责任。"

(5) 医疗救助权:患者有权要求医疗机构提供符合保障人身及财产安全的医疗服务。

(6) 赔偿权:因接受医疗服务导致人身及财产损害的,患者依法享有获得赔偿的权利。

(7) 人格尊严权:医疗活动中,患者人格尊严、民族风俗习惯享有被尊重的权利。

(8) 法律维护权:患者对医疗机构有监督、举报、投诉、起诉的权利。

2. 患者的义务

（1）在诊疗活动中，自觉遵守国家法律、法规及医方制定的规章制度，维护医疗秩序的义务。

（2）保持和恢复健康的义务。

（3）积极配合诊疗护理的义务，包括如实陈述病史、病情、按医嘱接受各项检查治疗护理等。

（4）给付医疗费用的义务。

（5）不妨害医务人员工作、生活、身体健康等义务。

（6）提倡支持医疗科学发展的义务。

医患关系在传统的诊疗活动中，常常被定位为主动-被动型，医生处于主动地位，患者处于被动地位，患者缺乏自主权。现代医事法强调医生和患者权利和义务的对称性，这在客观上改变了原来的医患关系格局，给医患沟通搭建了一个平等的法律平台，这对保证医患沟通合法、有效进行，建立和谐医患关系具有积极的意义。

四、医患沟通的法律解析

医事法律法规是调整、确认、保护和发展各种医事法律关系和医药卫生秩序的社会规范，是国家对医药卫生事业实施管理的重要工具，也是医患沟通的法律基础。《医疗纠纷预防和处理条例》第十七条明确规定："医疗机构应当建立健全医患沟通机制，对患者在诊疗过程中提出的咨询、意见和建议，应当耐心解释、说明，并按照规定进行处理；对患者就诊疗行为提出的疑问，应当及时予以核实、自查，并指定有关人员与患者或者其近亲属沟通，如实说明情况。"医患矛盾是社会关系问题中一个不容忽视的组成部分。处理医患矛盾需要一个正确的程序，需要有一个准绳来判断是非，需要有一个标准来得出处理方法，而医事法就起着这样的作用。和谐社会需要和谐的医患关系，医患沟通在其中发挥着越来越重要的作用，而保证医患沟通的顺利进行则需要法律的保障。妥善处理医患关系首先要明确双方享有的权利和承担的义务，而当医患矛盾出现时则需要用法律维护己方的权利不受侵犯。和谐医患关系的构建需要医患双方共同学法、懂法、守法、用法，不仅是用法维权，也要用法自律。

（一）学习医事法

医患双方均应学习和了解有关医事法律知识，明确诊疗活动中医患双方各自享有的权利和应该履行的义务，规范自己的行为，避免违法。

（二）遵守医事法

遵守医事法是指社会主体按照医事法规定履行义务的活动，更强调履行自己的义务。权利的享有和义务的履行虽互为因果，但要使医患沟通顺利进行，需要双方在履行己方义务的前提下享有权利。医疗活动中，医疗机构和医务人员、患者和家属以及其他个人都应自觉守法，依法行医。无论对医方还是患方，守法方才能使自己处于主动地位，才能为自己赢得利益，避免困扰和处罚。（表1-2）

表1-2　侵犯患者隐私权的案例

案例：李小姐因早孕到某医院做无痛人工流产手术。该医院为教学医院,术中组织了9名男女医学生对手术过程进行了教学观摩,但术前没有征得李小姐的同意,也没有签署知情同意书。术后,李小姐认为医院侵犯了其隐私权,将医院告上法庭,要求医院向其支付医药费、交通费及精神损害抚慰金。

分析：妇女的人工流产属于个人秘密,将人工流产过程与生殖器官暴露于与手术无关的人员,使患者的隐私权受到了侵犯。

虽然该院系教学医院,承担了相应的教学任务,但医学教育活动不能以牺牲患者的隐私为代价。

公益性质的教学观摩,应事先告知患者,取得患者知情同意且最好能签字方可观摩。

(三) 运用医事法

诊疗活动中,并非所有组织和个人都能够做到遵纪守法,这使得人们在权利的实现过程中面临障碍,需要运用法律来保障自己的合法权益。运用法律是指社会主体根据法律的规定维护自身权利的活动,包括起诉、应诉和反诉等。医患双方维护好各自的合法权益,也是督促对方履行义务的一种重要方式。

1. 医方在维权过程中的注意事项

(1) 重视法律在维护自身权利中的重要性,当正当权益受到侵害时须拿起法律武器加以维护。

(2) 在原则问题上不能妥协,该承担责任的须承担,不是自己的责任不能让步,克服花钱买平安或忍气吞声的思想,不能助长通过暴力等不正当途径获取赔偿的行为。

(3) 在平时的工作中遵纪守法,加强与患者及其家属的沟通交流,将医患矛盾遏制在萌芽状态。

(4) 工作中严格遵守各项技术操作标准和规范,树立风险意识和证据意识。

(5) 敢于承担责任,若是医院责任,积极承担,不推卸责任。

(6) 面对情绪化的患方,医方应理性应对,一旦发现与患方无法沟通的情况,应有较为明确的法律意识和相应的准备。

2. 患方在维权过程中的注意事项

(1) 当自身权益受到侵害时应懂得采取法律武器维权,这是最正确有效的途径。

(2) 在维权过程中须遵守相关法律法规,维护自身权益的同时不得损害他人的合法权益。

(3) 抵制非正当利益的诱惑,明确应该做什么不应该做什么。

(4) 面对问题时理性思考,正确判断,不听信他人的恶意教唆如医闹或轻易相信一些不实的报道。

医患沟通的成功不仅仅依赖于医方与患者言语行为上的和谐交流,还必须依靠法律的强制力加以保证。加强医事法在医患沟通实际问题中的应用是当前的重要问题,需要医患双方共同参与、共同努力,只有这样才能预防或减少医患纠纷,构建和谐的医患关系。

-------------------------------- 实 操 练 习 --------------------------------

练习一

【案例讨论】

李某,男,40岁,以肺部感染收入某医院呼吸内科住院治疗,住院期间被查出患有梅毒,当主管医生如实告知患者该项结果时,患者再三要求医生为其保密,尤其不要将该情况告知其妻子,主管医生非常为难。正巧,患者妻子前来探望,听到医生和患者正在说什么要保密的事情,顿生疑问,要求医生如实告知刚才与其丈夫谈论的关于保密的事情。此时,医生应该怎样与患者及其妻子进行沟通呢?

练习二

【角色扮演】

1. 目的　通过角色扮演,促使学生理解医患沟通中医方与患方的权利与义务,结合本案例讨论如何正确处理特殊情况下隐私权与知情权的关系。

2. 方法　四个学生为一组,对上述案例,进行角色扮演。分别扮演医生、患者、患者妻子、观察者。先由医生告知患者被查出患有梅毒的事件,患者对医生提出要求保密尤其不要告诉其妻子,患者妻子前来探望时正好听到医生和患者在说"保密"之事,故要求医生告知"保密"内容,时间20分钟。然后,由观察者、患者、患者妻子分别反馈医生的工作。

第五节　中医医患沟通的特点

一、中医学对医患关系的认识

中医学具有几千年历史,博大精深。作为中国传统文化的重要组成部分,儒家的仁爱与孝道思想对中国医学伦理道德思想的形成和发展产生了重要影响。早在春秋战国时期,奠定中医理论基础的《黄帝内经》中已有大量阐述医患关系的内容。唐代孙思邈的《论大医精诚》更是对医德、医风等作了精辟论述,有不少是和现代医学伦理学基本理论相一致的,某种程度上甚至更具人文思想。在中医发展历史中,"坐堂""游方""家庭"是医生行医的主要形式,因此,医生与患者及其家属有更多的接触机会;又由于中医望、闻、问、切的诊察方式及中药、针灸、推拿等的治疗方法,使医患之间有更多的沟通交流机会,医生可以更多地了解患者及其家属的意愿,根据患者的个体情况,进行躯体、心理及社会因素等方面的干预。中医人将"悬壶济世""医者仁术""大医精诚"等观念融入并贯穿到工作中,体现出和谐、人文的医患关系。

二、中医学对医患沟通的认识

中医学理论体系中没有"医患沟通"一词,也没有将与患者沟通技能单独列出,但在中医理论与实践中却包含着丰富的人文精神、职业道德和医患沟通内容。

1. "医乃仁术"思想指导下的医德理念　"仁"体现了中医仁者爱人、生命至上的伦理思想,以救死扶伤、济世活人为宗旨,表现为尊重生命、敬畏生命、爱护生命。"仁"

是中华民族的传统美德。"仁者爱人"是孔子提出的思想。中医学根源于中国传统文化,儒家之"仁爱"思想对中医学"医乃仁术"等医生道德规范的影响最为深远。"仁爱救人""以德立医"等是中医学在医生职业道德问题上的基本理念。《灵枢·师传》认为,掌握医术,"上以治民,下以治身,使百姓无病,上下和亲,德泽下流"。东汉医圣张仲景认为,儒家要实现"爱人"的理想,就应当明了医理,重视医疗,如此才能"上以疗君亲之疾,下以救贫贱之厄",二者都是仁爱之心的体现。唐代著名医家孙思邈在《备急千金要方·诸论·论大医精诚》中言:"凡大医治病,必当安神定志,无欲无求,先发大慈恻隐之心,誓愿普救含灵之苦。若有疾厄来求救者,不得问其贵贱贫富,长幼妍媸,怨亲善友,华夷愚智,普同一等,皆如至亲之想,亦不得瞻前顾后,自虑吉凶,护惜身命。见彼苦恼,若己有之,深心凄怆,勿避险巇、昼夜、寒暑、饥渴、疲劳,一心赴救,无作功夫形迹之心。如此可为苍生大医,反此则是含灵巨贼。"这些论述均体现了医患平等、医德为先的观念。

践行"仁爱"思想,首要表现为对生命的尊重。《素问·宝命全形论》曰:"天复地载,万物悉备,莫贵于人。"唐代医家孙思邈在《备急千金要方》自序中说:"人命至重,有贵千金,一方济之,德逾于此。"尊重生命是医者从业行术的最根本的出发点。其次表现为对患者的尊重,如《灵枢·师传》强调医生要"入国问俗,入家问讳,上堂问礼,临病人问所便",即强调临证治病首先要问清楚患者的喜好,以便选择对患者最合适的治法;并主张对患者要"举乃和柔,无自妄尊",指出医者不得以施恩者自居,充分体现了对患者的尊重。

综上所述,在"医乃仁术""医德并重"价值取向指导下,中医学历来重视与患者建立友好、信任的关系,把尊重患者、平等待人、专注病情、体贴关爱作为医生义不容辞的责任与义务,从而明确了医生在接诊中与患者沟通时应遵守的基本道德规范。

2. "至意深心"观念下建立的医患信任理念　《灵枢·终始》提到"必一其神,令志在针",孙思邈在《备急千金要方·诸论·论大医精诚》中也有"省病诊疾,至意深心"的描述。古代医家所提出的"至意深心""必一其神",是说医者在面对患者时应该做到全神贯注,精神集中,不为外物所诱惑,这是建立医患信任关系的基础。在面对患者时,医生应精心、耐心地倾听患者诉说,医者的言行举止甚至神情都可能对患者的心理产生重要的影响。《素问·疏五过论》说:"医不能严,不能动神,外为柔弱,乱至失常,病不能移,则医事不行。"这句话反映的是,如果医生举止轻浮,或言语不慎,都会给患者带来不信任、对疾病恢复缺乏信心等不良心理反应,不能积极配合治疗,甚至会产生"恶于针石"或者"病不许治"等不良后果。因此,医者在治病过程中应该保持神情严肃,举止谨慎,言恳意切。医患间的良好交流,可以增加患者对医生的信任感和治病的信心,使治疗达到事半功倍的效果。

3. "悬壶济世"的社会责任感　中医学自古以来就有"悬壶济世"的优良传统。自宋代以来,社会上秉承儒家思想的传统,"不为良相,便为良医",中医学凝聚着中华民族深厚的社会责任感。构建和谐医患关系,提高人民健康水平,树立和弘扬崇高的社会责任感尤为重要。

《劝医论》中记载:"天地之中,惟人最灵,人之所重,莫过于命。"人乃万物之灵,人的生命尤为尊贵,而"医乃生死所寄,责任匪轻""至重惟人命,最难却是医"。医务人员面对各类患者,承担着挽救生命的神圣职责,直接关系到人的健康及生死,所以对其责任感的要求更高。同时,由于医疗工作的专业性强,患者往往缺乏相关的医疗知识,出于对健康的珍视而不得不把生命托付给医者,这就要求医务人员能够自觉选择有利于患者健康的行为。再者,医疗活动是整个社会活动的重要组成部分,其社会作用及影响越来越显著和直接,医务人员应该承担起对社会的责任,在对待患者时要有强烈的社会责任感,有正确的价值观和人生观。

4. "以人为本"的人文精神　《素问·宝命全形论》提出"天复地载,万物悉备,莫贵于人",孙思邈在《备急千金要方》中强调"人命至重,有贵千金",这些是中医文化中"以人为本"的人文精神的具体体现。中医的"以人为本"包括了丰富的人本思想、人文思想和人性思想,不仅是中医药文化的轴心,更是中国文化的核心。从中医文化典籍中可明显看出文与医、医与文的相互影响、相互渗透,"以人为本"都是一脉相传的。《灵枢·师传》记载:"人之情,莫不恶死而乐生,告之以其败,语之以其善,导之以其所便,开之以其所苦,虽有无道之人,恶有不听者乎?"这些方法指导医生应将治疗的方案、风险与效果坦率地告诉患者,让患者参加治疗方案的讨论,征求患者的意见,由患者自己决定是否接受治疗。在医患沟通时,对患者做耐心细致的病情解释和心理疏导工作,就会产生良好的医患沟通效果,最终取得好的疗效。

5. "天人合一"原则指导下的医患和谐观　《素问·示从容论》指出:"夫圣人之治病,循法守度,援物比类,化之冥冥。"此句认为人体与自然是一个有机的整体,都按照一样的方式运行,人与天地是息息相关的,人的一切生命活动应该顺应自然四时阴阳。所以医者在诊疗疾病时,应注意气候环境等诸多因素对疾病变化的影响,做到因时、因地、因人制宜。《素问·生气通天论》说:"阴平阳秘,精神乃治;阴阳离决,精气乃绝。"中医非常重视阴阳的动态平衡,要求医者在诊疗时应时刻注意患者体内的阴阳平衡,在诊疗过程中要做到中庸和谐、不偏不倚。《素问·汤液醪醴论》说:"病为本,工为标,标本不得,邪气不服。"患者是本,医生是标,两者必须相互配合,才能祛除邪气。中医学受中国传统"和"文化的影响,崇尚和谐的价值观念,表现为天人合一的整体观、阴阳平和的健康观、调和致中的治疗观,以及医患信和、同道谦和的道德观。在构建和谐医患关系方面,中医学认为要践行"和谐"理念,加强医患之间的沟通对话。

6. "大医精诚"原则指导下的医者职业操守　孙思邈在《备急千金要方·诸论·论大医精诚》中精辟地论述了医务工作者必须恪守的道德准则:一为"精",即技术精湛;二为"诚",即品德高尚。孙思邈对医者提出的以"精诚"为要,尊重生命,仁善博爱、一视同仁、精求医术、专心敬业等要求,基本上涵盖了作为一名医者必须具备的品格和素质。

"精"体现了中医的医道精微,要求精勤治学,精研医道,追求精湛的医术。孙思邈在《备急千金要方》中提到,医者必须"博极医源,精勤不倦"。"医贵乎精,仁术济世",精湛的医术为医院和医生赢得美誉,也使医患关系趋于和谐。

"诚"体现了中医人格修养的最高境界,要求心怀至诚,言行诚谨,表现在为人处事、治学诊疗、著述科研等方面贵诚笃端方,戒诳语妄言、弄虚作假。需要从"言"与"行"两方面解释"诚"在医学中的表现。首先表现为言谈诚恳,不狂言妄语。医者要尽可能将真实的病情用通俗的语言告诉患者,要用和蔼可亲的语言安慰患者,耐心细致地引导患者从容讲述发病经过,甚至引导患者说出与病情相关的隐情并注意帮助其保守秘密。其次表现为诚心对待患者,要专心敬业,将每一位患者当做自己的亲人或朋友,充分为患者的利益考虑,面对众多患者时,无论贫富、贵贱,均一视同仁,以礼相待,精心治疗,从而达成医患之间的和谐关系。

三、中医医患沟通的特点与意义

中医医患沟通既是传统医患文化的重要组成部分,也是传统医患文化的外在表现。在中国传统文化背景以及中医学丰富的人文精神与整体观念、辨证论治思想指导下,中医医患沟通特点主要表现为以下三个方面。

（一）沟通方式注重个体性,易于认识与理解

中医学十分重视生命的个体性、差异性,医患沟通时遵循"三因制宜"的原则,在诊治过程中,医生对不同地区、不同生活环境患者生活方式的指导,对不同体质患者治疗方案的确定与告知都具有个性化的特点,其中以因人制宜尤为重要。明代李中梓在《医宗必读》中论述:"五脏各有所偏,七情各有所胜,阳脏者宜凉,阴脏者宜热,耐毒者缓剂无功,不耐毒者峻剂有害。此脏气之不同也。动静各有欣厌,饮食各有爱憎;性好吉者危言见非,意多忧者慰安云伪;未信者忠告难行,善疑者深言则忌。此好恶之不同也。富者多任性而禁戒勿遵,贵者多自尊而骄恣悖理。此交际之不同也。贫者衣食不周,况乎药饵?贱者焦劳不适,怀抱可知。此调治之不同也。"此论指出患者之间的喜好、性情、贫富、贵贱等各个方面存在差异,只有重视这种个性的差异,采用"三因制宜"的沟通原则,才能实现良好沟通效果。

（二）沟通内容注重整体、自然及养生

中医学的整体观念要求在进行医患沟通时应注重于患者的整体,做全面的了解和交流。医生须"上知天文,下知地理,中知人事","凡治病必察其下,适其脉,观其志意,与其病也"(《素问·五脏别论》)。医生与患者沟通时要重视患者的精神和心理状态。同时,中医学更加重视人与自然的和谐,如对春日木气生发、肝气疏泄与肝气郁结关系的解释与说明更容易被患者所接受和理解。中医很多自然疗法以及"医食同源""药食同源"之说数千年来已经深入人心,所采用的针灸、推拿、气功、药浴等治疗方法以其副作用少并简、便、廉、验而更易于被患者接受。在中医学"上工治未病"的理论指导下,医者在治疗疾病的同时,大多对患者进行养生保健方面的指导与教育,这种方式深受患者欢迎而使医患关系更加融洽,有利于沟通与交流。

（三）沟通过程注重与患者的接触

中医的沟通过程不单纯注重语言的交流,还非常注重与患者的肢体接触,从而起到更好的沟通效果。如脉诊、腹诊、穴位诊断等,以及针灸、推拿、按摩等中医治疗方法,使得医生与患者的接触时间较长,并且这些诊治方法都会通过触摸患者皮肤而使患者放松,从而缓解精神紧张。这种建立在触摸基础上的非语言沟通手段,非常有利于医生与患者建立信任关系,更有利于与患者之间的交流。

影响中医医患沟通的因素很多。首先是就诊患者的心理特征。患者除了具有疾病带来的恐惧、痛苦、焦虑以及由此而产生的愤怒情绪外,还有对医生的不信任感,以及因长期治疗而得不到预期效果,信心屡屡受挫而产生的迷茫、不安和消沉等消极情

绪。由于中医就诊患者以慢性病、老年病和疑难病居多,接受各种治疗的经历较长,有些患者四处求医无效后求诊中医时往往带有很强的期待心理,有些患者是抱有观望心理前来就诊等。其次,由于患者越来越多地接受西医学的病名,导致对中医淋证、心肾不交、肾不纳气等证候名称难以理解。此外,现代医事法律对于医学术语的规定、医疗文件书写的要求,使中医医生必须采用中西医两种语言与患者进行沟通,对中医的医患沟通提出了更高的要求。

中医学作为中华民族传统文化的瑰宝之一,已经有数千年的历史,具有浓厚的中国文化色彩。随着中医学在治疗疾病与养生保健、心身康复等领域服务人群的不断增多,医生与患者、医生与患者家属和社区的联系也在不断增多,如何在突出中医医患沟通特色的基础上,适应医学与社会不断进步的需要,更好地进行医患沟通成为医生必须面临的课题。

第六节   中医医患沟通发展概况

一、古代医患沟通的溯源

(一) 原始社会时期

在巫医不分的原始社会时期,人们的生死存亡被自然条件左右,对疾病的宗教神秘观决定了氏族和部落成员对患者态度的特殊性质,常常认为患者是被神抛弃的人,对他不再过问,听其自然。即使是医术的效果也被视为是神明的圣迹。医生对于患者的责任微不足道,医患之间是一种松散、无序的关系。此时的巫医在国家权力以及社会中都有很高的地位,具有权威性。

(二) 原始社会末期和奴隶社会前期

此时的医学摆脱了巫术的束缚,逐渐走上了独立发展的道路。由于语言文字尚未完全成熟,对疾病也认识尚浅,患者无法准确描述他们的患病情况,医生也就难以获取相关信息。同时,医学也尚未形成体系,此时的医患沟通比较艰涩,医生只能凭借自身经验和技术来获取信息,这样的诊病方式常会出现误诊、漏诊的情况。但是平民对医生仍心怀敬重,医患沟通也多无矛盾。

(三) 春秋战国时期

这是我国历史上的一个大变动时期,医术的传播也从宫廷进入民间,官府医生流落民间,出现了自由行医的民间医生,如《左传》记载有医和(昭公元年)、医缓(成公十年)。在河南、山东等地考古发掘出的战国古玺(钵)上刻有"事疡""事疟""事痏"等。此时期的医疗实践仍然有尽人事、听天命的味道,在医生行医的记述中掺杂了大量的神话色彩。此时期,医学无论经验还是理论认识,都比较个别和零散,医生社会地位较低。由于医生社会地位明显降低,很多当权者便对医生的态度不再如原先那样崇拜恭敬,甚至带有贬低的色彩。司马迁在《史记·扁鹊仓公列传》中记载了扁鹊在治疗虢太子前与中庶子的对话,中庶子认为扁鹊想救一个死了的人是荒诞的,除非有上古大医之能方能起死回生;扁鹊三劝桓公尽早医治时,齐桓公都说"寡人无疾",而且对旁人说"医之好利也,欲以不疾者为功"。这两则故事分别反映了"信古不信今"以及"讳疾忌医"的医患沟通现象。而在民间,由于医疗资源缺乏,平民对医生职业敬重有加,自由行走的医生常常能得到诸多便利,患者多信任医生,有问必答,不加隐瞒,并且能够遵照医嘱行事,有利于医生了解病情的发生发展转归和愈后。同时,医生因其身份的便利,可以随时看望患者,对疾病的观察更加细微,而患者对医生的关切也抱有感激之情。这极大地促进了医生临床经验的积累和与患者沟通经验的总结。

(四) 秦汉时期

秦汉时期是我国君主集权专制制度确立、巩固和发展时期,由于国家统一、版图扩大及社会稳定,使得经济文化得到显著发展,也带来了医学的发展高潮。《黄帝内经》将道家的理论思想充分与医学理论结合,成为医家立德之本。《黄帝内经》中首次提出"医乃仁术",充分吸收了儒家"仁者爱人"的思想,同时也对医患沟通作了一些规定,以防后世医家不注重医患沟通而与患者出现重重矛盾。《灵枢·师传》记载:"人之情,莫不恶死而乐生,告之以其败,语之以其善,导之以其所便,开之以其所苦,虽有无道之人,恶有不听者乎? "这里明确规定了医者应该理解患者恶死乐生的想法,同时应该让患者了解到疾病的危害、治疗失败的情况和后果,引导他们做合适的治疗和调养,消除患者的焦虑心理。《灵枢·师传》还强调医生要"入国问俗,入家问讳,上堂问礼,临病人问所便",即问病情时要问清患者的喜好,通过喜好更全面地了解患者。另外,《素问·阴阳应象大论》中提到"以我知彼",意思是医生要以健康的身心去探查患者,沟通时不能给患者带去负面心理。

(五) 隋唐五代时期

隋唐五代时期是我国君主集权专制社会的上升时期。隋唐统治者直接参与对医学事业的领导和组织,采取了一些促进医学发展的重大政策和措施,对医学发展进步有很大的影响。孙思邈《论大医精诚》和《论大医习业》二文将医患关系和医患沟通作了进一步发挥,丰富了医患沟通的内容。对患者"不得问其贵贱贫富,长幼妍媸,怨亲善友,华夷愚智,普同一等,皆如至亲之想",对恶疾者"发惭愧凄怜忧恤之意,不得起一念蒂芥之心"。孙思邈对所有患者一视同仁的观点,以及对病情糟糕的患者报以同情和感同身受的情感,将《黄帝内经》"医乃仁术"作了发挥,更加表现了医家济世救人、普度众生的高尚情怀。后世医家因其感人至深之言而将其奉为医德之圭臬。

(六) 宋金元时期

宋金元时期随着社会经济和科学技术的发展、印刷术的发展,医药学取得了显著进步,医生地位也明显提高。在这一时期,呈现医学百家争鸣的情形,促进了医学的发展。一些德术双馨的医家受到各方追捧,患者皆慕名而去,医患沟通的技巧得以发展和完善。

(七) 明清时期

明清时期是我国封建社会后期,处于社会变革的前夜,随着社会经济、对外交流发展的推动和科学文化发展、西学东渐,中医学被注入新的文化,医药学发展也出现新形式。明代医家张介宾系统总结了临床沟通的技巧,并以此编制了医家必背的《十问歌》。但是由于当时经济发展迅速,社会安定,很多医家对金钱的追求超过了对医术医德的追求,开始卖弄医术,收取高价诊金等而对患者的诉求毫不在意,导致医药市场混乱,医患之间的矛盾开始出现并且加剧。

二、近代医患沟通的碰撞

近代社会,随着国门被迫打开,中西方文化发生剧烈碰撞,中医也遭受着外来医学的冲击,医患关系一度恶化。同时,许多医家仍然有着明清时期追求金钱的陋习,对于医术的追求寥寥无几,医德甚至被抛诸脑后。鲁迅由于年少时受到庸医之害,经历父亲病逝,又看见或听见许多庸医害人的事例,在《父亲的病》《药》等文章中都对中医进行了极为严厉的批判。国学大师陈寅恪则说:"宁愿让西医治死,也不愿让中医看病。"这些都在一定层面上反映了近代中医医患沟通的壁垒和医患关系的紧张。

三、现代医患沟通的发展

现代社会是一个开放包容但又良莠不齐的社会。伴随着改革开放,中国进入了市场经济体制,在医疗保健机构市场化、医疗资源分布不均、医患沟通教育的缺失以及医患双方多种因素的影响下,中医的医患沟通也在发生改变,构建和谐医患关系越来越成为人们关注的焦点,医患间的沟通得到重视,各个层面的医患沟通也在不断改善。

（一）国家层面的发展

当前社会重视中医的传承与发展,大力弘扬中医文化。习近平总书记曾指出:"中医药学凝聚着深邃的哲学智慧和中华民族几千年的健康养生理念及其实践经验,是中国古代科学的瑰宝,也是打开中华文明宝库的钥匙。"国家致力于中医的发展创新,完善相应的法律法规,规范中医市场,重构医患信任体系。2016年《中华人民共和国中医药法》的制定与颁布,确定了中医药的合法地位,为中医事业的发展提供了法律保障。国家层面加大了对中医药的宣传力度,如拍摄纪录片、电视剧,开展养生讲堂等等,让更多人了解中医、接受中医,极大程度上促进了中医的医患沟通。

（二）社会层面的发展

随着社会对医患纠纷关注度的提高,很多医生和学者关注到医患沟通存在障碍。2012年首次编著全国高等中医药院校规划教材《医患沟通技能》,许多中医院校开设医患沟通技能培训课程,介绍中医学对医患关系的认识、中医医患关系的特点,学习和了解医患沟通的理论和技能。近年来的调查研究对当今社会医患沟通存在的弊端进行分析并提出合理的解决方案,对患者及其家属心理进行全面而深刻的剖析并提出相应的应对措施,对医患沟通作了详细的归纳总结,尤其对知情同意作了充分阐释。研究发现,古代中医医者的理念与现代医学中的知情同意有很多相同之处,二者的核心思想就是"诚",即医患相互坦诚是有效沟通的保障,同时强调尊重患者个体意愿,在危急重症告知时也要尊重个体意愿,签署书面知情同意,这既对患者表示尊重,也对医生提供保护。

（三）个体层面的发展

屠呦呦女士因中医药研究获得2015年诺贝尔生理学或医学奖,提升了中医药在世界范围内的认可度,增强了民众对中医药的认识和信任,越来越多的患者寻求中医治疗。中医医生接受中医传统文化的教育,"医乃仁术"人文素养以及中医的问诊方式,使医患之间更容易建立信任关系。

综上所述,中医医患沟通的发展大体上可以分为三个阶段——古代、近代和现代。古代的医患沟通代表着最传统的医患沟通模式和医患关系,近代的医患沟通代表着中西医初步碰撞的沟通模式和医患关系,而现代的医患沟通则代表了与西方医学激烈碰撞且正经受严峻考验的中医医患沟通和医患关系。

 复习思考题

1. 医患沟通与一般人际沟通的区别是什么?
2. 简述心理应激的定义、原因及反应。
3. 举例说明医患沟通中的伦理原则。
4. 医事法律中要求的医生义务有哪些?
5. 试述中医医患沟通的特点。
6. 唐代著名医家孙思邈在《备急千金要方·诸论·论大医精诚》中言:"凡大医治病,必当安神定志,无欲无求,先发大慈恻隐之心,誓愿普救含灵之苦。若有疾厄来求救者,不得问其贵贱贫富,长幼妍媸,怨亲善友,华夷愚智,普同一等,皆如至亲之想,亦不得瞻前顾后,自虑吉凶,护惜身命。见彼苦恼,若己有之,深心凄怆,勿避险巇、昼夜、寒暑、饥渴、疲劳,一心赴救,无作功夫形迹之心。如此可为苍生大医,反此则是含灵巨贼。"
请分析其中体现了怎样的中国传统医患沟通思想。
7. 《灵枢·师传》强调医生要"入国问俗,入家问讳,上堂问礼,临病人问所便",对临床工作有何指导意义?

第二章

医患沟通的核心技能

培训目标

1. 掌握医患沟通核心技能的概念、特点与基本原则。
2. 熟悉特殊情况下如何有效化解医患冲突的正确方法与途径。
3. 熟悉倾听、言语表达、非语言沟通的技巧。

第一节　医患沟通基本技能

一、职业态度与职业能力

(一) 职业态度

职业是参与社会分工,利用专门的知识和技能,为社会创造物质财富和精神财富,获取合理报酬,作为物质生活来源,并满足精神需求的工作。根据中国职业规划师协会的定义:职业＝职能×行业,这样才能算是一个完整的职业。职业特征包括社会属性、规范性、功利性、技术性和时代性。职业往往成为一个人最基本的符号、最主要的特征,反映了一个人的社会身份、地位与自身的能力、文化水平和修养等。

职业化是指一种工作状态的标准化、规范化和制度化,即要求人们把社会或组织交代下来的岗位职责专业地完成到最佳,准确扮演好自己的工作角色。职业化是在一定的场合下表现出合适的行为,即一个人的性格特征、知识技能、行为表现和形象装饰都应符合他所从事职业的要求。职业化是一个人在职场中的态度、道德、礼仪、处世方式和技能等各个方面的综合体现,是职业的价值观和行为规范的总和。职业化既包括着装、形象、礼仪、礼节等很多外在的素质表现,也包括思考模式、心智模式、道德标准等内在意识要求。

职业态度指个人对所从事职业的看法及在行为举止方面反映的倾向,是构成职业行为倾向的稳定的心理因素。在医疗服务中,医务人员主观的心理因素及客观的工作条件、人际关系等都可能促使个人职业态度的转变。职业态度如何,在一定程度上决定着事业的成败。肯定的、积极的职业态度,促进人们去钻研技术、掌握技能,提高职业活动的忍耐力和工作效率。反之,否定的、消极的职业态度,必定导致工作成果不理想。

(二) 职业能力

职业能力是指个体将所学的知识、技能和态度在特定的职业活动或情境中进行类化迁移与整合所形成的能完成一定职业任务的能力,是人们从事某种职业的多种能力的综合。职业能力主要包含三方面基本要素:为了胜任一种具体职业而必须要具备的能力,表现为任职资格;在步入职场之后表现的职业素质;开始职业生涯之后具备的职业生涯管理能力。职业能力可分为一般职业能力、专业能力和综合能力。

一般职业能力主要是指一般的学习能力、文字和语言运用能力、数学运用能力、空间判断能力、形体知觉能力、颜色分辨能力、手的灵巧度、手眼协调能力等。此外,任何职业岗位的工作都需要与人打交道,因此,人际交往能力、团队协作能力、对环境的适应能力,以及遇到挫折时良好的心理承受能力都是我们在职业活动中不可缺少的能力。对于医务人员而言,良好的观察力和注意力是获取患者疾病信息、了解患者心理需求的主要前提。

专业能力主要是指从事某一职业的专业能力,是从事某一特定职业所必须具备的、特殊的或较强的能力。如对外科医生来讲,手和手指灵活度以及动作协调能力必须很好才能顺利完成手术。在专业能力中,人际交往能力是医务人员必须具备的能力,是保证良好医患沟通的前提。许多医疗纠纷的发生,不是医生的技术水平低,而是由医生接待患者时生硬的态度、不恰当的语言等引起的。

职业综合能力主要包括四个方面:

1. 跨职业的专业能力　从以下三方面可以体现出一个人跨职业的专业能力:一是运用数学和测量方法的能力;二是计算机应用能力;三是运用外语解决技术问题和进行交流的能力。

2. 方法能力　一是信息收集和筛选能力;二是掌握制订工作计划、独立决策和实施的能力;三是具备准确的自我评价能力和接受他人评价的承受力,并能够从成败经历中有效地吸取经验教训。

3. 社会能力　社会能力主要是指一个人的团队协作能力、人际交往和善于沟通的能力。在工作中能够协同他人共同完成工作,对他人公正宽容,具有准确裁定事物的判断力和自律能力等,是岗位胜任和在工作中开拓进取的重要条件。

4. 个人能力　随着中国经济体制改革的深入、法制的不断健全完善,人的社会责任心和诚信将越来越被重视,假冒伪劣将越来越无藏身之地。一个人的职业道德会越来越受到全社会的尊重和赞赏,爱岗敬业、工作负责、注重细节的职业人格会得到全社会的肯定和推崇。

(三) 职业态度和职业能力的关系

职业态度和职业能力是医务人员不可或缺的从业要素。一定的职业能力是胜任某种职业岗位的必要条件,是职业发展和创新的基础。正确的职业态度能够改善工作状态并成就完美的执行能力。职业态度和职业能力两者相辅相成,相互促进,是医务人员提升自己、和谐医患关系、提高医疗质量不可缺少的素质之一。

在医疗服务中,许多患者是带着忐忑不安、疑虑紧张的情绪就诊。医务人员如果能够创造亲切信任的气氛,用热情与真诚消除患者的顾虑,便能让患者感到自己被医生所接纳和重视,从而减少患者的紧张不安,继而与医生建立良好的医患关系。热情是一个执业医师必备的职业态度,应当是医师的真情流露。只有对患者充满爱心和关切,以助人为乐为己任,才能最大程度地表达出对患者的责任心。真诚可以为患者提供一个安全、自由、可信的氛围,使患者感到在医生面前可以袒露心扉,无需顾忌自己的胆怯、紧张、隐私等,坦然地表露自己的情绪、顾虑并详细陈述病情,这样也易于医生获得更多的病患信息。

职业能力是职业态度转化的能量阀。职业能力像孵化器一样,通过工作将以前的知识转化成一定的职业能力。职业能力决定了个人对工作贡献的能力,是事业得以发展的前提条件。职业态度是职业能力的催化剂,对于具有同等职业能力的两个人而言,不同的职业态度对工作成绩的影响也不尽相同。

二、语言表达能力

语言是人际沟通的交际工具和重要桥梁。希波克拉底曾说:"医生有两种东西可以治病,一种是药物,一种是语言。"在现代医学模式下,语言表达能力是医务人员的必备素质之一。在医患沟通中,医生应该具备向患者解释疾病、治疗方案及预后的能力。良好的语言表达能力可以全面、综合地反映一个人的德、学、才、识;恰到好处地运用表达技巧、避免言语性伤害,可以使医患沟通过程融洽和谐,提高患者依从性。

语言表达能力是人们在一定的目的支配下,运用准确、恰当的口头语言表情达意、传递信息,以达到与人交流的目的的一种能力。口头语言比书面语言起着更直接的、更广泛的交际作用。在沟通中,医生的语言应科学、通俗易懂,并结合患者的文化程度和教育背景做相应的调整。在口头表达能力方面,医务人员应学会在谈话开始阶段即建立和谐的关系,包括初次见面时的自我介绍、开放式的提问、积极真诚的心态、完整清晰地表明自己的观点、鼓励患者说出自己的感受等。同时,加强医生人文关怀的修养也有助于语言沟通能力的提高。

口头表达的基本要求:

1. 清晰　口头表达首先是让别人听清,表达要准确,因此要尽量说得清晰,让人能听得明白、清楚。

2. 流畅　口头表达时要尽量流畅,才能收到好的表达效果。如果说话拖泥带水,会让人听起来不知道重点是什么。

3. 响亮　说话时一定要声音响亮,要让人听得清楚。

4. 简洁　表达要口语化,用词简洁、通俗、易懂,符合当地语言和人们的听觉习惯,与书面语有所区别。(表 2-1)

表 2-1　表达清晰准确

患者:大夫,您发给我的药片怎么吃?
医生:吃四分之一。
患者服药后出现不适。
医生:我给您的药是吃了一片的四分之一吗?
患者:原来是这样呀,我吃了一瓶药的四分之一量。
医生:啊!

口头表达能力的特点

1. 鲜明的目的性　口头表达是在人的思维支配下的行为方式,是一种有意识的交际活动。沟通内容和方式都是为了实现特定的沟通目的而进行的,因此口头表达离不开明确的意图、说话的动机。

2. 明显的综合性　口头表达是运用语言因素和非语言因素以达到交际目的的复合行为。口头表达能力综合了语言才能和非语言才能,是敏捷的思维能力、高度的判断能力和机智缜密的语言表达能力以及个人知识与能力的集中反映。

3. 情感的直接性　言语交流也是思想交流的过程。衡量一个人讲话有没有感染力、说服力和号召力,不仅在于说话者能否准确、流畅地表述自己的思想,还在于能否让对方接受并产生共鸣,其关键就在于言语中恰当的真情流露。

4. 突出的个体性　每个人说的话都有其个性特征,符合其性别、年龄、身份、地位、职业等,让对方能够根据言语表达了解自己的性格特征。当然,人际交往中,有时会有意识地掩饰真实思想感情与性格特征,这也是一种口语表达的策略。

5. 丰富的情趣性　口头表达往往是面对面的,要适应当下场景,营造和谐的氛围。幽默的话语或贴切的情趣可以帮助沟通,产生反响与共鸣,拉近医患距离。

6. 复杂的多变性　口语交际一般具有临时性,没有时间字斟句酌。如果要想取得较好的沟通效果,使交谈气氛融洽,就需要随时留意对方的言谈,随机应变,及时调整自己谈话的内容。

医务人员的沟通对象多为患者,有较强的专业性,因此应该注重培养自己的口头表达能力。在和患者的语言沟通中,语速要适宜,内容要清晰简洁,多用礼貌用语及鼓励、安慰性语言,让表达的主题鲜明、条理分明、逻辑严密而又不失形象生动,从而获得良好的沟通效果。

三、非语言表达与解读能力

非语言表达是指个体发出除了语言之外所有行为的总和,包括面目表情、目光接触、面部表情、人际距离等,其作用是传递信息、沟通思想、交流感情。

医患沟通过程中言语表达和非言语表达同步进行,医务人员不光自己要规范自身的非语言表达,如自己在工作环境中的着装、饰物、坐姿、手势等符合身份,还要注意患者的非语言信号背后隐藏的含义,如患者的表情、动作、姿态等,在此基础上,充分运用相关专业知识和临床经验,对患者的非语言信号进行分析,以助于正确判断患者的病情和心理状况,给出恰当的处理。如腹痛的患者卷曲身体、双手捂住腹部、表情痛苦并不断呻吟,医务人员察觉到患者的这些信号后,要给予适当的关爱,并采取舒适体位和措施帮助患者缓解痛苦,给予尽快诊治。如果医务人员对于患者的某种非语言信号的意义不确定,可以加以询问,然后进行解释处理。

（一）非语言表达能力

在医患沟通中,非语言表达通常是伴随着语言表达同时出现的,与语言表达同等重要,是认识患者内心世界的有效途径之一。它帮助语言表达以引起患者的注意,增强语言表达的说服力和感染力,直接影响到患者对医务人员的整体印象。有研究表明,信息的总效果（100%）=7%的语言 +38%的语调 +55%的表情和身体姿态。医务人员的非语言表达能力主要体现在仪表和肢体语言上。肢体语言包括表情、手势、坐姿、眼神等。通过神情、动作、仪表、姿态来传递信息,在交谈中往往起着有声语言无法比拟的效果,同时体现了医务人员的职业素养。医务人员的非语言表达能力应在平时工作中注意修炼,从细节做起,养成习惯,这样才能在医患沟通中自然体现。

在诊疗过程中,医者坐要有坐姿,站要有站姿,避免一副懒洋洋的姿态或无所谓的表现。切忌双手交叉抱在胸前或者拳头紧握这样的动作,那会传达出防御和紧张的信息。医者的肢体语言应向患者传递出一种自信、有素养的信息,增强语言的表达效果,手势动作幅度不宜过大,次数不宜过多,不宜重复,每一个手势,都力求自然、简单、精练、清楚、明了,落落大方,切忌呆板、僵硬,甚至做作。还应当注意的是,手势要和声音、姿态、表情等密切配合进行,只有协调的动作才是自然和谐的动作。在患者讲话时,医务人员应注意认真聆听,并配以适当的表情、手势、点头、必要的附和等,这样会使患者感到你对他很尊重,对他的讲话很感兴趣,能够制造一种和谐、融洽、友好的气氛。与患者保持适当的眼神接触,也可以适当地朝他微笑或点头,表示自己对患者的尊敬。（表 2-2）

表 2-2　真诚的态度

患者:医生,您觉得我的病还有希望吗?（焦虑不安,双手搓衣角,眼睛看脚尖） 医生:目前的研究显示,百分之二十的患者是可以达到临床治愈的。（表情柔和认真） 患者:我孩子还很小,我有点害怕。（眼睛看看医生,双手平放腿上） 医生:我能理解。（点点头,拍拍患者的肩膀）

（二）非语言解读能力

在医患沟通过程中,不但要具有良好的表达能力,同时还要具有非语言行为解读的能力。解读他人的非语言暗示需要进行仔细的观察。要想充分掌握好身体语言,就必须仔细地观察患者,调动我们身体中的每一个感官去观察,这样才能准确地解译出患者身体语言的含义。医患沟通中一直盯着患者看会引起患者的反感和不适,因此观察要尽量做到不引人注意。对于患者所表现出的非语言信息,往往与患者的年龄、所处的社会地位、权力或受教育程度密切相关。随着年龄的增长,患者的经验越多,认知能力越强,手势的表达也更丰富,且更为隐蔽。

乔·纳瓦罗认为,学习解读非语言的技能就和开车一样,第一次尝试开车的人,由于对驾驶技术不熟练,所以过分关注技术方面的问题,以致司机无法注意到车外的情况,所以车开得不太顺利。只有当你找到坐在方向盘后面那种舒适感时,你才能将注意力转移到整个驾驶环境中。同样学习解读身体语言,医务人员掌握了有效地使用这种交流方式的技巧,它就会变成一种本能,医务人员就能全心全意并自然而然地投入到对患者非语言信号的解译上。在沟通中通过非语言形式对患者进行正确地解读,要遵循一定的规律:

1. 学会在当时的情景中去观察　一个人对自己所处的环境理解得越透彻,就越能理解当下非语言行为的含义。人们在患病后,生理上遭受病痛折磨的同时,心理上会有巨大的压力,包括对疾病预后的未知和担忧,工作、家庭、经济状况等的压力。尤其是重病患者,会出现震惊、愤怒、拒绝接受甚至绝望的厌世情绪等。医务人员要根据和患者的谈话内容、谈话地点、是否有他人在场等不同情境判断患者的非语言信号。

2. 要能够解密特异的身体语言　医患沟通过程中如果患者出现紧闭双唇,说明医务人员所谈论的内容不合对方的胃口。通过观察对方的坐姿、手和脚放置的位置、身体姿势及面部表情、头的倾斜度,分辨出他们的"正常表情"和"重压下的表情"。医务人员需要用心观察和缜密判断,以发现不同患者表现出来的特殊行为,这样才能够在医患沟通中学习发现虚假的或误导性的非语言行为,通过非语言形式准确地获取诊疗信息。

四、主动倾听能力

倾听是医务人员必须掌握的基本能力。倾听不仅是单纯的生理过程,更包含着认识的情感过程。不仅仅用耳朵听,更重要的是用心去听。学会倾听是建立有效沟通与和谐医患关系的途径,也是得到患者信任的重要保障。

(一) 主动倾听的意义

主动倾听,是倾听者依据已有的知识经验主动地从谈话者言语中寻找所需信息,构建完整的知识体系的方法。在与患者交流中,主动倾听是指尽可能调动自身的感官,来获取与患者交流中的一切信息。一名积极的倾听者,合理运用倾听技巧,不但能获取所需的诊疗信息,有益于疾病的诊疗,而且能在尊重患者的同时,得到患者的尊重和认同,消除医患沟通中的障碍,有利于医患关系和谐发展。

(二) 影响主动倾听的因素

1. 外在因素　外在因素主要是指环境因素对倾听的影响。如医疗场所内人满为患,就医环境嘈杂;患者及其家属受病情、心情的影响,不能清晰准确地描述病情等,这些均会对医务人员接受相关信息造成一定的影响。

2. 内在因素　内在因素主要指来自医务人员自身的原因。一方面医务人员应给予患者愿意听他诉说的感觉,不要随意打断患者的叙述,在倾听过程中应采用一些技巧来保障信息的准确性。如对于没有听清楚的内容需要进行确认,对模棱两可的信息给予澄清,在患者有顾虑的时候适时地鼓励等。切忌缺乏倾听的意愿,以自己的经验、技术为主诊疗疾病,忽略患者的感受,意识不到主动倾听的重要性;也有医务人员存在疾病在身、精力不足等迫不得已的因素,造成"心有余而力不足"。另一方面是医务人员缺乏必要的倾听技巧,在医患交际沟通方面缺乏经验,不能够顺利地与患者进行语言或非语言形式的交流。

五、谈判与化解冲突的能力

(一) 谈判

1. 谈判的定义　广义的谈判是指有关方面在一起相互通报或协商以便对某重大问题找出解决办法，或通过讨论对某事取得某种程度的一致或妥协的行为或过程。谈判是人们为了协调彼此之间的关系，满足各自的需要，通过协商而争取达到意见一致的行为和过程。它影响参与者人际关系的全过程，是包括一切协商、交涉的一个体系，是需要掌握相应理论、方法和技巧的一门艺术。

2. 谈判能力　谈判能力是指谈判人员所具备的完成谈判工作的特殊能力，包括观察能力、决断能力、语言表达能力和应变能力等。

(1) 观察能力：观察能力是指能够随时而又敏锐地注意到有关事物的各种极不显著但却重要的细节或特征的能力。敏锐的观察能力有助于观察者捕捉到与事物本质相联系的某些"蛛丝马迹"，很好地洞察事物的本来面貌，如患者的心理状态、意图等。

(2) 决断能力：决断能力表现在谈判者可以根据对事物现象的观察分析，做到由此及彼，由表及里，去伪存真，了解事物的本质，做出正确的判断。决断能力与自身掌握的判断和决策知识有关，与专业实践经验的积累有关，因此，谈判者从学习和实践这两个方面入手，提高自身的决断能力。

(3) 语言表达能力：语言是谈判和交际的基本手段，谈判者必须熟练地掌握运用。要提高语言表达能力，一是注意语言表达的规范，增强语言的逻辑性；二是注意语言表达的准确性，语音纯正，言简意赅；三是讲究语言的艺术性，包括语言表达的灵活性、创造性和情境性。

(4) 应变能力：所谓应变能力，是指人对异常情况的适应和应对的能力。谈判中经常会有令人意想不到的突发情况发生，这时一旦谈判人员缺乏临场应变能力，就可能导致不利的后果。因此处变不惊，灵活应变是一个优秀的谈判者具备的品质。面对复杂多变的情况，要善于根据当时情势修订自己的谈判策略，沉着冷静地处理各种问题。

(二) 冲突

1. 定义与特点　冲突是发生于人与人之间，群体与群体之间，组织与组织之间，文化与文化之间，或民族与民族之间的斗争。冲突包含两个必要因素：一是被双方感知；二是存在意见的对立或不一致，并带有某种相互作用。以上因素决定了冲突过程的出发点。差异与分歧是冲突存在的前提条件。医患冲突是指医务人员与患者之间价值观和目标的差异，或者是在控制、地位和情感上的差异而引起的对立、抵触现象。医患冲突具有以下特点：

(1) 职业性：职业性是由医疗机构特定的行业宗旨和目标所决定的。医疗纠纷的主体是行使正当职责的医务人员与符合正当程序而就医的患者。只有当医疗机构为执行法定的职责和义务，对符合正当程序就诊的患者提供诊疗服务时所发生的纠纷，才能按照有关医患纠纷的法律、法规处理。它具有鲜明的职业特点，是职业行为的后果之一。

(2) 专业性：医患纠纷一般发生在某一特定的医疗护理专业行为中，以患方认为自己的人身权(生命健康权、名誉权、肖像权、荣誉权等)或财产权受到侵害为基础。

(3) 突发性:医患之间具有目的高度一致性、特殊的亲密性等特征,一般来说医患关系是比较融洽的。但是,受医学发展水平的限制,患者个体差异性等原因的影响,医方不能确保百分之百地救治患者,在医疗过程中突发事件在所难免。而患者及其家属对此知之甚少,一旦期望值达不到就会出现较大的心理落差和心理失衡,从而使医患关系表现出事前和颜悦色、事后针锋相对的突发性特征。

(4) 复杂性:医疗活动的内容非常广泛,其参与者都是具有不同的文化素质、心理素质以及生理素质的群体和个人,因此医患纠纷的表现形式及其产生的原因十分复杂。其中包括医疗态度、医疗收费、医疗过失、医疗事故、医疗美容、医用产品质量等。

(5) 争议性:医患纠纷是医患双方对医疗行为及其后果的不同认识而引发的分歧和争议。由于各自的立场、特点、认识问题的角度和能力的差异以及各自不同的利益所在,双方的分歧和对立具有客观的基础。

2. 冲突的事由与认知

(1) 个体差异:这是医患间人际冲突的一种常见来源,包括个性冲突、不同的价值体系和对立的知觉。比如文化和家庭传统、教育水平、阅历等的差异性。

(2) 信息匮乏:信息匮乏导致的冲突,指错误的信息和信息表达不畅而导致的冲突,是一种沟通障碍引起的冲突。如患者对医疗费用产生质疑,或因病程记录不全等医疗质量环节的缺陷与医务人员发生的冲突。

(3) 角色冲突:医患双方在医疗过程中应该是平等的服务与被服务的关系。医患交往中的不平等以及患者对医务人员过高的期望值,都会导致冲突的发生。

(4) 缺乏信任:医患关系的建立需要一定程度的信任,当患者确有理由或者仅凭个人想法而不信任医护人员时,冲突的可能性就会上升。

3. 冲突的效应与后果

(1) 冲突负面影响力

1) 使医患双方产生情绪压力,可能因此感到惊慌失措、忐忑不安,出现精神受损的不良结果,导致冲突双方之间心理距离的扩大,影响双方的相互配合。

2) 使一方或双方产生偏见,形成隔阂,严重的甚至会产生敌意,扩大对抗。

3) 使双方意见分歧扩大、互不信任、加深误解,并导致医患双方关系恶化。当发展为相互攻击时,则冲突具有破坏性作用,影响正常工作。

4) 容易造成医方视线和注意力的转移,忘却主要的工作目标及利益,影响工作大局。

5) 可能造成医院人力、时间等资源的消耗,降低工作效率及效益。

(2) 冲突正面影响力:人际关系的冲突虽然有消极的负面效应,但也有正向的建设性作用。最早提出冲突具有建设性作用的是美国社会学家刘易斯·科塞(Lewis Coser)。在医疗服务实践中,冲突的正向作用能否实现,关键在于冲突发生后能否正确处理,达成一种建设性的冲突结果。如果冲突处理得当,则具有如下积极意义:

1) 能够消除医患之间的误会,减少某些冲突因素,达成新的一致,重建合作气氛。

2) 调整原有的医患关系模式,调动患方的参与意识,发挥患方的监督作用。

3) 对原有的医疗决策方案进行调整,提高治疗效果,实现医患双赢。

4) 从中发现问题、找到解决冲突的方法,提高未来解决冲突的能力及医院管理水平。

5) 赢得患方的满意,提高医方的信誉,激发双方的参与热情。

6) 打破僵化的思维定式,促使不同意见、观点的争鸣,引发创新意识及创造性思维的形成。

4. 处理冲突的意义   在医疗活动中,抱怨和愤怒是医务人员不愿面对却又不能避免的。如果不能恰当地化解冲突,则有可能激化医患矛盾。冲突并非就是破坏,如果医务人员能够通过互动和有效沟通,分析引发冲突的原因,合理利用解决冲突的方式,那么冲突就可以转化为一种建设性力量。化解冲突的知识和技能,是医患沟通学习体系的特殊环节,对于避免医患冲突,调适医患关系具有极其重要的意义。

------------ 实 操 练 习 ------------

练习一

【案例讨论】——无视就诊患者

王某因"腹痛 3 日"到当地某中医院就诊。医生李某在接诊过程中始终没有抬头看过王某一眼,就把处方开出来直接给患者去划价买药了。王某觉得很奇怪,就问医生:"你连一眼都没看我,怎么就给我开药了?"医生不耐烦地说:"你是医生,还是我是医生?你这种病我一天不知看了多少,一听你说就知道怎么回事了,根本不用看。你要是不相信我,就上别人那看去。"王某听完就火了:"每个人的病各有不同,你连舌脉都没有看就开药,你是什么医生啊。"拿着处方就到门诊办公室投诉这位医生了。

请分析引起这起医疗纠纷的原因。应该怎样避免?

练习二

【角色扮演】——无视患者情景体验

1. 目的   使学生掌握医患沟通中语言表达的技巧和注意事项。

2. 方法   对上述案例,进行角色扮演。首先,将学生分为四人一组,分别扮演医生甲、医生乙、患者和观察者。由"患者"讲述疾病的过程和感受,"医生甲"和"医生乙"运用不同的语言表达方式,时间 15 分钟。然后,由观察者和"患者"分别反馈"医生"的工作。最后,再交换角色,分别练习。

练习三

【案例分析】——用语用词不当,引发医患纠纷

1. 患者一般情况   薛某,女,19 岁,未婚,家中独生子女,某大学本科学生。

2. 病史及诊疗经过   患者因阴道异常出血,在妈妈陪同下来医院就诊。患者及其母亲均较为紧张不安。患者自述是因上学途中骑自行车时摔伤后发现阴道流血不止,并且下腹痛明显。该门诊女性医生王某一边记录一边询问患者是否有男朋友,患者否认。医生抬头看了患者一眼,然后很随意地指着诊断床对患者说:"去床上躺着,裤子脱了。"患者因为屏风未遮挡好迟迟未行动,该医生不耐烦道:"这时候知道害羞了?赶紧把内裤脱了,后面还有很多患者呢。"患者生气:"你这是什么意思?"该医生说:"你要说实话,你有没有过性行为?隐瞒病情的话,误诊了可不是我的问题。"

3. 患者诉求   医生在问诊过程中态度冷淡,在没有问清病史、明确诊断的情况下,自以为患者是不轨行为造成,并用言语中伤患者,而且不注重保护患者的隐私。因

此,患者及其母亲认为该医生无医德,要求该医生当面加书面道歉。

4. 纠纷要点　诊疗过程中医生的语言沟通态度与行为上是否存在缺陷?

5. 纠纷分析　患者以"阴道流血、下腹部疼痛"就诊,在诊疗过程中,医生言语中流露对患者怀疑或隐瞒病史的不良态度,且体检过程中也未注意保护患者的隐私,从而造成患者及其母亲的不满。

6. 沟通与处理　由于每天门诊医生接诊的患者数量较多,医生处于高负荷劳动状态,本身比较疲劳,对于部分患者的情况可能会表现急躁、凭经验诊治、不听取患者主诉、不注意保护患者隐私,态度冷漠、言辞苛刻,从而造成患者的不满。对此,医生王某也为自己的行为和态度向患者与其家人道歉,并表示在以后的工作中转变自己的工作作风,尊重患者。经过双方协商与调和,患者及其母亲接受了王医生的道歉,心中的不满情绪得以消除,纠纷得到化解。

7. 经验教训　尊重患者,保护患者隐私,注意职业态度、言辞得当和职业行为素质修养。

本案例首诊医生未从患者的角度考虑问题,用语出口伤人并缺乏尊重和保护患者隐私的意识,从而造成治疗后,患者对首诊医生态度不满,且当患者向首诊医生询问时,解释又过于简单。因此,医生在就诊过程中应多关怀患者,进行一定的知情告知,尽可能地在接诊过程中以非语言的形式(点头示意、拉屏风)使患者感到安全,对患者的要求耐心解释回答,进行人文关怀,取得患者的信任。

第二节　倾　　听

在临床接诊中,倾听是一种重要的医患沟通技能,是确保医务人员和患者良好全面沟通的方法,是保障医生全面、准确收集患者信息的手段,是建立和谐医患关系的基础。

在医患沟通中,听与说是两个基本活动。对于医生而言,工作中大多数时间是在倾听患者的诉说。很多人认为,只要听力正常,倾听就没有问题,这是一个错误的想法。医生虽然扮演了听众的角色,但绝对不是被动消极的。实际上,好的倾听需要医生有很强的主动性,因为医生不仅要明白患者在说什么,还需要通过患者的语言来分析患者想要表达的情绪、对疾病的态度,甚至患者内心所想但没有说出口的内容。也就是说,医务人员不仅要用"耳"来倾听,还要用"眼睛"和"大脑"来倾听。

一、倾听的概念

倾听是指全神贯注地接受患者在交谈时发出的全部信息,其中包括语言信息和非语言信息,并在理解的基础上作出适当回应。换言之,倾听不仅要听取患者的语言内容来收集信息,而且还要通过对患者声调、表情、动作等非语言行为的观察来获取信息,并在此基础上,对患者作出适当回应。根据 Schulzvon Thun 于 1997 年的研究发现,信息的传递包含四个水平:一是事实水平,主要是讲话人语言的字面内容;二是关系水平,表达说话人与别人的关系,以及他是如何考虑他人的;三是自我表露水平,表达讲话人的情绪和感受;四是要求水平,表达讲话人希望其他人做什么。(表 2-3)

表 2-3   信息传递的四个水平

患者:我吃了一周的药,还是头痛。
事实水平:即简单的字面内容。我的用药时间是一周;目前的症状是头痛。
关系水平:患者关于关系内容的陈述可能是,你的治疗无效;我对你的治疗水平有些担心;你对我的疾病诊断有误。
自我表露:隐藏在这句话背后的自我表露可能是,我很紧张;我是不是病得很重;我很担心。
要求:患者对医生的要求可能是,给我做进一步的检查! 换药! 找个更有经验的大夫帮我看病!

由此看来,患者在向医生陈述的过程中,并不只是单纯表达客观事实,而是包含着情绪、态度和要求的。所以,在这种情况下,医生只是接受事实水平的信息是不够的。而倾听技能的训练能够帮助医生接收患者在其他三个水平的信息,并作出反应,这样才能够提升患者在医患沟通过程中的满意度。良好的倾听是医患沟通渠道畅通的前提,是良好医患关系的基础,也是医务人员高素质的表现。心理学研究发现,在倾听过程中,当你眼睛注视说话者并专注听其说话时,他会感到你很在意;当你对说话者说你非常清楚他的感受时,他会觉得有一种安全感;当你让说话者感到你很理解他的观点的时候,他会觉得有一种价值感。当你时不时向说话者提问来确认你是否理解正确的时候,他会和你有一种紧密相连的感觉。医生如果能够在倾听过程中让患者感受到医生很在意他,并从医生那里体会到安全感、价值感,以及被医生所理解和支持,那就为良好的医患沟通奠定了坚实的基础。

倾听的作用有以下几点:

1. 获取更全面信息,有助于诊断　医生问诊的主要目的是收集临床信息以明确诊断。从这一点上讲,信息收集得越全面,诊断正确的可能性越大。多数患者面对医生时,愿意倾诉自己的问题。只要医生能够用心倾听,就可以从整体上全面地对患者进行了解和理解,获得对于疾病诊断有帮助的信息,以及患者对于疾病的心理感受方面的信息。

2. 建立良好的医患关系　倾听不仅仅是收集临床信息的手段,而且还能向患者传递信息。面对一位专心倾听的医生,患者可以感受到被尊重和重视,从而在医疗初期对医生产生好感和信任,为建立良好的医患关系奠定基础。

3. 倾听也是一种治疗　患者来医院就诊时,除了要承受躯体的病痛,还要忍受精神的痛苦。恐惧、不安、烦躁是很多患者就诊时表现出来的情绪。这些情绪在诉说病情中也会释放出来。在这种情况下,医生能够安静、专注地倾听患者的诉说,就是给了患者一个安全的空间,让患者释放他(她)的负性情绪,从心理学的角度来讲,这本身就是一种治疗。

二、倾听的原则

倾听作为一种临床技能,对于提高患者的满意度,改善医患关系具有重要的意义。根据心理学家卡尔·罗杰斯和理查德·法森的观点,一个好的倾听者必须满足四个条件:倾听者必须要有想要"倾听"的意愿;倾听者在倾听的过程中应做到暂不决断,即倾听者首先要接受对方;倾听者必须允许和鼓励倾诉者说出自己的感受;倾听者在倾听过程中必须与倾诉者形成良好的互动。

在临床实践工作中,医务人员要遵照以下几条原则进行倾听。

（一）专心

医生在接诊患者的过程中要做到安神定志,这样才能够全神贯注地倾听患者诉说病情。如果医生接诊时心情不佳,或心有旁骛,甚至一边问诊一边与人搭讪,不仅不利于收集信息,而且让患者感觉医生不负责任,进而产生不满和纠纷。

（二）细心

医生在倾听的过程中要注意细节。在接诊的过程中,医生要尽量多地与患者保持目光接触,从而捕捉到患者微小的表情与动作。当患者陈述病情时,他们总是会流露出内心最深处的想法与情感。但这种流露一般都是以非常微妙的方式表现出来,医生只有在细心的情况下才能捕捉到。当细心的医生敏锐地捕捉到这些隐藏的信息时,如果以语言或者非语言的方式向患者进行反馈,患者甚至也会感到惊讶,同时有一种深深地被理解的感觉。

（三）耐心

医生在倾听的过程中要保持足够的耐心。患者的求治动机使得他们在面对医生时愿意倾诉自己的痛苦,有时候会很详细地讲述自己的病情,医生应尽量让患者讲述,不要嫌患者啰唆,除非患者离题太远,一般不要打断其诉说。

（四）同理心

同理心又称"共情""移情",是指在人际交往过程中,能够体会他人的情绪和想法,理解他人的立场和感受并站在他人的角度思考和处理问题的能力。同理心的核心是"能够理解他人内心世界"或"感受他人的情绪"。在医疗行为中,就是医务人员借助患者的言行去体验其情感、思维,并借助专业知识和经验,把握患者的体验与其经历、人格之间的联系,更好地理解问题,运用技巧解决问题。多项研究证实,医生同理心的表达与患者对医务人员的工作满意度呈正相关,而与患者的痛苦程度呈负相关;好的医患关系最特别的特征就是高频率使用体现同理心的语言。除此之外,同理心还有助于提高患者的依从性和治疗效果。总之,同理心是医务人员必备的能力,它能提高患者的满意度,对治疗的依从性,同时促进医患关系,提高疗效。

三、倾听的技巧

倾听过程包含了多种技能。通过对倾听的研究可知,常用的倾听技能如表2-4所示。

表 2-4　倾听技能

1. 不要轻易把患者的话打断,让他把话说完
2. 注意跟踪并探索患者在谈话中露出的一些可能很有意义的线索
3. 在患者说话时给予支持性反馈信号,如"嗯……"
4. 以开放的方式对患者发问
5. 运用反应性回答,即对患者传递的信息进行简单的重述
6. 检查自己的理解是否准确
7. 确定患者的治疗期望
8. 对患者的感受给予肯定
9. 善用目光与患者沟通
10. 在谈话快结束时,问问患者还有没有别的事情

在我国医学临床实践中常用的倾听技巧包括以下几点:

(一)用心倾听,而不是用耳朵倾听

用心倾听是指在倾听的过程中,不仅要收集言语内容,而且要注意跟踪并探索患者在谈话中流露出的有意义的线索,这些线索对于了解患者的内心世界或者真正的病情是很有意义的。例如,患者在谈到某个话题时欲言又止,回避医生的目光时就需要医生察觉,并采用有技巧的追踪以了解患者更多信息。

(二)不要随意打断患者

允许患者完成陈述的重要性是不言而喻的。研究发现,78% 的患者会在 2 分钟内停止自发谈话,但是医生第一次打断患者的发言是在谈话开始的 15~20 秒之间。335 名受访者中只有 7 人自发谈话时间超过 5 分钟,但其提供的信息是非常有关联的。让患者以自己的方式表达自己,他会感觉轻松,也就更容易向医生提供重要的信息。

(三)运用身体语言帮助倾听

医生在倾听过程中的眼神、体态都是身体语言,很好地体现了医生在倾听过程中的态度。恰当的身体语言,如医生身体前倾、头转向患者一侧、与患者保持目光交流、适度注视对方,反映出医生对患者的关注、鼓励、接纳,有助于患者更好地倾诉。

眼睛视线是医生姿态的一个重要组成部分。在接诊倾听中,一个基本原则就是医生眼睛视线注视患者,与患者保持目光交流。

在临床接诊工作中,医患之间的距离也会影响倾听的效果。医生和患者距离太远,倾听效果差,同时患者也很难感觉到医生对自己的关注;距离太近,患者会感到紧张、不安等不适感。根据 Hall.E.T. 的理论,人与人的距离可以分为四种,即亲密距离、个人距离、社会距离和公众距离;而医生和患者的合适距离属于个人距离,应该在50~120cm,大约为伸手可以握到对方的手,但不易触碰到对方的身体的距离。这样的距离,既可以使患者感受到医生的关注,又不至于因为距离太近而感到不安。

(四)用语言来帮助倾听

1. 澄清　在倾听的过程中,如果患者陈述不确切、语义模糊,医生有疑问或者不能肯定自己的理解是否正确的时候,可以通过提问进行澄清。这种澄清多数是针对问题的细节,所以选用封闭式问题,尽量简单明确。(表 2-5)

表 2-5　澄清

患者:我觉得头不舒服。
医生:能描述一下吗,是头晕、头痛还是头昏沉感? 或还有其他感觉?
医生:今天感觉如何?
患者:不太好,我说不清楚,就是觉得有点难受。
医生:有点难受,您觉得哪个位置难受呢?
患者:我觉得可能还是我的老问题,胃不太好,有点胀。

2. 复述　医生在倾听的过程中,对患者诉说的内容中的一些关键词,或者重要信息作简短的重复。换言之,医生接纳了患者的观点,并且使用复述聚焦其中最关键的内容。复述是一种简单而重要的技能,一方面可以帮助医生确认信息;另一方面可以帮助患者感觉到"医生听到了我的诉说",从而对医生产生信任感。复述的内容应该

是患者陈述中的关键主题。(表 2-6)

表 2-6　复述

患者:大夫,我最近一个月总是失眠。

医生:嗯,失眠一个月?

患者:是的,我每天晚上躺在床上翻来覆去睡不着,好不容易睡着了,稍微有动静就又醒了。

医生:那就是说,您有入睡困难、睡眠浅的问题?

---

3. 归纳与概括　医生根据自己的理解,对患者表述的内容进行分析、总结。医生把他理解的东西用自己的语言表述出来,这会使得医生和患者达成一致。患者可以补充医生忘记的内容,医生要向患者确认自己的理解是不是准确。归纳和概括可以让医生和患者整理谈话的内容,并进一步检查是否还有其他的问题。医生可以用这样的语句来强调总结:"我的理解正确吗?"(表 2-7)

表 2-7　归纳与概括

患者:我在 10 年前因为不小心着凉了,发烧、咳嗽,后来到我们当地医院去看,大夫说我有炎症,吃消炎药后好了。可是从那之后就留下了病根,只要一受凉就犯病,总是咳嗽,每次都得吃消炎药。前天就因为洗澡,又开始发烧、咳嗽,还吐黄色的痰,身上一点力气也没有。

医生:我简单总结一下您的发病过程,您看一下是否正确。您自从 10 年前出现咳嗽、咳痰的症状,之后每当受寒后都会出现病情反复,用消炎药有效。3 天前洗澡受凉后出现发热、咳嗽、吐黄痰,对吗?

---

4. 打断　在接诊的过程中,有一些患者诉说病史没有重点,或者没有条理,来回兜圈子,结果对医生造成一定困扰,甚至医生因为找不到病情的重点而失去耐心,情绪急躁,破坏医患关系。针对这样的患者,有技巧的打断是必要的,其需要四个要素:

(1) 直接打断:医生可以称呼患者的名字,看着他的眼睛,有时候还可以轻拍患者的手臂。

(2) 归纳与确认:简单总结患者前面所讲的内容,同时给予患者信号,让患者明白医生理解那个主题对于患者很重要。

(3) 重新聚焦谈话的目标:告知患者谈话的目的和重点在哪里。

(4) 转换谈话内容:在确认患者同意的情况下,转换谈话内容。(表 2-8)

表 2-8　打断

医生:请问你哪里不舒服?

患者:医生,您一定要帮帮我,我这一阵子一直发烧,浑身都不舒服,其实以前我身体挺好的,就从我女儿结婚开始。你知道,我那个闺女哪都好,就是不听人劝。我看不上她那个女婿,可她不听我的,我们娘俩吵了一架,结婚那天还下雨,又着凉,你说我那姑爷哪点好,我闺女非要嫁给他……

医生:(眼睛看着患者)老李,您说了很多事情,我知道这些事情对您很重要,但是我们今天谈话的目的是为了明确你发热的原因,所以我需要您尽可能简单地回答我的问题,否则我们就没有时间去了解一些很重要的问题了,您看可以么?

患者:嗯,可以。

医生:那请您告诉我,你发烧有多长时间了?

（五）倾听中的反馈

医生在倾听的过程中并不只是被动听取患者的陈述,而是要适当地给予患者反馈,其目的在于鼓励患者诉说。

1. 鼓励患者讲述　在倾听的过程中,医生可以通过一些技巧鼓励患者讲述,其作用在于传递给患者一种信息,就是医生正在认真倾听我的讲述,显示了对患者的尊重。医生可以使用语言,如"知道了""然后呢""嗯"等来表明态度,也可以使用非语言,如点头、侧耳倾听等方式,可以起到鼓励患者讲述的作用。(表 2-9)

表 2-9　鼓励患者讲述

患者:我最近总感觉乏力。
医生:是吗? 能具体说说吗?
患者:我总想躺在床上,什么也不想干。
医生:(点头,眼睛看着患者)然后呢?
患者:还总觉得头昏脑涨。

2. 认同　指在医患沟通的过程中,医务人员对患者的想法、情绪和行为所做的一种反应。这种反应是承认和证实患者的感知,使患者充分看到自己的价值。认同的表达方式有以下几种:

（1）支持性反应:表达理解、肯定。(表 2-10)

表 2-10　认同患者

患者:自从得了这个病,我生活上不能自理,吃饭穿衣都要靠孩子们照顾。
医生:嗯,我能明白这个病对你造成很多困扰。

（2）同意患者所述的内容。(表 2-11)

表 2-11　同意患者的观点

患者:大夫,我还要补充一点,我的失眠和情绪有关系,每当我情绪不好时,我就会睡不着,情绪好转时,睡眠也会有改善。
医生:是的,你说的这个问题很重要。

（3）表达积极情感。(表 2-12)

表 2-12　表达积极情感

医生:对于你的疾病,目前还没有特别好的治疗方法。我们将要给您的这种药物,虽然有一定的疗效,但也有一定的副作用,比如头晕、体重增加等
患者:嗯,我明白。我愿意试一下。
医生:我很高兴您能配合治疗。

（4）直接对患者表示关心。(表 2-13)

表 2-13　对患者表示关心

患者:医生,我们全家为了治好这个病,去了很多家医院,都没有看好,后来听说你们医院可以治疗这种疾病,我们特地赶来。 医生:对于你的病,我们都很重视,也会尽全力给您治疗的。

3. 沉默　在医务人员和患者沟通的过程中,沉默也是一种反馈形式。有人认为在谈话过程中出现停顿很尴尬,好像医生不知道应该说什么。其实,当谈话出现停顿时,医务人员适当地使用沉默技巧,有时候可以起到"此地无声胜有声"的效果。在简短的停顿中,患者可能记起之前忘记的事情,并进行补充;也可能患者正在犹豫是否应该告诉医生某些事情;还有时候患者停顿是因为巨大的情绪波动。当患者的叙述中断的时候,医生要保持关心、专注的态度安静地等待患者的叙述。如果患者正在思考过程中,医生要保持倾听的姿态,这样做给患者传递一个信息:医生正在倾听,希望你继续说下去。(表 2-14)

表 2-14　沉默

患者:我最近 2 周经常失眠。 医生:那你认为是什么原因引起的? 患者:嗯,这个…… 医生:……(沉默,保持倾听的姿态) 患者:我正在办离婚……

以上是医务人员在临床接诊倾听过程中常用的技巧,在实际工作中需要经常实践和练习,才能熟练运用。

四、倾听中的误区及解决方法

在倾听的过程中,有一些做法容易破坏医患关系,引发冲突和矛盾,这是医务人员应该避免的。以下列举了几种在倾听过程中常见的误区和解决方法。

(一) 医患交流时间过短

在临床医疗实践中,会出现医患交流的时间短,患者感觉话还没有说完,医生就开完药了,严重影响患者的满意度。这主要有以下几种情况:

1. 医生的工作量大,每日接诊患者数量多,但工作时间有限,导致分配给每一位患者的时间缩短。

2. 有些患者在叙述病情时没有重点、冗长,导致医生不耐烦,从而打断患者的陈述。

3. 有的医生认为客观检查更重要,只注重数字(体温、血压等),全凭仪器检测结果做诊断,因此导致问诊和倾听的时间减少。

4. 有的医生为了显示自己的水平高超,在患者叙述病情尚未结束的时候就急于给出诊断和开具处方。

5. 有的医生认为医疗活动是医生为主,觉得患者在心理生理上都有问题,又是外行,将患者置于从属的位置,所以他们的意见可有可无,没有太多必要花费时间倾听。

以上这些原因,无论哪一种,都会使得患者感到医生对自己不重视或者不尊重,在医患交往的过程中体会到挫败感,直接影响医患关系和患者满意度,并进一步影响疾病的治疗。

(二) 缺乏非语言沟通

有些医生缺乏非语言沟通的技巧,如在倾听患者陈述时缺乏目光交流,只是忙于低头写病历,开化验单,或者目光盯着计算机屏幕,这样做会分散医生听患者说话的注意力,甚至因此跟不上患者的诉说。除此之外,这样的倾听也难以观察到患者语言之外的表情和动作,不仅会遗漏部分信息,而且不能对患者做出积极的反馈,不利于建立良好的医患关系。对于医生来说,做病历记录是非常重要的,但为避免影响沟通,可以只对一些关键词语进行记录,这样可以帮助其在问诊结束后对病例进行回忆和整理。

(三) 轻视患者

面对疾病、死亡这类负性事件,多数人会有强烈的情绪反应。但是医务人员在临床工作的实践中,经常面对此类事件,对此类事件有较强的适应能力,情绪反应不会像非医务人员那样强烈。例如,当一名外伤出血的患者来到门诊时,他可能会非常紧张和恐惧,认为需要医生马上救治。但医生认为仅仅是皮肤擦伤,没有大碍,对患者的诉求置之不理,更有甚者,对患者说"这点小伤死不了",这就会导致患者感觉医生不重视我,不拿我的病当回事,从而导致医患矛盾的产生。在这种时候,医生一方面要判断病情的轻重,另一方面也要重视患者的感受,在处理伤口的同时,要对患者进行心理上的支持和安抚。如果由于客观原因,不能马上处理患者的伤口,也要对患者的病情进行解释,安抚患者,稳定患者的情绪,这样患者才能更好地配合医生的治疗,从而构建良好的医患关系。

(四) 做道德或正确性评判

医生作为一名社会人,也有自己的价值观和道德立场。在临床医疗事件中,当医生的价值观和患者的价值观发生冲突时,有些医生就会指责批评患者,或者对患者的行为进行干预,这些都会导致患者的不满,从而影响医患关系。在这种情况下,医生应当对自己的工作范围和权限有清楚的认识,努力保持客观的立场,做到以患者为中心,尊重患者的选择。

(五) 倾听时不专心,想着如何回应

很多医务人员有一个习惯,就是在听患者谈话时有意无意地开始在头脑中设计如何应对。在这种情况下,即使你明白患者的字面言语意思,也无暇顾及隐藏在这些言语背后的信息。这样的结果是你把注意力放在自己身上,无法全身心地去倾听患者,不仅不利于信息的收集,也是对患者的不尊重。而且在这种情况下对患者做出的回应也往往效果不佳。做一个好的聆听者,医务人员需要全身心地去倾听,把全部的注意力放在患者身上,只有这样收集到的信息才能全面,在此基础上才能做出有效的回应。

(六) 与患者发生争执

当医务人员听到患者对某一个问题的看法与自己不同时,有的医务人员坚信自己的想法是正确的,就会质疑甚至批评患者的观点:"你的想法是错的!""你根本不

懂!"这样的语言具有很强的攻击性,容易使患者产生强烈的反感情绪,甚至理解为人身攻击,产生医患冲突。在这种情况下,医务人员应该首先部分肯定患者的观点,然后以一种患者比较容易接受的方法来表达自己不同的观点。例如:"从您的角度看,您这样说有一定的道理,但是,换一个角度来看,事情也许还有另一方面。如果您愿意,我们可以从两个角度来讨论这个问题。"这样就把沟通从非此即彼的争执转化为医患双方同时从更加全面的角度去讨论问题,医生和患者的关系由此变成为伙伴关系。

实操练习

练习一

【案例讨论】——对急诊患者态度怠慢

某日,一位在车祸中受伤的患者来急诊室就诊,因为右侧腓骨骨折,导致伤口流血不止,家属心情十分焦急,对医生说:"大夫,您赶快给我们看一下,他流了那么多血!"但接诊医生却说:"慌什么,死不了!这种情况我见多了,流点血有什么大惊小怪的,没看见我正在忙吗?"患者家属很愤怒,当时就和医生吵了起来。

请分析这起医疗纠纷原因。应该怎样避免?

练习二

【角色扮演】——怠慢患者情景体验

1. 目的 促使学生理解倾听的意义和原则,掌握倾听的技巧。

2. 方法 对上述案例,进行角色扮演。首先,将学生分为三人一组,分别扮演医生、患者和观察者。由"患者"讲述疾病的过程和感受,"医生"在倾听中练习学到的技巧,时间15分钟。然后,由观察者和"患者"分别反馈"医生"的工作。最后,再交换角色,分别练习。

练习三

【案例分析】——凭经验诊治无视患者感受

1. 患者一般情况 女,52岁,会计师,已婚,大专,汉族。在外企工作,工作压力大。

2. 病史及诊疗经过 患者主因"汗出量多1年"到妇科就诊。患者近1年出现汗多、潮热、乏力、失眠,有时候会控制不住脾气,心烦易怒。饮食正常,大便干燥。

患者进入诊室,坐定。(在此过程中,医生没有抬头看患者,好像正忙着在写什么东西)

患者:(递上病例)大夫。

医生:(抬头看了患者一眼,伸手接过病例)怎么不好?

患者:大夫,我最近总是出汗,头上、身上、后背都很多……

医生:(打断患者的话,低头在病历本上记录)多大年龄?

患者:51岁。

医生:月经正常吗?

患者:三个月之前来过一次,最近两个月没来。

医生:围绝经期了。我给你开点坤宝丸回去吃就行了。

患者:大夫,我还有失眠,睡不着觉,晚上在床上翻来覆去……

医生:(打断患者)这些都是围绝经期的症状,回去吃药就行了。

患者:那您还没有给我检查。

医生:不是跟你说了么,围绝经期,有什么可查的,回去吃药就行了。这么啰唆。

患者:哎,你什么态度啊?!

医生:怎么了。我态度怎么不好了,病也给你看了,药也开了,还要怎么样?没看见还有那么多患者等着看病吗!

患者:你这是对患者不负责任,我要到医院投诉你!

3. 患者诉求　患者到医务处投诉,医生对患者不负责任,敷衍患者,对患者态度恶劣,要求医务处处理大夫。

4. 纠纷要点

(1) 诊疗过程中是否存在问题?

(2) 医生已经给予患者诊断和治疗,为什么患者还不满意?

5. 纠纷分析　患者虽然因汗多就诊,除了这个症状之外,患者还有失眠、心烦、易怒、潮热等症状。在就诊的过程中,医生多次打断患者的陈述,仅询问了患者的年龄和月经情况就做出了诊断,并随即开药,给予患者陈述的时间很短,导致患者认为我的症状还没有说完,医生就把药开出来了,所以认为医生在敷衍她,对她不负责任。除此之外,医生在就诊过程中,很少和患者目光交流,这样会让患者认为医生不重视自己,产生不愉快的情绪;当患者表现出情绪波动的时候,医生没有及时处理,而是和患者发生争执,导致患者被激怒,产生医患纠纷。

6. 沟通与处理　医务处工作人员在接待这位投诉患者的时候,首先给予患者倾诉的时间和空间,耐心倾听患者的意见和不满,对患者的感受表示理解。请妇科高年资医生对患者解释,目前患者月经稀发,出现汗多、潮热、失眠、心烦症状,结合年龄,围绝经期是首要考虑的病因。如果有必要,可以做一些检查,如雌激素、睡眠监测等。如果围绝经期综合征的诊断成立,坤宝丸的治疗是有效的。对接诊医生的态度提出批评,会协助其改进。患者对处理过程满意。

7. 经验教训

(1) 注意在接诊过程中的倾听:本案例的首诊医生缺乏必备的倾听技巧,如缺乏与患者的目光交流,随意打断患者的陈述,给予患者的诊疗时间过短,并且不做任何解释。

(2) 治疗前尽可能做到诊断明确,并向患者解释清楚:本案例首诊医生的另一点不足就是仅凭经验作出诊断,并且不向患者做任何解释。患者对于她的疾病诊断是有知情权的。在前期问诊过程中,由于医生缺乏医患沟通技巧,导致了患者对医生的不信任和不满情绪,在这种情况下,在没有任何检查的背景下,患者是不能接受医生的诊断和治疗的。

(3) 当医患纠纷出现苗头后应及时处理:当患者表现出不满意的情绪时,医生应该予以处理,对患者进行解释和安抚工作,不要再继续争执,使得冲突升级。

第三节 言 语 表 达

ER-2-1 微课

言语表达是语言沟通的具体表现形式,是医患沟通的基本活动之一。医患沟通的言语表达是指以尊重患者为前提,医生运用严谨的专业术语、恰当通俗的解释以及辅助性语言与患者进行的一种有针对性、有反馈信息且灵活性强的沟通方式。恰当的语言技巧可以搭建起医患之间沟通的桥梁。

有些人将言语表达理解为单纯性的陈述,即医生运用专业知识对患者的病情及诊治方案进行描述与解释,这种理解仅是言语表达的一个方面。按照语言的表现形式可分为口头语言、肢体语言和书面语言表达。言语表达还包括了医患间思想与感情的交流,是构建和谐医患关系、促进医疗活动顺利进行的重要载体。

有研究表明,超过 80% 的医患纠纷与医生的语言和非语言的使用不当有关。而良好地运用语言艺术,达到有效沟通,使患者能积极配合治疗,可促进患者早日康复。

一、简短、礼貌的开场技巧

和谐人际关系的建立,第一印象往往十分重要。因此,在言语表达方面,一个恰当合适的开场称呼,是成功交谈的第一步,在交流沟通的全过程中起到 50% 的作用。

(一) 称呼要得体

得体的称呼会给对方留下良好的第一印象。对医生而言,与每个患者仅有几分钟的接触时间,但对于患者及其家属而言,这几分钟却是他们经过了决定就诊、选择医生、排队挂号这一系列过程后获得的属于自己的就诊时间。因此,得体的称呼会让患者感到尊重与亲切,进而对医生产生信任与好感,为进一步交流打下良好基础。

在临床实践中,医生应尽量避免直呼患者姓名,更不可将挂号顺序号用于称呼,对住院患者不要用床号或者绰号代替其姓名,应根据对方年龄、性别、职业等因人而异,力求恰当。比如年老患者可称之为"×× 老先生 / 老太太";中青年患者可以称之为"×× 先生 / 女士";少年患者可以称之为"×× 同学";儿童患者可以称之为"×× 小朋友"。某些患者具有一定的行政级别,医务人员切忌在其他患者面前直接称呼其行政职务如某处长、某局长等,应积极营造医患平等、平等待患的医疗环境。

不同的文化背景或不同地域的语言特点,称呼语的使用也要适当调整。如接待西方患者时,习惯称呼男性为"Mr."(先生)、已婚女性称为"Mrs."(太太);未婚女性可以称呼"Miss."(小姐)。我国南方地区习惯称呼男性为先生、女性为太太或小姐,而北方的语言习惯与南方有很大差异。因此,称呼语要因人而异、因地而异。(表 2-15)

表 2-15 恰当地使用问候语,体现礼貌、平等

1. 您好,请坐,您是 ×× 先生 / 女士吗?
2. ×× 先生 / 女士,早上好,经过一周的治疗,您今天感觉如何?
缺乏问候或不当的称呼,会导致患者满意度下降。
1. 说吧,得了啥病?
2. 护士喊你半天了,怎么才来! 这不耽误时间吗?

（二）初次接诊时要主动进行自我介绍

初次接诊的患者，由于对医生及自身病情的不了解，在初次就诊时会带有紧张、不安、陌生等情绪，这时就需要医生通过语言来消除其负面情绪。

了解是信任的前提。尽管在目前阶段，"患者选医生"是国内大多数医院普遍采取的就医制度，但是由于医疗卫生知识的普及不够，对某专科、某医生的专业特点不甚了解，以及就医时抱有"试一试"的心态，使得患者在正式就诊前所获得的医生信息不够全面。因此，在第一次接诊时，医生应主动进行自我介绍，并作出必要的说明，让患者对医生有了一个比较具体的认知。医生自我介绍时，在不同人群面前需呈现不同的状态，比如在年老患者面前语气应柔缓，态度可谦卑些；在中青年人面前语气可平缓，态度可亲切些；在少儿患者面前语气应温柔，态度可亲热些。这些都将对以后的沟通及和谐医患关系的建立非常有益。（表2-16）

表2-16   自我介绍

1. 您好，我是××医生，您是来看病呢还是咨询？
2. 您好，我叫××，是跟随周主任实习的学生/实习医生。我想给您测试一下体温和血压，您看可以吗？
3. 您好，我是××医生。您的血压偏高，能和我详细谈谈治疗过程和用药情况吗？

（三）开放式提问

在进行了简单的信息互换之后，应合理利用开场白，询问患者一个开放式问题，鼓励患者说出他们此次就诊想要解决的问题。开放式的问题具备引导性和鼓励性，患者易于接受并能如实叙述。比如，"您好，请坐，请问您哪里不舒服？""您发病的过程能具体说一下吗？"尽量避免连环式的不断提问，否则易使患者摸不着头脑并产生焦虑害怕心理。同时，由于某些患者患病后紧张或恐惧，不知如何叙述病情，因此鼓励性语言尤为重要，如"不着急，慢慢说""再好好想想""想起来随时都可以告诉我"等表达，让患者感受到医生对自己的关心，并增强战胜疾病的信心。要专心、耐心地倾听患者的讲述，不随意打断对方，要感受性地听，不要批判性地听，需适时适当给予患者反馈。（表2-17）

表2-17   不同的提问方式

引导性提问，鼓励患者叙述病情。
医生：您好，先生，您哪里不舒服？
患者：头有点痛。（两手抱住后枕部）
医生：能不能描述一下您头痛是什么时候发生的呢？
患者：我早上起床时，后头部疼痛，肩背紧张、有点酸胀。
医生：您睡觉的房间开窗子了吗？
患者：是的。
连环式提问，阻碍沟通的进展。
医生：您好，先生，您哪里不舒服？
患者：医生，我头痛。
医生：血压高吗？有恶心呕吐吗？吃什么药了？检查都做过吗？
患者：啊？

（四）重视医患的双向交流

在谈话的开始阶段，合理使用问候语、介绍语等交际性语言的同时，要恰当运用非语言表达方式，如恰当的面部表情、微笑、目光接触、点头、手势语等，以表示对患者问候或接纳，让患者感受到医生的热情和温暖。对于患者的言语表达，医生要给予足够的耐心去倾听，尽可能收集患者发病的原因、时间及治疗经过等相关信息，为疾病的诊断和确定治疗方案提供准确而有价值的依据。另外，还要注意观察患者的一些面部表情、姿态、目光等，比如当老年患者在就医的时候出现蹒跚步态，医生除了考虑患者所患何病之外，还要主动及时地给予患者凳子让其坐下，这样有利于日后的医患相处。

二、表达完整清楚

医患沟通要求言语表达清楚、完整，以避免由于医生表达不够完整，或者含糊不清，而给患者及其家属造成误会。

患者在就医时，其心态与情绪往往都会有一定的改变，比如过度的紧张、担忧、敏感等。因此，医生在与患者沟通时，要尽量回避过度口语化的词汇以及省略语，以免患者误认为自己不被尊重或者误解病情的严重程度，有时甚至导致更严重的后果。

比如，某医生做完手术从手术室出来，患者家属急切地问："怎么样了？"医生回答："完了。"患者家属立刻慌了手脚，跪地呼喊，求医生一定要尽力挽救患者的生命。医生一脸茫然，"手术很成功啊！"患者家属质疑："你刚才不是说完了么？"医生恍然大悟，赶紧解释自己的表达欠完整，向家属表示歉意，及时消除误会。

三、准确表达内心感受

医患沟通不同于日常的人际沟通，它包含了医学专业知识的运用，以及情感心理的引导等多方面因素。因此，言语表达在清楚完整的基础上，还要做到信息准确、条理清晰、措辞得当，让患者体会到医生的用心、用情。

表达是语言沟通的关键。医生在倾听患者的同时，也是患者接纳医生的过程。从词汇的选择，到语气、语调、语速，都会影响到表达的效果，也直接影响到患者所理解的内容。

在词汇的使用上，应尽量选择明确具体、温和中性的词汇来传递信息，避免使用有引申含义或者意思模棱两可的词语，尽量照顾到患者的理解能力以及敏感的情绪。

语气与语调是表达中的关键因素，同样一句话，用不同的语气语调进行叙述，会产生截然不同的效果。医患沟通是在特定的氛围中进行的，在这个过程中医生说话的语调成为患者重要的信息源。通常，温柔和缓的语气，平和从容的语调，会给患者一种情感上的安慰和依赖；相反，冷淡的语气，过度高昂、惊讶、叹息的语调，都会营造出一种紧张的氛围，造成患者的不安与恐惧。

在语言沟通过程中适当运用停顿，能够为医患双方提供思考的时间，让患者回忆、印证所表达内容的准确性、具体性。在某些情况下，恰到好处的停顿可用来鼓励

患者表达自己的想法和认识。(表 2-18)

表 2-18　适当的停顿

医生:您以前有没有食物或药物的过敏史?
患者:我上高中的时候得过荨麻疹。
医生:(停顿,注视患者并点头,让患者有时间去回忆)
患者:吃了西药还有中药。
医生:嗯。(注视患者,等待患者继续描述)
医生:您能描述一下您的症状吗?
患者:好的,这段时间,我总是感觉困倦乏力。(停顿,思考……)
医生:(停顿,鼓励患者进一步诉说)还伴有其他症状吗?

四、说话要会灵活变通

医务人员在与患者会谈时,正确运用语言技巧会使整个会谈轻松融洽,不但有助于医患之间良好关系的建立,而且对于医生的诊治和患者的康复都有很大帮助。这就要求医务人员熟练掌握语言技巧,在沟通时灵活变通。在临床实践中,医务工作者要掌握言语表达的"五性技巧",即语言的通俗性、鼓励性、模糊性、保护性和幽默性。

(一) 通俗性语言

医学是学术性很强的学科,而中医药的文化底蕴更是深厚,对于一些专业名词、术语和疾病名称大多数患者难以理解。通俗性语言是指在专业背景下,用简单易懂的语言与患者或患者家属沟通交流,并作出合理的解释,让患者对自己的身体状态和疾病有一定的认识,或者通过医生的解释和说明,排除患者的担忧、疑虑,有利于日后的治疗。比如,有些老年患者不懂"腹泻"是什么意思,如果你询问他:"您腹泻了几天?"他有可能就不知道你在说什么,因此要问他:"你拉肚子几天了?"对此,医生需要在日常生活、临床实践中注意积累,了解患者表达的意思,做到医患共识,有效沟通。

(二) 称赞性的语言

赞美是生活中必不可少的调剂品。真诚的赞美,于人于己都有重要意义,对患者而言尤其重要。能否熟练应用赞美的艺术,已经成为医务人员职业素质的衡量标志之一。赞美虽然不是包治百病的灵丹妙药,但却可以帮助患者消除负面情绪,重新树立价值观,对于病情的治疗与康复会予以积极配合,有利于医疗活动的进行。

然而,赞美虽好,过度的溢美之词反而显得虚伪、不真实,让患者形成了对医生言语及人品的不信任。因此,要在临床实践中学会直接或间接赞美,实事求是,措辞得当。巧妙地运用赞美,用赞美代替鼓励,增强可信度,树立患者的自尊和自信,常常收到事半功倍的效果。(表 2-19)

(三) 模糊性的语言

所谓模糊性的语言,并不是指语言传递出来的意思含糊不清、模棱两可,而是医务人员根据实际需要,在符合特定要求的前提下,主动运用的一种语言表达技巧。对

表 2-19 赞美性语言

1. 对于精神压力较大、信息不足或有难言之隐的患者可以这样说：

"您最近两天看起来气色有所好转哦！"

"勇敢点，说说您的不适，看看我们能不能帮您。"

2. 对治疗时间较长或慢性消耗性疾病患者可以这样说：

"您能坚持到现在非常了不起了……"

"您长时间坚持服用中药，是件很不容易的事啊！"

3. 对于即将康复出院的患者可以这样说：

"您的体质真的是越来越好啦！"

"感谢您的配合，我们真是打了一场胜仗啊。"

于病情进展的不确定性、不同个体的差异性及诊疗过程长短的不一致性，运用宽泛、含蓄、模糊的表达方式最为合适。目的是为了避免病情不十分确定的情况下使患者产生恐慌及不满意心理。

当发生诊断不明确，对疾病的认识和诊疗经验不丰富或在诊疗过程中出现病情恶化时，切忌运用模棱两可的语言误导、麻痹患者及其家属。如"目前的状况不好说""能不能治好我可不确定""治疗时间长短不确定"等，避免贻误治疗或救命的最佳时机，给患者及其家属造成重大伤害。（表 2-20）

表 2-20 模糊性语言

患者：医生，我的感冒要紧吗？多长时间能好？

医生甲：您得了普通感冒，正常情况下一周左右就好了，如果您按时吃药、注意休息，恢复得更快。（恰当使用模糊语言）

医生乙：多长时间能好我可不敢保证。（表达模糊不清，信任度降低）

（四）保护性的语言

对于患有严重疾病、病情恶化或者有抑郁倾向的患者，保护性语言的运用尤为重要。在患者没有心理准备或是丧失治疗信心的情况下，不直接向患者透露不良的预后，应事先与家属沟通。如果为了得到患者的配合，必须告知预后时，医生应选择适当的时机，巧妙地运用安慰、鼓励、劝导的表达方式，消除患者的忧郁、悲伤或恐惧的消极情绪。

医患沟通时还应避免伤害性语言，以免引起患者或其家属的不满，发生不必要的纠纷甚至加重患者的病情。当遇到患者不理解或是不配合治疗的情况，医生不能以文化素质差异、经济条件限制或是社会地位高低等理由直接或间接地用语言顶撞患者，伤害患者或其家属的自尊；若有病情加重或治愈效果不显等情况，与其他医务人员或其家属讨论病情时要放低音量，减少患者的心理负担或保护患者的隐私，避免引起患者的猜疑、担心或惊恐，进而影响治疗效果。（表 2-21）

表 2-21   保护性语言

表达过于直接,语气生硬,增加患者的心理负担。

患者:医生,我的化验结果出来了,我的病严重吗?

医生:尿毒症晚期!

患者:……(过度惊慌、嚎啕大哭、甚至绝望等)

表达清楚完整,语气温和,语调平缓,减少患者的恐惧、担忧。

患者:医生,我的化验结果出来了,我的病严重吗?

医生:您的血液生化指标和尿液检查指标,支持(尿毒症)慢性肾衰竭的诊断,不用担心,我们一起努力!

(五)幽默性的语言

幽默是语言沟通中的调味品,既可缓解尴尬的气氛,也可拉近双方的距离。当然,幽默不是调侃,不是拿患者的体态、语言、行为等有别于正常人而随意评价或开玩笑。因此,在医患沟通中,对幽默性语言的使用需要把握分寸,注意场合、区别对象、态度和蔼、内容高雅,使患者产生愉悦的心情,调动患者的积极性。

比如患者是一位体态肥胖的女性,因高血压前来就诊,在询问医生如何锻炼时,医生可采用诙谐的方式进行回答。如"吃饭的时候进行锻炼最适合",使患者在毫不尴尬的情况下明白了节食减肥在疾病治疗中的重要性。

五、向患者及其家属提问的技巧

问诊是临床诊疗的基础之一,也是每个临床医生必须掌握的基本技能。中医的"望、闻、问、切"四诊合参,"问"也占据了很重要的位置。明代医家张景岳将中医问诊归纳总结,写成了《十问歌》;清代医家陈修园在其基础上修改补充,在中医临床中沿用至今,即"一问寒热二问汗,三问头身四问便;五问饮食六问胸,七聋八渴俱当辨;九问旧病十问因,再兼服药参机变;妇人尤必问经期,迟速闭崩皆可见;再添片语告儿科,天花麻疹全占验。"

问诊也需要掌握一定的技巧,避免让患者感觉到审问式的询问,同时也要运用医学知识对病情进行分析处理,有针对性、有选择性地进行提问,不可过分追求面面俱到,导致问诊过程冗长拖沓,给患者带来了烦躁与不信任的情绪。

在提问过程中,应采用开放式提问与封闭式提问交叉进行的方式,以开放式提问为主,使患者有主动自由表达的空间,不暗示或诱导患者的回答,便于医生全面、系统了解患者的思想情况与病情。封闭式提问只允许患者回答是与否,多用于鉴别性的诊断。在医生比较明确地了解疾病的情况后,可采用封闭式提问来帮助最后的诊断。

六、适当的解释技能

解释是语言沟通中必不可少的环节。解释的目的在于让患者了解自己的病情,更好地配合治疗或者选择适当的治疗方案。医务工作者要依据患者的诊疗需要、文化程度高低和理解能力强弱来确定解释的深度和广度。解释技能取决于医务工作者专业理论知识的储备积累和临床及生活经验的丰富程度。

医生在解释问题时,首先需要了解到医患间的信息不对称性,即大多数患者及其家属对一些专业医学知识的了解程度有限,解释时要把握主题,区别对象,内容具体,做到恰如其分。尽量避免使用专业术语,比如中医学中的"里急后重""阴虚阳脱""下利清谷"等词语,会给患者形成一种不安的心理,使患者产生"这个词我没有听过,是不是这个病很严重"等疑问,给疾病的治疗带来了不良的影响。尽量采用通俗易懂的方式,比如中医的理论可以运用"取类比象"或浅显易懂的比喻来进行解释和说明,让患者容易接受。

在解释中,夸大病情,或者偏离主题,答非所问等都将给患者或患者家属带来消极的情绪。比如患有吉兰-巴雷综合征的患者向医生询问疾病预后时,医生如果回答"这种疾病的病死率80%,剩下的也基本都是坐轮椅了",会使患者听到后万念俱灰,失去治疗的信心,这就是医生未能合理恰当并适度进行解释造成的不良影响。

七、医者言语表达中的误区

当前医患沟通过程中,医生言语表达存在的误区主要有五个方面,可以概括为"表情淡、态度硬、用词专、对话少、盲目评"。

所谓"表情淡"是指某些医务人员在与患者交谈时,表情淡漠,目光冰冷,诊疗程序过于简化,对于患者的提问和描述,充耳不闻,就急于开处方。在接诊时只是应付,单纯地完成工作。对医务人员而言,每个患者都是"大多类似"的"工作",但对于患者而言,却可能是决定生死的一次就诊。因此,应在言语表达过程中表现出积极、热情和友善的状态,有时只是"简单的微笑""耐心的倾听"或是"短暂的注视"就足以表现出对患者的关爱,让患者感到温暖和安慰。

所谓"态度硬"是指在医患沟通过程中忽视了患者的特殊生理、心理状态和特定的文化背景,甚至将自己的不良心理感受对患者宣泄。患者说:"医生,能给我开点便宜的药吗?"医生回答:"这年代,便宜的药能治病吗?"或"我只管看病,不关心药价。"所谓良言一句三冬暖,恶语伤人六月寒。作为医护工作者要有爱心、耐心、信心。

所谓"用词专"是指医生在回答患者提问或描述病情时,使用过于专业的医学用语,或者从专业角度分析解释疾病的发病机制和治疗方法,导致患者难以理解,无法继续沟通。如对于患者的失眠诊断为"心肾不交型不寐",没有做出通俗易懂的解释,患者不能理解,甚至以为得了不治之症,加重患者的心理负担。

所谓"对话少"是指医务人员在面对患者时,惜字如金,少言寡语,甚至表现出不耐烦等情况。有的医生面对患者提问,抱持着"没有必要回答""反正也和病情无关"或者"我说了他也不懂"的心态,采用了忽略或者敷衍的方式,其结果就是给患者留下了自己不被尊重、不被重视的就医感受。

所谓"盲目评"是指医务人员以己之见或是道听途说随便评价他人的治疗或是医院的水平。就诊的患者在教育程度、经济条件、生活习惯、个体差异等方面存在很大差别,在疾病的诊断和治疗中,因医院的条件、医务人员的技术水平、患者对治疗方案的选择、用药的过程与副反应等多方面的因素,均对治疗过程和效果产生一定的影响。盲目评价的最终结果是导致患者对医生的信任度降低,甚至引发医疗纠纷。

实操练习

练习一

【案例讨论】——语气生硬引发患者不满

张某,女,35岁,银行职员。因"妊娠18周,出现阵发性腹痛"到某中医院妇产科专家门诊就诊。初步诊疗后,医生建议住院或口服药物保胎治疗。因患者担心西药会对胎儿产生影响,进一步询问中医药的治疗措施时,医生表现出不耐烦的状态。在为患者诊脉时,医生认为脉象细弱。患者问:"医生,脉搏弱是孩子的原因,还是我自己的原因?"医生不假思索,冲着患者回答:"当然是你的脉弱,我还能摸出孩子的吗?"患者很是不满,认为医生态度不好,语气生硬,说话难听,直接到门诊办公室投诉这位医生了。

请分析患者投诉医生的原因。在医患沟通过程中,医生在语言表达方面应该掌握哪些技巧?

练习二

【角色扮演】——语气生硬的情景体验

1. 目的　使学生掌握医患沟通中语言表达的技巧和注意事项。

2. 方法　对上述案例,进行角色扮演。首先,将学生分为四人一组,分别扮演医生、患者、陪诊家属和观察者。由"患者"描述疾病的发病过程和目前的不适症状,医生分别与患者及患者家属进行沟通,时间15分钟。然后,由医生、患者家属、观察者和"患者"分别反馈。最后,再交换角色,分别练习。

练习三

【案例分析】——候诊时间过长引发医患纠纷

1. 患者一般情况　吴某,男,37岁,大专学历,汉族,某公司职员。

2. 病史及诊疗经过　2013年6月27日,患者因皮肤出现红色皮疹,瘙痒难忍,向公司领导请假,来到某中医药大学附属医院中医外科专家门诊就诊。因为患者较多,等了快2个小时了还没到自己的号,就着急地问医生:"大概多长时间能看上病?"医生没有回答,而是在一旁的实习学生(男)大声回答:"要是着急就到别处去看吧。"患者一听,马上火了,"我一大早上就来排号了,凭什么要我到别处看。"双方发生了激烈争吵,经患者描述,那个男实习学生还把工作服脱了,有打架的意思。患者直接打电话到医德医风办公室投诉该实习学生。

3. 患者诉求　患者认为该学生态度生硬,缺乏耐心,专业素质较差,不具备行医资质,无权将患者推给其他医生诊治,要求公开道歉,并建议学校和医院给此学生相应的惩罚。

4. 纠纷要点

(1) 医患沟通过程中是否存在缺陷?

(2) 面对患者的提问或质疑,主治医生或实习学生该如何对待?

5. 纠纷分析　患者因患有皮肤疾病,忍受瘙痒的痛苦,急切地等待医生的诊治,但是由于患者多,等待时间长,出现了焦躁的情绪。对于患者的提问"等多长时间能看上病",这是一种再普通不过的询问,医生或实习学生应该站在患者的立场,对患者给予合理的解释和说明,大致估算一下还要等多长时间,缓解患者因疾病或长时间等待带来的焦躁或不安,维持良好的就医秩序,营造良好的医疗环境。纠纷产生后,主治医生应该对该学生进行批评,主动向患者道歉,力求患者的谅解。

6. 沟通与处理　由于患者就诊前对所患疾病处于一种紧张、担心甚至是恐惧的心理状态,也可能因工作原因有焦急的情绪,因此医务人员对待患者的态度要热情,对于患者能坚持长时间等待给予支持和鼓励,比如对患者说"抱歉,您还需要耐心等半小时""感谢你的配合"等。患者看到医生不停地在接诊每一位患者,自然就会理解医生的辛苦工作。本来患者就是简单的一个问题,实习学生反而以生冷、强硬的语气和不耐烦的态度激发了患者的不良情绪。当发生沟通不畅通或是有语言冲突时,更应该冷静,查找自身的原因,尽快化解冲突。

7. 经验教训

(1) 医患沟通过程中,注意语言表达的技巧,注重人文关怀:本案例的医生是医疗经验丰富的专家,多数患者慕名而来,但是在医患沟通过程中,实习学生的语言和态度引起了患者的不满,降低了患者对该医生及医院的信任程度,为今后的诊疗工作带来负面影响。临床经验固然重要,但是同一种疾病对于不同的患者来说,因体质特征、心理素质、情感因素等而存在很大的差异。因此,在与患者沟通过程中,应注意恰当地运用语言表达技巧,使患者做好应诊前的心理准备。

(2) 纠纷出现后应积极主动沟通,及时处理:纠纷产生后,要积极主动地做好沟通与解释工作,正确对待医患关系的平等性,不能抱有居高临下、与我无关的态度,学会换位思考,积极主动开展有效的沟通和人文关怀,这样可以缓解患者的"不安""焦躁"情绪,减少和避免因态度不好、语气生冷、措辞不当等言语表达而引发的医患关系紧张或纠纷。如出现沟通不畅或无效,报请医院相关部门协调解决。

第四节　非语言沟通技巧

一、非语言沟通的含义、特点及作用

(一) 非语言沟通的含义

非语言沟通(nonverbal communication)是相对于语言沟通而言的,即通过人体语言(非语言行为),包括身体动作、面部表情、语气语调、仪表服饰及空间距离等方式,进行信息交流的一种沟通方式。

(二) 非语言沟通的特点

1. 可信性　语言中枢属于高级中枢,在人与人的交往中,言语常属于理性层面,而受到理性意识加工后的口语表达往往会"言不由衷"或"口是心非"。非语言行为受低级中枢控制,多为无意识反应,相对言语表达来讲,它是个体性格及人格特征的真实反映,并且越是无意识的非语言行为反映的心理活动和情感越真实。因此,非语言表达的可信性较高。例如,医生与患者进行术前谈话时,患者虽口头上表示不担心害怕,但发抖的音调和不断拭汗的动作说明了其内心的担忧和恐惧。

非语言表达并非绝对可信,比如"喜怒不形于色""强颜欢笑"等。但是相对于语言表达,非语言表达更难伪装、更易识别,因此更为真实。英国心理学家阿盖依尔等研究表明,当语言与非语言所代表的意义不同时,人们趋向于相信非语言所表达的意义。医务人员应注意观察患者的非语言性表达,判断其真实性,以便更好地了解患者的真实想法,促进有效沟通。

2. 情境性   与语言沟通相同,非语言沟通一般不能脱离沟通当时的环境条件,即非语言沟通有一定的情境性。相同的非语言行为在不同的情景下会表达出不同的意义。同样的非语言符号可以表达相同的含义,也可以表达出完全相反的信息。例如"招手"这一非语言符号,可以表示"你好""再见",也可以解释为"过来一下"。因此,只有将非语言符号置于特定环境背景下,或与相应的语言情境配合,才能更好地理解其所传递的信息。反之,可能曲解误会,影响沟通效果。医务人员要善于将非语言符号与该行为发生的环境背景结合起来,避免武断,以便更好地理解患者,也能使自己的非语言表达准确和恰当。

3. 民族性   不同的民族有不同的文化和风俗习惯,这种不同的文化传统和风俗习惯决定了其特有的非语言沟通符号。种族、地域与历史文化在一定程度上决定着非语言性行为的内涵,主要体现在两个方面:一是表达同一语义的非语言行为会因为文化差异而方式迥异。如同样是见面问候,中国人常用握手或点头来表示,而欧美人则喜欢拥抱和接吻。二是相同的非语言动作表达的含义截然不同。如同样是把手指放在喉咙上,俄罗斯人是表示"吃饱了",而日本人则表示"炒鱿鱼";同样是翘起大拇指,中国人是表示对对方的称赞,希腊人则会理解成"滚蛋",澳大利亚人除了会认为是"搭车"外,还认为这是有侮辱意味的信号。因此,医患沟通中,要注意非语言行为的民族性,避免误会的发生和不必要的麻烦。

4. 共同性   非语言符号是不同文化背景、生活环境下人们通用的交际手段。随着人类文明的发展,产生了数以千计的方言,且各种方言间言语沟通困难。非语言沟通是人们在语言符号产生前最重要的沟通形式,经不断发展,日渐丰富,并且能很大程度上跨越民族、文化等局限,更容易信息共享。因此,非语言符号虽有较强的民族性,但又有一定的共同性和一致性。其共同性主要体现在,无论国家民族、男女老幼都可以用同样的体态语言表达同一种情感,如"微笑无国界"就是很好的证明。

5. 丰富性   相对于语言沟通单一的听觉或视觉通道,非语言沟通是多条信号通路同时发挥作用,包括视觉、嗅觉、听觉、触觉等,传递着表情动作、空间距离、仪容装扮、环境背景等多种复杂信息。这种多渠道的信息传递,可帮助人们更综合准确地分析判断,从而做出正确的评估和反应。

6. 连贯性   非语言符号,尤其是身势情态,很少孤立地表达某一含义。非语言行为往往是以一种或两种符号为主,其他多种符号为辅的协调配合,构成完整的一个信息,使沟通双方能够准确领悟该信息的含义。如"眉开眼笑""挤眉弄眼",它们都是以"眼语"为主体,辅以唇、齿、腮、眉等器官,共同表达一个信息。肢体和身体一般协调配合手势、表情等,综合构成一种身体符号,如"捶胸顿足""手舞足蹈"等。

(三)非语言沟通的作用

1. 表达情感   人们常说"身教胜于言传",说明非语言沟通具有较强的表现力和吸引力,往往比语言信息更富有感染力。作为医务工作者更要重视自己的非语言行为对患者的影响,从行为举止、服务态度、工作责任心上重视培养和树立良好的职业素质和崇高的职业道德,这样才能得到患者的信任,从而建立起良好的医患关系。

2. 调节信息　非语言沟通可以调节人与人相互间信息的传递。非言语的暗示,如点头、对视、皱眉、降低声音、改变体位、靠近对方或离开等,这些都能起到调节信息的作用。如专注地倾听别人讲话,则表示倾听者对讲话人的看法很重视,能使对方对你产生信赖和好感。

3. 验证信息　非语言信息能对语言信息起到验证作用。非语言信息,尤其是身体语言具有确定性和失控性的特点,从而使其比语言信息更真实、更可靠。身体语言的确定性是指身体语言多数具有先天性或习惯性,一般情况下较难改变。身体语言的失控性是指身体语言多数是人们无意识或半意识状态下显示出来的,例如瞳孔变化、出汗、心跳加快等往往不是意识可以控制的,因而身体语言常常是人们内心状态的真实反映。

4. 保持个人形象　个人形象是指一个人的仪容、表情、举止、服饰、谈吐和教养的集合。掌握和运用好非语言沟通,可以帮助人们在他人面前恰如其分地表现自己的形象。在任何一个人际互动中,人们都有维持自身形象的愿望。例如,一位新入院的患者,迟迟不肯脱去西装革履的制服而换上病员服,这种非言语符号的暗示表明,他想告诉别人,他是一个有身份的人,希望受到别人的尊敬。

5. 维持相互关系　医务人员一个和蔼可亲的表情向患者传递了友好,而一副生硬的面孔和语调,则向患者传递了冷漠和疏远。非语言沟通有助于人们相互交流,维持相互关系。

二、非语言沟通形式

(一) 动态语言

动态语言即动作语言、体态语言,是以身体动作传递信号的沟通形式,包括体姿语、头部语、手势语、体触语和面部表情。

1. 体姿语　体姿语是指人通过身体姿势显示出的气质风度,包括四肢姿态以及坐、立、卧、行等动作构成的各种姿态。良好的体姿语反映出良好的气质修养和情感世界,表现个人的不凡风度。

2. 头部语　头部语是人们经常使用的一种动态语言,表意简单明了。如点头表示赞同、肯定或者理解,某些场合还表示打招呼、礼貌问候等;摇头一般表示拒绝、否定;仰头表示思考或犹豫;低头则有两种含义,沉思时低头表示精力集中,受到指责批评时则表示羞愧认错。头部语言含义细腻,需要根据头部动作结合场景来判断。

3. 手势语　手势又叫手姿,是指两臂动作,其中双手的动作是其核心表现。应用手势语如挥拳表愤慨,摆手表示拒绝。手势语一般常与语言表达同步。

4. 体触语　体触语是非语言沟通的特殊形式,包括握手、抚摸、依偎、拥抱、搀扶等。正确恰当的接触对方的某些部位,是传达情感最贴切的表现形式,因此体触语所传递的信息往往是其他表达方式所不能代替的。

5. 面部表情　著名社会心理学家伯德惠斯·戴尔认为,人的面部能做出大约25万种表情,可以表现诸多细微复杂的情感变化,对口语表达和其他非语言性行为起着重要的辅助作用。微笑是最好的语言,是保持医患关系融洽的润滑剂。微笑服务能使患者获得心理上的满足,使得医患交流顺畅。

（二）静态语言

静态语言是指空间环境、时间控制以及服饰等一些处于相对稳定状态的信息传递。静态语言能够反映人的思想情感和文化修养,也是人的良好风度和素养的外在表现。

1. 界域语　界域语又称为空间语、人际空间或人际距离,是双方通过个人空间位置和距离传递信息的一种非语言沟通行为。

2. 服饰语　服饰语是指人的服装穿着、饰品饰物所体现出的信息。服饰是仪表的重要部分,是人际交往中的主要视觉信息之一。

（三）类语言

类语言交际符号是指有声但无固定语义的语言外符号系统,如哭声、笑声、哼声、叹息声、呻吟以及各类叫声等。它是功能性发音,不分音节。从一定意义上来说,类语言不是语言,但在沟通思想、交流情感时,作用效果丝毫不逊色于语言。仅以笑声为例,就分为大笑、微笑、欢笑、苦笑、憨笑、痴笑、冷笑、嘲笑、耻笑、媚笑、假笑等,且各种笑声所表达的思想情感也异常丰富。

（四）辅助语言

辅助语言包括语速(说话的速度)、音量(响度)、音调(声调的高低)和音色(粗细、悦耳与否)等要素。辅助语言中的任何一个或全部要素被加到词语中使用时,就能修正言语含义、表达多种意义。如医生在给患者做术前谈话时,用和缓坚定的语气说"我们会尽最大的努力",会让患者感到温暖、放松;但同样一句话用犹豫为难的语气讲就会使患者紧张,对医生产生不信任感。

三、非语言沟通的技巧

优雅得体的举止和规范的行为能够展现自身的智慧和修养,帮助自己赢得患者的尊敬信任,并给沟通营造良好的氛围。医患常是面对面的沟通,患者首先感受的是医务人员的行为举止,因此医务人员应该掌握常见非语言符号的基本准则和规范,养成良好的举止习惯,正确恰当地表达自己的想法,从而和谐有效地与患者沟通,不但能够更好地理解患者的真实感受,而且有助于促进医患沟通。医务人员使用非语言沟通应该注意遵循尊重患者、合乎习俗、适度得体的基本要求。具体如下:

（一）体姿语

体姿语是指通过身体姿势表露内心情感,体现文化修养,包括立姿语、坐姿语和行姿语等。

1. 挺拔的立姿　"雄姿挺拔"与"卑躬屈膝"会给人完全不同的两种印象。医务人员站立时应符合职业要求,切忌无精打采、身体不端正、无意识做摆弄衣角等小动作、勾肩搭背或倚靠其他物体等,也不能双手交叉于胸前或插于口袋。这些不良的站姿会给患者懒散懈怠、敷衍、缺乏自信、漠不关心甚至轻蔑的感觉,让患者产生距离感和抵触情绪。

2. 端庄的坐姿　端庄的坐姿是上身自然坐直,两腿弯曲,双膝收拢或稍内收、双脚落地,臀部占位不超过座面的 2/3,身体适当前倾、双目平视、下颌微收、面带微笑。

坐定后不能跷着二郎腿、两条腿在桌下不停抖动等。医务人员在与患者沟通时,一般要选择得体、文雅的社交坐姿,给患者以良好的印象。

3. 稳健的步姿　步姿又称行姿,始终处于动态中,展现一个人的精神风貌。医务人员应做到步姿稳健、步速适中、步态沉静,切忌平常时懒散、抢救时慌张。

4. 得当的体触　触摸是表达关心、体贴、理解、安慰和支持等正性情感的有效方式。医务人员给予患者适当的触摸会给予患者安全感、信任感,增加患者治愈疾病的信心。但在我国的社会传统道德规范下,加之个人对体触的理解、接受、反应程度各有不同,因此医护人员对患者的体触要根据性别、年龄、社会背景、关系亲疏、场合、部位等慎重使用。

(1) 把握时机:当患者因为病痛哭泣时,医务人员可以轻拍他们的手或肩膀给予抚慰。但是当患者正怒不可遏,拉手或者拍肩等体触反而会火上浇油,激化矛盾。

(2) 区分对象:对于老年患者和婴幼患儿,体触方式可以拉近医患距离;女性也比较乐于接受同性的体触,因此可视具体情况使用;对于异性患者,特别是年龄相近的异性,应该慎重。

(3) 选择合理方式:医务人员需要根据不同的情景对患者选择合理的体触方式。黄金法则是不使患者感到受到侮辱侵犯。

5. 丰富的表情　在与患者的沟通中,医务人员学会观察和运用表情对获得临床资料、建立和谐医患关系十分有益。面部表情千变万化,其中微笑和目光接触最常用。

(1) 微笑:"微笑是最美好的语言",是良好医患沟通的关键。医务人员的微笑是自身良好形象的体现,又可表达对患者的尊重和体谅。医务人员对患者的微笑要遵循自然、适宜、适度的原则,真诚友善,自然大方,得体有度,根据不同的场合选择使用。如患者紧张时,微笑可以起到安抚作用,但患者因听到不幸的消息对谈话内容反感或产生抵触心理时,明智的做法却是收起笑容、见机行事。

(2) 目光接触:"眼睛是心灵的窗口",是传递信息最有效的器官,能够表达和传递用语言或其他非语言行为难以表达的细微、精妙的情感。目光接触可显示自身的个性特征,并能影响他人行为。如目光接触次数多少、时间长短及目光转移等,都能反映对会谈的兴趣、双方关系、个人情绪等问题。(表 2-22)

表 2-22　目光接触的分类

分类	目光投射特征	效果	场合	注意
正视	面部眼鼻嘴三角区,以鼻尖为中心	患者感到医者认真与诚恳	问诊,医疗指导,释疑	不可滞留过久或直视眼球
斜视	侧目相视	鄙视和轻视	可用于无理取闹患者	一般禁忌
环视	在特定范围内做目光"扫描"	尊重全体在场人员	教学查房;患者及其家属谈话	眼神柔和,避免"扫视"
点视	目光专注一点	提请患者注意	体格检查	
虚视	视向远方却视而不见	缓解患者紧张心理	用于神经质患者;避开异性敏感部位	
无视	低头不见	无视患者		绝对禁忌

目光接触具有表达情绪、辅助沟通、显示关系的功能。充分理解并能熟练运用目光接触,是医务人员进行良好的医患沟通的基本功。医务人员运用目光接触要根据不同患者、不同场景灵活运用,注意目光的向度和长度:①目光的向度,指目光的方向部位。一般情况下,不应注视他人的头顶、大腿,不应注视异性的胸部、裆部。应将目光落于眼部以下、颌以上的区域,不要聚焦于某个部位。②目光的长度,指目光接触的次数和每次接触的维持时间,是沟通信息量的重要指标,过多或过少都会引起不良效果。专家认为,交谈时视线接触应该占全部时间的30%~60%,过低会让对方认为对谈话不感兴趣,过高又会被认为有敌意。医务人员一方面要善于发现患者目光所提示的信息,并能予以正确理解;另一方面要善于运用目光接触反馈于患者,给予其鼓励和支持,促进良好沟通。如患者对医护人员的凝视多是求助;医生与患者洽谈诊疗方式时,则要用短促的目光接触以检验患者是否理解和接受,并从对方的视线回避来判断对方的心理状态。无论如何,医务人员和患者的目光接触体现的内涵都应当是诚恳、友善、庄重,而情绪化的目光语,如烦躁、抑郁、生气或鄙视、奉承的眼神都应当避免。

(二)静态语

1. 间距　空间距离是维护尊严完整、身体自由和安全的必要保障。空间范围的大小受到文化、地位、年龄、性格、性别、情绪以及场景的影响。因此,在沟通交往中,不同的场合及熟悉程度有不同的距离标准,维持距离的远近,表达不同的意义。一般可分为亲密距离、个人距离、社交距离、公众距离。(表2-23)

表2-23　人与人之间的距离分类

分类	距离(m)	类型
亲密距离	<0.5	感情非常亲密
个人距离	0.5~1.2	朋友情感关系
社交距离	1.3~4	工作同事关系
公众距离	>4	会谈学习关系

按照 Hall.E.T. 理论,医师与患者应该属于个人距离,即应保持 0.5~1.2m 的一个人手臂的距离。过于亲密的距离会使患者感到不安或厌烦,有时会产生医生讨好患者的感觉,这种感觉会使患者对医生的医术产生怀疑或误解。

举例:运用非语言沟通技巧

女性患者:(情绪激动,一进诊室就紧握医生双手)医生啊,吃了你开的药,我胃口好多了,今天中午竟然吃了一大碗米饭!

男性医生:(眼神与患者接触,微笑,表现出欣慰高兴情绪)是吗,那太好了,我为你高兴。

女性患者:(仍然紧握医生双手)是啊,一年多了这是头一次见好,真是太谢谢你了。

男性医生:(微笑,抽出双手,拍拍患者手臂表示肯定)这是我们医生应该做的,不用客气。这跟你在饮食细节上有所注意有很大关系。来,请坐(伸手做"请"的动作),我再帮你检查一下心肺情况。

2. 仪表 医务人员的着装反映个人的修养气质,也代表医疗机构的形象。医务人员的仪表要遵守职业规定,体现职业特点。包括:注重个人卫生;发型得体;及时修剪指甲;女性不抹浓妆、不染指甲、衣裙过膝;男性不得穿短裤、赤足穿鞋或穿拖鞋。在我国大多数医院,"白大褂"仍是最常见的工作服。医务人员穿着工作服应该整洁、规范、美观,扣好衣袖扣,内衣不外露。

四、非语言沟通的临床运用

(一) 非语言沟通在患者中的运用

患者在医院这个陌生的环境,会非常关注医务人员的非语言行为,并以此来判断或推测自己的病情及预后。如根据医生的语气,来了解医生对自己疾病的真实看法;做检查时,通过观察检查者的面部表情来推断自己的检查结果等。因此,医务人员除了在语言表达上要清晰、有条理外,还要注意语气中肯、态度温和、说话委婉等。医务人员的着装、眼神等非语言信息影响着患者对医生的印象。有研究发现,当一位年轻医生的穿着非常随便时,会导致患者或同行医生对这位年轻医生的专业技术能力的怀疑。医务人员面对急诊患者时,沉着冷静、从容不迫地应对突发事件的心理素质和应变能力,会让患者感到"无声胜有声"的力量。

(二) 非语言沟通在医务人员中的运用

在医疗服务实践中,通过观察患者的非语言行为,了解患者的病情和心理状态,还能增进医患沟通,尤其是对语言表达困难或意识不清的患者。要正确解读非语言行为,必须把身体语言和患者当时的背景环境、所处的地位、心理状态等结合起来,才能得出较为准确的结论。如失语患者由于不能说话,无法用语言表达自己身体的不适、生理需要和心理感受,因此使用非语言交流显得特别重要。门诊医生在为这些患者服务时应保持端庄的仪表、得体的举止、面带微笑、主动热情,通过亲切和蔼的态度、无微不至的关怀与患者进行情感交流。对失语又能读懂文字的患者可以为其准备纸笔,让患者把自己的不适、想法、要求写下来,如此,门诊医生便可及时、准确地了解患者的健康状况、心理感受等,及时为患者服务。

总而言之,非语言沟通有着其他沟通方式所不能代替的作用,既补充和支持语言表达,又体现了个人的魅力,在医患沟通中发挥着不可替代的作用。

第五节 化解冲突的沟通技能

ER-2-2 微课

ER-2-2

对于每一位临床医务人员来说,每天都可能面对医患冲突,因此认识冲突的原因、解决冲突是医务人员必须学习的功课。如何面对患者的愤怒,如何面对患者的抱怨,需要了解甚至掌握应对医患冲突的沟通技巧。

一、认识冲突

一般来说,医患冲突可以分为七大类:事件冲突、关系冲突、价值观冲突、资源冲突、由于历史原因发生的冲突、结构性冲突,以及心理冲突。

1. 事件冲突 有些冲突是因为医患双方对于一些事实的认识不一致。例如患者认为症状消除就不用再吃药治疗了,医生却说不能停药,要继续治疗。对于这类冲突,只要多提供一些信息、多作解释就可能加以解决。医生列举出治疗指南、研究进展等信息,解释治疗的疗程及足剂量足疗程治疗的必要性,可能患者理解了,冲突就能消除了。

2. 关系冲突 有时医患发生冲突是由于一方没有很好的对待另一方。有的患者抱怨医生态度冷漠,没有耐心地听完他们诉说就开出药物,因此对诊疗过程非常失望,感觉不受关注。解决这种冲突需要依靠良好医患关系的建立。

3. 价值观冲突 不同的宗教信仰,不同的文化背景,不同的教育方法容易产生不同的价值体系。价值观的不同又会导致人们对事情对错的判断不同。比如医生主张运动有益健康,而患者则认为多吃滋补品才会健康;再如医生建议饮食均衡有利于疾病恢复,但患者是素食主义者拒绝肉食,这样医患之间就会发生冲突。我们医生认为对的事情,可能患者不以为然。

4. 资源冲突 在医疗领域,由于某些资源非常有限,不能供应给所有需要的患者,这就会导致一些得不到资源的患者的不满,也可能因此与医生发生冲突。由此引发的冲突常见于患者因挂不上专家号而指责、抱怨的情景。

5. 历史事件引起的冲突 有时发生的冲突可能不完全是现在事件引起的,而是由历史原因造成的。比如一个患者过去曾有过令他非常生气的就医经历,就诊时医生的言行使他感受或联想到以往的经历,于是他的情绪失控,大发雷霆。显然他过去的经历在这里起作用了。

6. 结构性冲突 有时候冲突的原因是由于双方之外的其他结构性的事实所造成的。比如一方面,一些患者的收入很低;另一方面,医疗的各种花费都在大幅度上涨(比如药费和检查费用)。这种原因导致的医患冲突实际上不是简单的两方事件,它反映了其他更深或更高层次的问题。

7. 心理冲突 有时候双方的冲突可能由一些心理上的需要造成的。比如有的医生有强烈的控制欲,这就可能引起别人的反感与抵制。有的患者非常注意维护自我尊严,当这种心理受到伤害时,极有可能与别人发生冲突。

二、冲突的解决

医患交往中,许多难以避免的冲突之所以由小变大、由简到繁、由弱到强,最终导致医患关系的破裂,大都是由于人们对冲突处理不当造成的。有效地处理医患冲突,是解决问题、预防医患关系破裂的关键。人际冲突通常分为四个阶段:

1. 潜伏期 当从内心知觉到有冲突发生,虽然尚未到爆发的那一刻,其实就已进入人际冲突的阶段。

2. 爆发期 冲突爆发时,无论是口头或肢体的冲突,都会对双方造成伤害。

3. 扩散期 人际冲突一旦爆发后,会向周围的人或事扩散,也许冲突双方都有悔意,也许后面还有余震不断。

4. 解决期 这包括双方均满意的"双赢"结果,也包括"不解决的解决"。双赢是最好的结果,所以要尽量寻求对双方有利的解决之道。

人际冲突时通常会采用五种解决方式——回避、竞争、迁就、折中、合作。在不同情境下,根据情境需要,如果灵活选用适合的冲突解决方式,就能成功地处理冲突。

（一）回避

回避指的是既不合作又不竞争,既不满足自身利益,又不满足对方利益的冲突解决方式,对冲突采取逃避或压抑的态度。回避作为处理冲突的一种方式常常是消极的,但在某些情况下,例如当冲突涉及的事件价值不大、但潜在危害却很大时,回避就可能避免冲突问题的扩大化。

（二）竞争

竞争是一种强制性的策略,其核心就是"我赢你输",追求自己一方的利益最大化。竞争策略采取的是武断而不合作的态度,是试图通过控制或说服他人的方法达到自己的目的,并以此解决争端。在效果上,竞争使参与者更加努力,以取得积极结果。但竞争并非最佳方式,因为它常常会是非建设性的,因为不考虑他人的愿望往往会对他人产生危害。试图通过支配和控制来解决冲突会使双方交流带有敌意和破坏性。

（三）迁就

迁就是一种"由他人指导"的解决冲突的方式。这种方式首先是顺从,让其他人主导一切。迁就策略的核心是迎合对方,向对方的利益让步。迁就可以帮助个人避免冲突产生的令人不适的斗争感。从积极方面看,在某些必须维持和睦的情况下,迁就有可能成为限制冲突升级的有效方法。

（四）折中

折中介于竞争和迁就之间,有一定程度的武断性和合作性。人们在处理冲突时,常常会选择折中方式,因为它是一种权宜之计,并能提供一种发现中间位置的捷径,能部分地满足双方的愿望。但用折中的办法来解决冲突往往难以"恰到好处",由于双方都要抑制自己的思想情感以达到解决冲突的目的,因此双方都不能完全得到满足。

（五）合作

合作是指具有高度合作精神的冲突双方尽可能地满足双方利益的冲突管理策略。它是最完善的冲突处理方式。它承认冲突的不可避免性,正视冲突,并运用冲突产生建设性结果。为了通过合作解决原本不相容的问题,人们需要足够的时间以发现相互满意的解决方法。这就需要广泛深入的沟通,在沟通中针对问题寻求合理的解决方法。

三、如何面对患者的抱怨

（一）患者抱怨的原因

让患者抱怨的原因是多方面的,如对医疗服务质量不满,诊疗前抱怨等待时间太长、服务态度欠佳;诊疗中抱怨诊疗时间过长或者过短、医生心不在焉、动作粗暴、服务不够专业、器械消毒不严、未能按患者的诉求进行诊治、医生缺乏耐心等;诊疗后抱怨疗效不佳、出现并发症等。上述这些都是引起患者抱怨的常见原因。

（二）应对措施

1. 正确看待患者的抱怨　通过了解和分析患者抱怨的原因,发现患者的情绪有可能是就医环境、就医流程不完善造成的,也有可能是历史性的、体制性的、社会性的,甚至是病理性的,与医疗没有丝毫联系,所以医务人员要学会倾听和发现抱怨背后患者的心理诉求,把抱怨看成是一个改善医患关系、改善医疗服务的良机。

2. 情感认同　不管引发患者抱怨的原因是否属于医院,都表示出对患者情感上的认可与关怀,而不是立即撇清与自己的关系并予以否认。若引发患者抱怨的原因的确属于医院,与医生有关,不管是否在自己解决问题的能力范围内,如果能够真诚地向患者说"对不起",会有助于平复患者激动的情绪,让患者感到自己受到尊重和关注。

四、如何面对患者的愤怒

当患者对服务态度和医疗服务治疗不满意时,或者患者的抱怨未能得到及时的处理时,部分患者就会产生愤怒情绪。如何面对这些愤怒,对调解医患矛盾至关重要。处理恰当就能化解潜在的医患冲突,处理不及时就会导致冲突的发生。

(一) 找到引起患者愤怒的原因

1. 对服务不满意　医院的医务人员服务态度不好,服务态度生硬,或者主动性不够、解释不耐心、随便呵斥患者等,会使患者对服务不满意,产生抱怨或愤怒情绪。

2. 患者病理性的反应　如某些心身疾病,比如甲状腺功能亢进的患者,情绪容易激惹,脾气暴躁是疾病本身的症状。

3. 对医疗技术不满意　患者来医院的主要目的是治疗疾病,期望值很高,如果患者对医疗效果不满意,甚至出现医疗差错、术前告知不充分、出现并发症等情况,就可能有抱怨或愤怒的情绪。

4. 对环境不满意　医院的服务设施差,环境脏、乱、差,生活服务不方便,医院不安静,不能满足患者的基本生活要求,也会让患者产生不良情绪。

5. 对服务收费不满意　当患者对医疗服务中的收费不满,认为看病难、看病贵时,常常会在诊疗过程中产生抱怨和愤怒情绪。

(二) 处理患者愤怒的原则

1. 管理自己的情绪　面对患者的愤怒,医务人员内心也会产生强烈的情绪反应。无论是愤怒、恐惧还是悲伤,医务人员要觉察到自己的情绪,并在处理好自己情绪的前提下,再来处理患者的情绪。否则不仅不能帮助患者,也会使自己心身疲惫,甚至导致医患冲突发生。

2. 倾听　认可患者的愤怒和烦恼,允许愤怒的患者把话说完,让患者将情绪表达出来,既可以弄清愤怒的原因,确认问题所在,也可以使对方获得放松的感觉。急于打断和解释,会更加刺激患者的愤怒情绪。

3. 共情　共情是针对患者情绪最有效的反应。医务人员应及时地把听到、看到、感受到的患者情绪反馈出来,并表达理解。

五、如何面对暴力伤医

医患信任解体导致医患关系恶化,从而引起暴力伤医事件。

(一) 预防是最好的办法

1. 减少攻击性　切忌打断患者发泄愤怒,在讲话中不能以任何方式威胁患者,不要进行人身攻击,这会使人显得具有攻击性或极力为自己辩护,从而使暴力升级。

2. 保持机敏　不要在有潜在危险的环境中单独工作。

3. 三思后行　注意移开那些在极端情况下容易被暴力患者拿到而用来袭击他人的东西。

4. 保持通讯　记住安保人员的电话号码,或者至少始终把他们的号码放在电话机旁。

5. 保持距离　保持安全距离,既不要太近,也不要太远。

(二) 学习维护自身安全的技巧

随着社会的发展,人们物质文化生活水平的提高,健康意识不断增强,维权意识也在不断增强。人们对医疗卫生保健的要求,对医学的期望、对医生的要求越来越高,对医疗风险的理解、承受能力越来越低。由于医学本身的复杂性、不可预见性以及主观上受医务人员的学术水平、临床经验、道德水平的影响,加之媒体舆论导向等因素,使得近年来频频发生医患冲突的恶性事件,给正常的医疗工作带来很多不必要的麻烦。所以,如何正确认识、妥善处理危急时刻的各种医患纠纷,如何提高自我防护能力,是每个医务人员面临的重要问题。

1. 关注医患纠纷的萌芽,及时进行预防干预　医患纠纷的发生虽然有不确定性和突发性,但多数情况下可经分歧产生→纠纷萌芽→矛盾扩大→问题激化→事态扩大五个阶段。因此,纠纷的防范要改变被动应付的局面,不能等到问题凸显、矛盾重重才去解决,必须尽早发现隐患与苗头,及时干预,把医患纠纷解决在萌芽状态。掌握医患纠纷的易发环节,对易发科室、易发人员、易发时间、易发诱因进行重点关注。重视可能发生医患纠纷的初始表现(如患者对医疗工作程序或效果产生异议,患者不适当地干预诊疗工作、不听从医护人员解释或不配合治疗等)。

2. 建立应急机制,妥善处理医患纠纷　医院必须十分重视医患纠纷的处理工作,建立应急处理机制和医患纠纷投诉接待程序。在发生医患纠纷后,不回避问题,抓住主要矛盾,有理、有节、合情、合理、合法地处理解决。接待来访患者和家属时做到真诚热情,认真倾听患方的申诉,了解患方不满的原因、投诉的目的、医疗方在治疗过程中是否存在缺陷等,查明原因,分清是非,本着公正、合理、适度可行的原则,制订纠纷解决方案,努力和患方达成共识。

3. 面对突发事件,培养紧急自救能力　应对突发事件主要包括事前防范、事中应对和事后处理三方面。

(1) 增强危机意识,做好个人防范:事前防范是避免医疗场所暴力行为的最有效措施。平时多注意观察医疗环境中潜在的危机或者隐患,练习全面观察事物的能力,针对可能出现的风险,预先采取或拟定一些必要的防范措施。恶性伤医事件发生前,如果医护人员足够警觉,提前做出防范举措,悲剧是可以避免的。

(2) 事发时头脑冷静,积极应对:恶性伤医事件发生时,现场医务人员要冷静处理,直接与暴徒抗争是最不可取的,因为医务人员自身抗凶杀能力有限,所以如何维护自身和在场人员的生命安全是医务人员最先考虑的。紧急情况下可采取正当防卫、紧急避险等自救行为。医务人员需要注意的是,只有当事人遭受到了不法的侵害,才有行使自救行为的必要,这样自救行为才有其合法性,如果自救行为的结果超出了必要的限度,就不再具有正当性,转而负上刑事上的责任。总之,尽最大可能脱离事发现场,互相帮助,果断正当防卫,及时呼救及向医院警务工作室(必要时保存好医院值班或者警务室电话)或110请求支援,震慑犯罪分子,避免歹徒继续伤害自己和周围人员并紧急处理伤情。

(3)及时上报:暴力事件结束后应通报上级,留存证据,寻求司法等途径妥善解决此事,并总结经验,吸取教训。

六、应对冲突的沟通技巧

当医患发生冲突时,首先了解冲突的原因,这样在寻求解决方法的时候才能够有针对性。同时需要制订解决冲突的方案,尽量避免情绪化地对待分歧,运用双赢式解决冲突的策略,这样医患双方才可能有效化解冲突,理智地对待和解决分歧。

(一)管理好自己的情绪

在医患之间发生冲突时,双方都会产生负性情绪,如愤怒、委屈、恐惧、担心等,有时候情绪反应很强烈。医务人员要觉察到自己的情绪,并认识自己情绪的来源,接受并调节自己的情绪,只有管理好自己的情绪,才有能力应对冲突。

(二)为对方消气的技巧

为了能与对方进行有效沟通,在管理好自己的情绪的同时,还需要想办法消减对方的怒气。一种有效的办法是接触患者,如请患者坐下,端杯热水或递上纸巾等,并真诚地表达歉意,以便稳定患者情绪,从而有利于冲突的解决。

(三)理解与同情

用换位思考的方法,试着把自己放在对方的位置上来看问题。这样不仅可以帮助理解对方的所思所想,也更容易与对方进行交流。当患者感受到医务人员的理解时,才会愿意进一步讨论冲突的解决方案。

(四)鼓励对方把内心的想法与感受说出来

发生冲突时,鼓励患者把其内心的想法和感受讲出来,注意倾听对方的述说,及时给予理解性的反馈信号。当医务人员愿意聆听并尊重患者的观点时,就会转变患者的敌对态度,并使患者以同样的方式来对待医务人员。这样,双方就能够深入沟通,从而找到解决矛盾的办法。

(五)避免责怪对方

人们对于责怪的最常见反应就是进行反击。所以在处理冲突时,要注意说话技巧。责怪和训斥容易激起患者的抵触情绪,不易被患者所接受。

(六)运用探究式的问话

患者在冲突中会说些很绝对的话来否定你的观点或建议。应对这种情景的有效方法是在对方话语的基础上进行探究性反问。

例如:患者:"我想用最好的药物。"医生:"您觉得什么样的药物对你来说是最好的?"探究性反问有助于澄清患者的观点和想法,有助于寻找冲突的原因,把冲突双方的谈话重新带回到建设性的沟通轨道上。

---------------- **实 操 练 习** ----------------

练习一

【案例讨论】——说明真实情况,主动沟通

患者,男,45岁,因L_5-S_1椎间盘突出症,在椎间孔镜下行髓核摘除术,手术非常顺利。术后第2天,患者家属(患者儿子)非常生气地找到主管医生询问为啥给他的父亲计错了费,因为计费项目中有输尿管结石取出术的手术费和麻醉费,没有椎间孔镜下髓核摘除术的费用。医生给家属解释,但家属不接受。患者家属和主管医生之间产生了医患冲突。

请分析这起医患冲突产生的原因。应该怎样避免和处理?

(一) 该医患冲突产生的原因

1. 计费人员的失误导致错误。

2. 主管医生的解释可能不是太清楚。

3. 患者家属不接受主管医生解释的原因。

(二) 应该如何避免该冲突

1. 计费的护理人员在手术后要及时查看患者的计费情况,发现错误及时纠正。

2. 由于患者未出院,还未交费,结果还未产生,可以让科室主任或者护士长给患者及其家属说明情况并道歉。这样可以得到患者的谅解。

练习二

【角色扮演】——换位思考,掌握沟通技巧

1. 目的　促使学生理解医患冲突的原因,掌握处理的技巧。

2. 方法　对上述案例,进行角色扮演。首先,将学生分为三人一组,分别扮演医生、患者和观察者。由"患者"讲述疾病的过程和感受,"医生"在处理冲突中练习学到的技巧,时间15分钟。然后,由观察者和"患者"分别反馈"医生"的工作。最后,再交换角色,分别练习。

练习三

【案例分析】——落实制度,避免差错,主动解释,以情动人

1. 患者一般情况　患者,女,58岁,小学教师,中专学历,汉族,丈夫为离休干部。

2. 病史及诊疗经过　患者因"腰痛两周"在某院疼痛科治疗。接诊医生王某经询问病史、体格检查及影像学检查诊断为"腰4-5椎间小关节炎",给予以椎间小关节注射为主的综合治疗。在静脉输入帕瑞昔布时,患者询问护士输的什么药,由于该护士不知道这是一种新型的抗炎镇痛药,她回答可能是抗癌药,结果导致患者浑身乏力,一夜都未睡好觉。

3. 患者诉求　在第2天主管医生查房时,医患之间发生冲突。患方质问她没有患癌症为啥给她输抗癌药,认为是治疗用药错误,并到医务部投诉,要求医院承担医药费,并对用药后出现的毒副作用负责,认为主诊医生工作马虎不负责,还要求精神补偿。

4. 纠纷要点

(1) 该医患冲突发生的原因是什么?

(2) 诊疗过程中是否存在缺陷?

(3) 输入帕瑞昔布是否会产生毒副作用?

(4) 如何消除患者及其家属的疑虑?

5. 纠纷分析　患者以"腰痛两周"就诊,诊断"腰4-5椎间小关节炎"正确,主诊医生没有给科室护理人员讲解新型抗炎镇痛药——帕瑞昔布的药理作用和临床应用,所以护士在没问清楚情况的时候,将抗炎镇痛药误以为抗癌药,给患者和家属带来了恐慌,而且患者知道是抗癌药后,一方面以为医生隐瞒病情,自己得了癌症,另一方面以为输错了药,所以非常紧张,医护人员又没有给予及时耐心的解释,消除患者的疑虑,沟通上存在不足。

6. 沟通与处理　由于护理人员工作不仔细,未对新药进行了解,随口就把抗炎镇痛药说成是抗癌药,给患者及其家属带来了不必要的紧张情绪,导致了医患冲突的发生,造成患者的误解与不信任。患者输入帕瑞昔布后出现的全身无力现象,经过上级医生仔细检查没有其他异常情况。对此,医院请疼痛治疗专家给予耐心的解释,其出现的全身无力现象系心理作用的结果。同时,针对是不是抗癌药,医院出示了相关的医嘱和对该药进行了详细的讲解说明。为进一步打消患者的怀疑,在患者出院前复查血常规,未见白细胞减少等免疫抑制现象,患者的疑虑终于解除,患者表示满意,于是冲突得到解决。

7. 经验教训

(1) 在治疗用药时尽可能了解治疗药物的药理作用:本案例护理人员的新药知识欠缺,又没有向主治医生了解该新药的作用,仅凭主观判断给患者做了错误的说明,致使患者及其家属紧张和误解,加之出现情况后未及时通知主治医生或者上级医生,使患者缺乏信任感,认为医生不负责任。

(2) 以人为本,注重人文关怀:本案例护理人员缺乏社会心理学知识,对患者流露出的紧张恐惧迹象丝毫没有觉察,并且在不清楚药物作用的时候,应该给患者及其家属说去问问主管医生再给他们解释。患者出现全身乏力感觉后,解释过于简单。应请科主任或者学术权威与他们沟通。

(3) 冲突出现后应积极主动沟通,及时处理:当出现冲突时,要分析冲突的原因和患者的诉求,有针对性地耐心解释、积极主动地帮忙查找原因,最好是给患者提供消除疑虑的一些直接证据,请上级医生或相关专家会诊,实事求是地进行处理,可缓解医患冲突。这样既保护了患者的利益,也保证了医护人员的正常医疗秩序。该患者通过沟通和解释后,顺利出院。

第六节　危急时刻的沟通技能

危急时刻常常具有危重性、突发性、紧迫性等特点,如不及时处理,会造成严重不良后果。及时有效的沟通能让患者及其家属消除恐惧感,减轻心理负担,控制情绪的冲动,有利于患者疾病的恢复和建立良好的医患关系,减少医疗纠纷的发生。

一、患者与重症患者

（一）患者

患者狭义上是指患有疾病、忍受疾病痛苦的人，是社会人群中那些与医疗系统发生关系的、正在寻求医疗帮助的人群；广义上指患者和患者的家属、亲人、朋友及相关利益的人。

（二）重症患者

重症患者是指那些病情严重且复杂，病情变化快，随时可能发生生命危险的患者。这些患者需要严密、连续的病情观察和全面的监护与治疗。重症患者进行治疗的过程中，由于各种因素的影响，会导致患者产生极大的心理压力。这些因素包括病情危重对死亡产生的恐惧；突然在短时间内丧失对周围环境和个人身体功能的控制，完全依赖于他人；不断地进行身体检查，甚至触及身体隐私部位；突然置身于一个完全陌生的环境；治疗仪器所产生的声音、影像、灯光等对患者的刺激；因人工气道的建立和呼吸机治疗而引起沟通的障碍等。

因此，重症患者往往出现比一般患者更为严重的紧张、恐惧、焦虑不安、情绪低落、抗拒等心理。他们更加强烈地渴望了解病情、心理安慰及心理支持。特别在患者极为痛苦时，更应该对其进行安慰和鼓励，对于增强患者抗病的信心、减轻焦虑情绪和战胜恐惧都有着很大的作用。

二、与重症患者及死亡患者家属的沟通

在重症患者的治疗中，家属是患者最重要的看护者和社会支持者。患者的病情会严重影响家属的情绪，导致家属易出现焦虑、紧张、恐惧等心理变化。医生在救治患者活动中，不仅需要与患者进行沟通与交流，还需要与患者家属就患者的病情、诊疗方案、预后转归、医疗费用等方面进行交流与沟通。这种沟通在医疗活动中有着十分重要的作用，甚至有时候超过了与患者本人沟通的重要性。患者家属的理解、配合程度与医疗行为结果有密切关联。患者因病情无法救治出现死亡，家属会出现难以抑制的悲痛心理，这种悲痛心理过程大致分为震惊、否认、愤怒、悲伤、理智复原五个阶段，而在愤怒阶段家属易出现过激行为。因此，医务人员需重视家属的沟通。

（一）与重症患者家属的沟通

与重症患者家属沟通的目的是让家属了解疾病的严重性、危险性、可能的不良后果及在抢救治疗过程中需要家属配合的相关事宜。通过有效沟通，让家属对抢救过程、治疗方案和预后及医疗费用有合理的预期，并积极配合治疗，也可避免医疗纠纷的发生。在沟通环节中应做到以下几点：

1. 重视家属的心理状态及心理需求　当患者病情严重时，家属常表现为关注、悲痛甚至绝望的心态，而随着病情的加重，家属对患者生命的抢救、病情的恢复、抢救治疗方案的可行性和医疗费用的担忧等会产生严重的焦虑心理，有的家属还可能出现情绪激动。医生必须了解家属的心理状态和心理需求，有针对性地、耐心地进行沟通。医生可恰当地使用语言和非语言沟通，对家属的感受和情绪做出反应。对于情绪激动的家属，要理解和同情他们的处境，稳定他们的情绪，及时介绍救治情况，使其积极

配合治疗。

2. 客观、及时告知相关信息　由于重症患者病情严重,随时变化,可能出现预后不佳等情况。医生应充分了解病情,做好各项检查,做出相应的预后判断,不能做过于乐观的预测。患者和家属常问医生"要不要紧?""严不严重?""有没有事?"之类的问题,此时医生不要用"不要紧""没关系""没事"之类的语言回答,可以就患者当前的情况做客观描述,如用"患者目前情况稳定""病情暂时稳定,还需进一步密切观察"等语言回答。及时将危重患者病情的严重程度、不良后果、并发症和预后告知患者家属,使患者家属对患者病情的危险性、治疗效果和预后有正确客观的了解,做好充分的思想准备,以免家属对疾病的治疗产生过高期望,造成不必要的医疗纠纷。

3. 尊重患者及其家属的知情权和选择权　危重疾病抢救治疗过程复杂多样。治疗方案的选择,是否采用有创技术,选用何种药物,可能达到的治疗效果等,均应客观真实地提供给患者或其家属参考。如抢救过程中涉及的输血、创伤性检查、手术、特殊药品使用等都应告知家属并签署知情同意书。

4. 始终与患者家属保持及时沟通　危重患者病情严重、复杂,病情随时发生变化,治疗方法随着病情变化需要不断进行调整,要求医生随时保持与家属的密切沟通,对治疗方案的调整应征得家属的同意。掌握家属的心理状态和情绪变化,如对沟通的感受、对交流的期望值等,以便及时调整沟通的技巧和内容。随时将病情变化和严重程度告知家属,必要时出具病危通知书,通知家属履行签字手续。若在手术过程中发现患者情况与术前预计的不完全相符,考虑需要扩大手术范围或者改变手术方式,甚至可能损伤周围的组织、器官或需要切除预定范围外的组织或器官时,医生应及时告知患者家属,做好有效的沟通,征得患者家属的同意并签字后方可继续进行手术。术中出现意外大出血或其他危及生命的情况,也应及时与患者家属进行沟通。

5. 病情好转后的沟通　当病情出现好转时,医生也应及时告诉家属病情反复的可能性和原因,以及防止和减少疾病反复的方法和措施,如日常生活中自我保健的方法和功能恢复训练的手段。在沟通过程中,尽可能耐心、专心倾听家属的诉说,对悲观的家属给予疏导,同时对家属进行适当的健康教育,以利于患者的护理和康复。

(二) 与死亡患者家属的沟通

与死亡患者家属沟通的目的是帮助家属接受丧亲的现实和走出丧亲的痛苦,为家属提供社会支持,让家属尽快恢复到正常的工作、生活中。因此,沟通要做到以下几点:

1. 重视死亡患者家属的心理并积极给予疏导和支持　1964 年,安格乐(Engel)提出了丧亲者悲伤过程六个阶段——冲击与怀疑期、逐渐承认期、恢复常态期、克服失落期、理想化期、恢复期。据观察,丧亲者经历上述六个阶段大约需要 1 年的时间,但丧偶者可能要经历两年或更久的时间。影响家属居丧期悲伤的心理因素主要是对死者的依赖程度及亲密程度、患者病情的长短、死者的年龄与家人年龄、家属的文化水平与性格、失去亲人后生活的改变及其他的支持系统。

在获知亲人死亡的消息后,家属最初的反应是麻木和不知所措,同时哭泣是家属最常见的感情表达方式,是一种很好疏解内心忧伤情绪的途径。医务人员应在做好死者尸体护理的前提下安慰家属面对现实,鼓励其宣泄感情,认真聆听他们的倾诉,给家属一定的时间并创造适当的环境让他们痛快地哭出来,为悲伤过度的家属提供休息的地方,必要时为他们吸氧、测血压等。发现家属中的重要人物和"坚强者",鼓励他们相互安慰,相互给予支持和帮助。医务人员应及时了解家属的心理状况,及时给予疏导和解释,关心同情家属,防止家属因极度悲痛不能接受人财两空的事实而迁怒于医务人员。

2. 协助解决家属的需求　　患者去世后,家属需要处理后事及许多家庭和个人的问题。医务人员应了解家属的实际困难,提出合理的建议并给予力所能及的帮助。

三、危急情况引发的心理反应

危急情况使人进入应激状态,产生一系列心理反应,主要是情绪反应、行为反应、认知反应。

(一) 情绪反应

焦虑、愤怒、恐惧和抑郁是应激情况下的主要情绪反应,其中焦虑是最常见的一种情绪反应。大多数情况下,当危急情况消除后,这些情绪反应会消失。适度的焦虑有利于合理地应对危急情况,对机体有利;过度的焦虑对机体是非常有害的。抑郁的患者易出现悲观、悲哀、失望、绝望和失助等,严重时有生不如死的感觉,容易自杀;愤怒的患者容易迁怒于人,甚至出现过激行为。

(二) 行为反应

应急情况下的行为反应在个体行为中表现出来,表现在面部表情、身体语言中。当应激超过所承受的水平,机体的动作协调和行为技能的发挥也会受到影响,表现为动作笨拙、僵硬或颤动,攻击争吵或回避退缩。

(三) 认知反应

应激情境中,个体心理的内稳态受到破坏,应激源通过情绪反应干扰和影响逻辑思维、智力,造成认知能力下降,而认知能力下降又会促使个体产生动机冲突,激发不良情绪,形成不良情绪与认知能力下降的恶性循环。认知反应的另一方面是自我评价丧失,如亲人故去、患重病等,均可使人丧失自信心,总是怀疑和担心,对生活和工作产生不良的影响,缺乏自我控制。

四、医生告知坏消息的困难和障碍

所谓坏消息,是指凡是与当事人的根本愿望完全相反或者是当事人不愿意看到的消息。在医疗工作中,坏消息是指患者被诊断为严重疾病,或者是难以医治、预后不良和疾病可能导致身体残疾,甚至影响生命的疾病情况。坏消息是一种相对的概念,决定于患者和家属的理解、接受程度及反应和应对状况。当其对患者身心健康的发展趋势不利时,以及患者和家属难以接受时,便被认为是坏消息。告知坏消息是医务人员临床工作中无法回避的难题。

(一) 告知坏消息的困难

1. 医生方面　　由于缺乏告知的基础理论知识和医患沟通技巧,医务人员在面对坏消息时,内心也常常会出现担心、紧张的情绪,害怕自己告知的言行不当而给患者带来打击,这种情绪状态有时会成为医患沟通的障碍。另外,当患者及其家属听到坏消息后情绪爆发,放声痛哭或者愤怒时,很多年轻医生不知所措,甚至也会出现悲伤、愤怒的情绪。

2. 患者方面　当一个人得知自己患了某种严重疾病、无法治愈或者是出现严重并发症、留有不同程度的后遗症等不好的情况时,典型的反应是震惊和否认,很难接受。因为每个人承受的心理压力是有限的,坏消息的出现会改变患者的社会地位、人际关系、经济状况等,这些改变都是一时难以面对的问题,甚至个别患者不能面对坏消息进而非理性地指责医务人员或医院。

（二）告知坏消息的障碍

1. 理解障碍　医生在把"坏消息"告诉患者的时候,使用复杂的语言、专业的术语,导致患者无法正确接受医生传达的信息,常常令患者一头雾水。

2. 医学专业信息不对称　医生告知患者坏消息时,两者对疾病性质的看法存在着分歧。医生在看待疾病时更多的是从生物学、医学的角度,而患者由于不具备专业的医学知识,在医患之间进行交流时,两者看似讨论的同一问题,实际上也许是完全不同的一件事情。当医生告知患者患有癌症、严重传染病时,医生更多是以一个观察者的角度去告知病情,而患者听到坏消息时内心充满痛苦,感觉医生更像是一个局外人,可见疾病对于两者的重要性是不同的,这不利于医生坏消息的告知。（表2-24）

表2-24　信息不对称时的沟通

家属: 医生,我父亲为什么要转入呼吸重症监护病房（RICU）,还要进行气管插管和机械通气治疗? 我们不同意转,请你继续用药物治疗吧,他只是一个哮喘而已……（不理解、怀疑的表情）
医生: 支气管哮喘的并发症之一就是严重的气道内黏液栓塞形成。它可能是患者当前哮喘难以缓解却反而加重的重要原因,需要经过气管插管将黏液栓清除,使气道恢复通畅,否则可能危及生命,所以我们需要把患者转入 RICU,请你理解。
家属: 哦……这样呀……（仍持怀疑的眼神,犹豫不决）
医生: 你们放心吧,我们做的一切都是为了患者的生命安全,我们都希望他能早日康复。
家属: 好吧,那辛苦你们了,希望你们给他尽快医好回家。
医生: 请你们放心,医好患者是我们的责任,我们一定会尽自己最大努力治疗患者。现在我给你们讲讲转科的相关注意事项吧……

3. 医源性原因导致坏消息　因医务人员的诊断治疗失误、知情同意缺失、服务欠缺、处理不良、药物毒副作用等因素给患者带来严重不良后果,医生告知患者坏消息时处于非常尴尬的境地,内心有自责、担心、无法控制等心理冲突,这对坏消息的告知产生了极大的障碍。

五、正确告知程序和策略

在医疗活动中,对坏消息的传递有许多途径,包括主动传递和被动传递。医生应当在患者明确诊断后,有计划、有步骤地将这个坏消息传递给患者。在处于危急时刻的患者和家属面前,医生每一句安慰与关心的话语都会使患者和家属感到莫大的支持与鼓舞。患者及其家属往往是在极度紧张、焦虑、渴望的情况下等待着结果,这个结果可能改变一个人的生活,改变一个或多个家庭的命运。

（一）告知方法

5W1H 分析法也叫六何分析法,是对选定的项目、工序或操作,都要从原因(why)、对象(何事 what)、地点(where)、时间(when)、人员(who)、方法(how)六个方面提出问题进行思考。这个分析方法应用于危急时刻消息的告知,具体指:谁告知? 告知谁? —who;告知的内容—what;在什么场所告知—where;在什么时间告知—when;医生的意见和建议—how。

1. 谁告知,告知谁(who) 谁是告知者,一般情况下,术者或者主治医生告知比较合适。主治医生或术者掌控整个病程及手术治疗过程,对手术过程中出现的坏消息能全面掌握;主治医生和患者及其家属接触比较多,对病情比较了解,这样能得到被告知者的充分信任。尽量避免让进修或者是实习医生告知坏消息,由于身份的限制,进修、实习医生对手术情况和整个病情的发展不能够全面深入了解,临床经验也不够丰富,被告知者一旦提出与病情预后和诊治相关的问题时,可能得不到确切而满意的答案,这就让被告知者感觉医生对患者病情不够了解,进而失去被告知者的信任。

告知谁:按照我国现行的法律法规,坏消息首先应该告知的是患者,而现实情况需要结合伦理道德等方面综合考虑。对后果极其严重、不治之症等一时难以接受的病情变化,或者是一旦得知坏消息时会导致病情加重等,可以告知其家属。

2. 告知内容(what) 首先在患者入院时对患者的疾病诊断,既往疾病的治疗情况及现病情、合并症及并发症等情况充分了解和掌握。在各种治疗前,有必要对患者的现状与患者及其家属进行预见性的告知和交流。对被告知者可能涉及的提问也要做好充分准备,不能含糊其词,更不能有问不答。告知者要掌握哪些坏消息是可以直截了当地告知,哪些坏消息是需要循序渐进地告知,这也是告知内容应该考虑的问题。

3. 告知场所(where) 应该选择一个比较安静,不受外界打扰的场所进行告知。告知者和被告知者要相视而坐,如果被告知者不是一个人的话,要让被告知者全部都坐下,采取比较放松的姿势。告知过程中,告知者应避免接听电话,应集中注意力做好告知,不要让被告知者觉得医生行色匆匆,满不在乎,敷衍了事。

4. 告知时间(when) 原则上应该在最短的时间内让患者得知病情的具体情况,以免耽误病情,影响后续治疗。如果是急诊或者是手术中需要重新选择手术方案,就需要立即征求患者及其家属的意见,以便得到家属充分理解,并做好书面记录,必要时请家属签字。

5. 告知后的情绪如何处理(how) 不论被告知者是患者本人,还是家属,告知坏消息后必然会出现不相信、惊慌、悲痛、抑郁、归咎他人、愤怒等一系列情绪反应。针对这些反应该如何处理? 医生首先要耐心倾听被告知者的倾诉,体谅被告知者的难处。其次不要把自己的判断和推断强加给被告知者,允许被告知者有充足的时间进行选择。观察被告知者的反应,对被告知者的提问,应最大限度地给予解答。不要避重就轻,对最主要的问题避而不答。医生在尊重被告知者自主权的同时,要尽最大努力调动他们的积极性,告诉治疗和不治疗会出现的情况,告诉各种可能的治疗方案,让被告知者有充分选择的权利。充分听取患者及其家属的意见,对被告知者最关心的问题要经过认真的商讨和论证,争取给予被告知者满意的答复,尽全力减轻被告知者的疑虑和担心。

（二）告知程序和策略

SPIKES 模式是告知程序和策略的具体方法和技巧。（表 2-25）

表 2-25　告知坏消息的策略

> 医生:李先生,您好! 今天感觉怎样?（安静的医生办公室交谈）
>
> 患者:比前天感觉好些,但腹部还是有隐隐的疼痛……
>
> 医生:嗯,您的痛苦我很理解! 我需要告诉您最近的检查结果,希望您做好心理准备,您觉得今天可以吗?
>
> 患者:好的,我已经做好心理准备了,你说吧!
>
> 医生:您的检查报告出来了,很抱歉,不得不告诉您一个不好的消息……肿块是个恶性肿瘤,但是属于早期。对于您的疾病,你目前了解多少?
>
> 患者:我有朋友也是患同样的病,因为诊断早,治疗积极,现病情很稳定,所以我觉得我还是有希望治疗的!
>
> 医生:您的心态很好,这非常有利于您疾病的治疗,那您目前最担心什么问题?
>
> 患者:我在单位正负责一个大项目,估计如果这个项目成功了我很可能升职,或者是一次丰厚的提薪,但如果确诊是肿瘤,那我估计我的上司一定会考虑重新安排人填补我的空缺……（失望的眼神）
>
> 医生:这个项目的确很诱人,但身体更重要,我相信等您治疗好疾病还会有机会做这样的项目,我给你讲讲相关的治疗方案吧……

1. S（setting up）是指设置一个恰当的会面环境,选择一个安静的环境,将手机调成静音,让患者或其家属坐下来,准备些面巾纸,以应对情绪反应较强烈的患者或其家属。与患者或其家属保持视线平行,保持目光接触,将全部注意力关注到患者或其家属身上。作为对医生的保护,必要时可以将患者设置于摄像头辐射区域。

2. P（patients perceptions）是指探询患者或其家属对病情的认知情况,可以直接询问他们了解哪些情况。技巧是:要使用问—答—问的方式,鼓励患者提问题。

3. I（patients invitation）是指引导患者询问有关病情的细节,先明确患者想知道哪些信息,有针对性地告知;如果患者不想对病情了解很多,医生应该尊重他们的选择。

4. K（knowledge）是指告知消息,在这一阶段,要列出一个总的大纲,不要想到哪儿说哪儿,并指出每个信息对患者或家庭意味着什么。医生应注意:在告知坏消息前,给患者或其家属一些预警信号,让他们能有个心理准备,比如说"很抱歉,我不得不告诉您一个不好的消息",绝对不能说"我们实在无能为力了";要使用简单易懂的语言,而不是医学术语;注意停顿,以给患者或其家属足够的反应时间等。

5. E（emotions）是指与患者和家属共情,这是面对患者情感反应最好的方式。首先医生要认可患者或其家属的情感,理解他们的处境并尊重他们的表达方式,从心理上支持他们。在告知坏消息过程中,这是最难的一步,需要每个医生充满爱心地帮助他们。

6. S（summary）是指对谈话进行总结,提出治疗建议,留出时间让患者或其家属提问题,并确定以后还有时间同他们交流。综合所有信息,与患者沟通后,达成一个治疗方案。

（三）告知坏消息的注意事项

告知过程中要切记以下几点：

（1）告知时要严肃认真。

（2）不宜采用电话告知的方式告知坏消息。

（3）避免告知过程中接听电话和中途因其他事情转移注意力。

（4）注意语态和表达方式。医生要绝对避免以领导者的态度或口气来与患者、家属交谈，而要把自己的身份融入到患者家属的一员中去，让被告知者感受到医生和患者、家属的共同心愿是治疗疾病，战胜病魔。

-------------------------- 实操练习 --------------------------

练习一

【案例讨论】——如何告知患者坏消息

一位青年女性患者，两年前被诊断为乳腺癌，并进行了手术、放疗、化疗等治疗，本次是因咳血收治住院。经 CT 检查发现双侧肺部肿块，并经过肺活体组织检查确诊为乳腺癌转移。患者并未意识到此次发病的严重性，而认为自己是肺部感染。讨论：如何告知患者坏消息？即告知患者癌症转移的真相。

练习二

【角色扮演】——告知坏消息的情景演练

1. 目的　使学生掌握坏消息的告知方法，掌握正确的告知程序和策略。

2. 方法　针对上述案例，进行角色扮演。将学生分为三人一组，分别扮演医生、患者和患者家属。由"患者"讲述自己病情和心理期待，"医生"在角色扮演中练习如何向"患者"和"家属"告知坏消息，时间 15 分钟。然后，由"患者"和"家属"分别反馈"医生"的工作。最后再交换角色，分别练习。

练习三

【案例分析】——手术中出现意外时沟通不到位引发的纠纷

1. 患者一般情况　患者，男，67 岁，退休教师，本科学历，汉族，爱人为农民，家庭经济条件较好。

2. 病史及诊疗经过　患者因"反复头痛 2 年余"收住神经外科。入院后，拟诊"鞍区占位，颅咽管瘤可能性大"，于入院后 7 天在全麻下行"右颅开颅手术"。术中锯开颅骨瓣后，突然出现右额叶皮质迅速膨胀，张力增高，麻醉师检查后认为麻醉无异常，同时探查右侧额叶及骨窗周围未见明显出血，且行术中 B 超检查额叶内均无血肿影像，遂嘱给予过度换气、脱水等处理，脑膨隆有所减轻，考虑到继续手术可能出现的困难及难以预料的意外情况，手术第一助手拿着一张写好的手术同意书，在前后不到一分钟的时间里，由家属签字确认要求终止手术。术后 6 小时复查头颅 CT 平扫提示：右顶叶可见 5.2cm×3.4cm 团块状密度增高影。

3. 患者诉求　患者家属对签署终止手术同意书表示反悔，认为医生是乘人之危借此推卸责任，家属有受蒙骗的感觉，要求医生对此次手术失败负责。

4. 纠纷要点

（1）手术过程中是否存在缺陷？

（2）手术失败是否与医生有关？

5. 纠纷分析 患者术中突然出现右额叶皮质迅速膨胀，张力增高而终止手术是未做好术前准备所致，终止手术同意书签字是因为当时主刀医生在手术台上抢救患者的脑膨胀，为避免延误抢救，临时让第一助手与家属沟通，并非医生害怕而不敢与家属沟通。助手言语简单，未给予耐心解释，而且术前未全面告知患者及其家属手术可能发生的意外，导致家属不能接受手术失败的结果，沟通上存在不足。

6. 沟通与处理 由于术前准备不充分、助手的沟通简单及术前沟通不全造成患者手术终止及其家属误解与不信任。对此，医务部组织病区主任亲自向家属解释，重点解释终止手术同意书签字一事，并对助手的沟通简单造成误解道歉，承诺该患者由病区主任亲自主管，多次组织全科、全院专家会诊，并邀请家属参与讨论方案，病区主任每天查房，表现出对患者充分尊重和友好，举止稳重，语气诚恳、温和。1个月后，患者病情稳定，在术前准备完善的情况下再次手术，顺利切除肿瘤。患者家属耳闻目睹了医生的尽心努力，最终对医生表示了谅解。

7. 经验教训

（1）手术前必须做好术前准备：本案例主治医生的不足就是术前准备不充分，术前对家属未做好可能发生手术意外的告知，使家属没有心理准备。

（2）关注家属心理，人性沟通：本案例手术第一助手缺乏医患沟通和社会心理学知识，让家属签字时没有作充分解释，也没有察觉家属签字带有的情绪。助手应耐心为家属解释签字原因并解答家属的疑问，理解家属的感受，取得家属的同意，帮助家属做出正确的判断。

（3）纠纷出现后应积极主动沟通，及时处理：出现医疗纠纷后，医生应真诚道歉、耐心解释，积极主动地帮忙查找原因，也可以请上级医生或相关专家会诊，让患者家属参与必要的医疗决策，确保家属了解正发生或将要发生的事和原因，实事求是地进行处理，以建议而非命令的方式进行沟通，给患者或者家属选择，这是解决医患矛盾的有效方式。

第七节 与特殊患者的沟通技能

医患沟通是医疗实践的重要内容，良好的沟通有助于医生获取患者全面的健康信息及其信任，从而促进医疗行为有序进行。在繁杂的医疗工作中，医生每天都会碰到各种各样的患者，也不可避免地碰到一些特殊患者，诸如少儿患者、急诊患者、传染病患者、慢性病患者、临终患者，以及难缠、苛刻、愤怒患者等。这些患者往往年龄特殊、疾病特殊或性格特殊，因此与这些患者的沟通方式也比较特殊。掌握与这些特殊患者的沟通技能，不仅能够帮助医生准确采集病史、提高医疗服务成果、改善患者健康转归，而且能够增加患者对医生的信任感和满意度，有助于实现和谐医患关系。

一、特殊患者的概念

从医学的角度来看，特殊患者的概念是针对一般患者而言，并没有统一的定义。医务人员往往把一些需要应用特殊治疗手段治疗其疾病，或把处于某一类疾病的特殊发展阶段,或危急重症患者称为特殊患者。另外,也把低社会评价患者称为特殊患者,之所以称为低社会评价患者,是因为该类患者所患疾病不仅危害患者的身体,而且会导致其社会评价被降低,危害患者的心理和社会生活,如性病、传染病、精神病等患者。从心理学角度来看,还有一类特殊患者,除了身体疾病外,性格比较偏激,医生很难与之建立和谐工作关系,包括难缠、苛刻、愤怒患者。对于此类患者,处理不好很容易引起医患矛盾,使医患原本应该和谐的关系蒙上阴影。

二、有效应对特殊患者的建议

(一) 与少儿患者的沟通技巧

1. 少儿患者的特点　与成年人相比,少儿患者年龄小,语言表达能力差,注意力不集中。同时,由于身体各器官、系统发育尚不成熟,当身体受到疾病侵袭时,心理状态也容易受到影响。总结少儿患者身心有如下特点:

(1) 发病容易,传变迅速:少儿由于抵抗力弱,所以容易受到外邪侵袭而发生疾病,而且在疾病过程中,如果治疗不及时,容易发生传变。由于少儿年龄及病情的特殊性,家长多会有紧张、焦虑的心理,这些都增加了对医护人员专业技能和沟通技巧的要求。

(2) 抵抗性:少儿天性好动,由于诊疗的需要,抽血、吃药、打针、输液等一系列诊治行为限制了其活动,因此少儿容易出现抵抗行为,诸如哭闹、烦躁、不配合医护人员、要求回家等。另外,有些家长平日里喜欢用医生来吓唬孩子,也造成了少儿患者对医院及医务人员的抵抗心理。

(3) 被动依赖性:少儿生理比较脆弱,身体不适容易造成心理脆弱,生病时希望能得到家长更多的关心和照顾。因此,少儿的被动性和依赖性变得比平时强烈,希望家长或周围人以自己为中心,以此来获得安全感。

(4) 分离性焦虑:少儿患者与熟悉的亲人分离,来到医院这个陌生的环境中,面对许多陌生的面孔时会产生强烈的焦虑情绪,如哭闹、不配合医务人员、缺乏安全感,甚至对外界事物表现出漠不关心。

2. 有效应对少儿患者的建议　由于少儿患者言语表达能力差,就诊时注意力容易受到外界环境干扰,因此与少儿患者沟通,应尽量采用通俗易懂、逗笑玩乐的语言,并且要有足够的耐心。与少儿患者的沟通策略主要包括:

(1) 恰当使用非语言沟通:根据儿童特点布置诊室或病房环境,医生注重仪表端庄,面对少儿患者,要始终保持面带微笑,这样可以消除患儿对环境的陌生感,给患儿营造一种轻松的就医氛围。与患儿交谈时注意俯身,耐心聆听患儿诉说,给患儿一种平等的感觉,这样可以增加对医生的信任感,避免患儿紧张、焦虑的情绪。在患儿哭闹、烦躁时,可以给予抚摸、拥抱等。

(2) 采用鼓励表扬性语言:少儿是喜欢被称赞的,利用这种心理,在诊疗时多采用鼓励表扬性语言与他们交谈,可以避免紧张,尽可能多地获取疾病信息,有助于诊断及治疗。例如"真棒""真勇敢""说得特别好"等。

(3) 重视与患儿家长的沟通:少儿发病容易,病情传变迅速,且由于言语表达能力有限,不能准确传递病情,因此,要重视与少儿家长的沟通,一方面可以全面了解少儿的发病情况及疾病信息,另一方面可以取得家长的信任,避免家长因孩子生病产生紧张、焦虑等负面情绪,引起不必要的冲突。

（二）与难缠、苛刻、愤怒患者的沟通技巧

1. 难缠、苛刻、愤怒患者的特点　患者有迫切需要解决的问题,医生在解决这些问题时有困难,所以,与这类患者沟通时,要抓住患者迫切需要解决的难缠问题。从医生的角度看,这类患者有如下特征:

（1）对治疗不满意,特别是对治疗过程不满意。

（2）依从性不好。

（3）不友善或者爱生气,思想及行为易偏激。

（4）对工作人员很苛刻,不考虑医生的工作时间。

（5）先蛊惑医护人员犯错,然后苛责。

（6）喋喋不休,因琐碎的小事反复纠缠医务人员。

（7）一般都有人格障碍,特别是边缘性人格障碍。

2. 有效应对难缠、苛刻、愤怒患者的建议　患者的愤怒或偏激行为可能表现为与医生或接诊护士的直接冲突,也可能表现为法律诉讼或公众谴责。医生在临床工作中难免会遇到一些紧急情况,例如,遇到一名排队很长时间还未看上病的患者,或者因为等待检查不得不排长队的患者,这时患者往往很愤怒,变得具有攻击性,可能一见到医生就抱怨或爆粗口,甚至威胁要投诉或有其他过激行为。如何妥善处理类似情况,有效应对这类患者是构建和谐医患关系的保证。

（1）有效应对难缠、苛刻、愤怒患者的方法:CALM 模式尤其适用于具有攻击性和好斗性的患者。CALM 模式包括四个步骤:

C—Contact（接触）:建立关系,保持镇静;理解患者的困难和处境;通过躯体语言和姿势让患者放松下来,给予必要的解释。

A—Appoint（约定）:面对患者的愤怒、激动和失望,保持冷静,理解患者的情绪并做出适当反馈。

L—Look ahead（计划）:澄清角色和关系,提供双方认同的解决办法。

M—Make a decision（决策）:依照决定,付诸行动。

（2）有效应对难缠、苛刻、愤怒患者的沟通技巧:医生对愤怒患者的最初反应,应该是保持冷静,保持不动,并和患者保持目光接触。从感情的激烈冲突中"退后一步",并尝试分析到底发生了什么。用恰当的名字或名称来称呼患者,请患者坐下,同时医务人员注意不要有任何挑衅的姿势。要对患者和他的问题表示出兴趣和关心,集中精力去倾听,使用清晰明确的、非刺激性的语言和说话方式。允许患者表达他们的情感,并帮助他们缓解压力。医务人员给予适当安慰,不要为了安抚患者而夸大其词。在应对这类特殊患者时,具体的沟通技巧应该遵循医患沟通的五大原则:

1）换位原则:医务人员在与患者及其家属沟通的时候,应该尽量站在患者的立场上去考虑问题。有些在医务人员眼里看起来不起眼的小事,却可能是让患者及其家属非常困扰的事情。医生遵循换位原则,可以从患者的病痛、经济能力、社会地位、对于治疗方案的选择等不同角度进行思考。通过换位思考,获得患方信任,即使日后出现纠纷苗头,处理起来也简单轻松得多。

2) 真诚原则:沟通初始,真诚地听取患者的抱怨。在与患者和家属沟通中,态度要诚恳,要真诚地表达对患者的关心,希望为患者寻求最佳的治疗和处理方法,让患者及其家属体会到医疗机构及医务人员对患者的重视,感受到医务人员的真诚。与患者进行沟通,一个重要的因素就是医务人员在交流沟通时所表现的态度。

3) 详尽原则:在沟通时尽可能不漏掉诊疗过程中的任何重要细节,只有详尽,才能避免一些无法预知的情况,让患者或其家属有心理准备,防止因事先告知不详或不予告知,导致治疗过程中出现一些患者不能理解的问题而引发医疗纠纷。要把医疗行为的效果、可能发生的并发症、医疗措施的局限性、疾病转归和可能出现的危险性等,详尽告知患者方。

4) 医方主动原则:在医疗过程中,一旦出现纠纷苗头,医务人员应查找原因,主动出击去化解矛盾,把纠纷苗头处理在萌芽阶段。遇到问题主动提出解决办法,并征询患者意见。

5) 患方参与原则:详尽告知患者及其家属可能遇到的各类情况、风险,确保告知内容传达具体、充分并准确。在患者及其家属了解所有情况的利弊得失之后,和医务人员共同来参与医疗决策的形成。

最后,如果第一位沟通者未能平复患者的怒气和冲动,应换一位沟通者与患者或其家属进行沟通。大量事实说明,变换沟通者后,90%以上的医患矛盾可得到解决,即与患者或其家属沟通困难或障碍时,应当另换其他医务人员或上级医生、科主任与其进行沟通。

(三) 与急诊患者的沟通技巧

急诊患者主要是发病急、病情重、急需抢救处理,常常不在患者和家属的预料之中,因此经常出现患者和家属的急躁偏激情绪,常会遇到过激的言行甚至是辱骂和暴力。如若处理不慎,则有可能给医院财产和医务人员的人身安全造成不良后果。急诊的医患沟通凸显出不同于一般治疗性沟通的特点。

1. 急诊患者的特点　　急诊患者大多处在心理应激状态,他们极度渴望得到医护人员的关爱和对病情的决定性治疗。急诊患者的特点包括:

(1) 焦虑和恐惧:焦虑和恐惧是急诊患者最常见的心理状态。由于起病突然(如各种外伤、车祸、大出血、剧烈疼痛等),患者对突如其来的病情往往没有心理准备,加之医院的陌生环境给患者身心造成很大刺激,同时看到较紧张的抢救工作、陪护人员焦急的样子,以及惧怕死亡、惧怕由于疾病而失去原有的正常生活等,从而产生焦虑和恐惧。

(2) 急躁和冲动:急诊患者情绪多不稳定,主要表现为急躁。他们希望医生药到病除,病情即刻好转,对疾病的好转康复过程总觉得太慢,稍不满意就大吵大闹。例如急性腹痛患者在未明确诊断前不能随便使用止痛药,这类患者及其家属的情绪就变得相当急躁,易激惹甚至有偏激行为。

(3) 期望和急于就诊心理:急诊的患者因发病突然,缺乏心理适应,因此内心紧张,对疾病症状反应强烈,情绪极度不稳定,迫切希望在第一时间内得到医务人员对自己病情的处理,且病情越重其心理需求越高。

(4) 悲观和抑郁:某些慢性病患者及晚期癌症患者由于长期受病痛折磨,当疾病恶化濒临死亡,其精神和肉体上十分痛苦,对战胜疾病已失去信心,导致他们绝望甚至拒绝治疗,对抢救不配合,思想感情脆弱,考虑问题偏激,甚至迁怒于医务人员。

2. 有效应对急诊患者的建议　急诊医生要尽可能使用保护性的、安慰性的、认真的语言与患者和家属沟通,语气中透露出对患者的关心和对家属及时送到医院的认同和理解。与急诊患者的沟通策略主要包括:

(1) 快速——突出急诊的“急”:树立时间就是生命的观点,争分夺秒,迅速准确,争取在最短的时间内解决患者的问题。

1) 主动与患者沟通:当患者被送到急诊科,医生应主动迎上去沟通,表现出对患者的重视,建立良好的医患关系,让患者和家属理解医务人员为患者所做一切的目的,获得患者及其家属的信任和理解。在沟通的同时解决好患者不适的原因如体位、保暖、疼痛、保护隐私等,使患者在比较轻松的情况下开始交流。

2) 有条不紊:积极有效的救治是与急诊患者良好沟通的基础。

医务人员应表现得胸有成竹、配合默契。在抢救过程中不能无故摇头、叹气、皱眉等向患者传达出消极信息。劝家属及旁人不要围观,以免影响抢救又增加感染机会。

(2) 责任——以患者为中心:由于急诊患者大多病情危重,患者及其家属情绪焦急,医务人员要以高度的同情心和责任心去理解患者,急患者之所急,全心全意地为患者着想。以高度的耐心去接受患者及其家属焦虑、惊慌、易怒、冲动的询问或发泄,以高度的宽容心对待每一位患者,即使是一些所谓的“边缘人群”,如罪犯、同性恋、吸毒人员等,对待他们也要一视同仁。

(3) 告知——经常通报病情:尊重患者及其家属的知情权,及时向家属通报患者病情,使其对疾病的发展和演变过程有一个较全面的了解,对即将要发生的事情如病情恶化和死亡等提前通报家属,使其在心理上有一个逐渐接受的过程。

(4) 防护——做好自身防护:急诊是易发生医疗纠纷的环节,在沟通过程中要加强自我保护,增强防范意识。做到:①慎言:充分认识急诊沟通的高风险性,不断加强训练急救的常用语和禁忌语;②慎行:要合理安排急救过程,从医疗技术上做好保证,分清轻重缓急。如遇到患者或其家属情绪激动,有过激行为时要沉着应对,避其锋芒,以免事态激化;对部分酗酒、道德观念差、不法分子滋事甚至行凶者要及时报告医院保卫科或求助“110”。

(四) 与传染病患者的沟通技巧

传染病患者不但要饱尝疾病的痛苦折磨,还要与外界隔离,而且家人与朋友很难探视。传染病患者有强烈的自卑感和孤独感,由此出现一系列复杂的心理反应。

1. 传染病患者的特点

(1) 自卑和孤独:一旦传染病患者被确诊,特别是被隔离后,不能与外界接触,自我价值感降低,孤独、恐惧、自卑心理融为一体。例如艾滋病患者、其他重症传染病患者。

(2) 求知心理:有些传染病患者急于了解有关传染病的信息,比如自己是如何患的传染病,该怎么治疗,疗程需要多久,能否治愈以及哪个医院治疗的疗效好等。

(3) 隐瞒病情:害怕别人知道自己的病情,想方设法隐瞒,或将传染病说成一般常见病。例如将肺结核说成是气管炎,病毒性肝炎说成是胆囊炎。

（4）埋怨自责：传染病患者患病后自责平时不注意一些习惯染上传染病,也埋怨别人将疾病传给自己,怨天尤人,自认倒霉,情绪不稳定,易迁怒他人。

2. 有效应对传染病患者的建议

（1）帮助患者提高认识：帮助患者提高对传染病的科学认识,正确告知患者传染病在传染期是有传染性的,必须进行隔离治疗,取得患者的理解和信任。隔离期间患者深感孤独自卑,医生要及时进行良好的沟通,多关心患者,指导隔离期间患者的生活和治疗,鼓励患者积极配合治疗,及早解除隔离。

（2）帮助患者树立战胜疾病的信心：长期慢性传染病患者病程长且治愈困难,患者容易悲观失望、敏感多疑、无端猜测等。他们四处收集所患疾病的有关信息和治疗方法。医生针对这种患者应及时提供患者所需的病情信息、治疗方法及效果,消除不安心理,增强战胜疾病的信心。

（3）积极给予心理疏导：对隐瞒患病实情者要给予心理疏导,告诉患者无需对医生隐瞒实情,应面对现实,积极配合治疗；对埋怨自责患者积极引导教育,告诉患者患病是多种原因造成的,不必怨天尤人,疾病也是可以得到很好控制的,应以积极乐观的心态面对,配合治疗和护理。

（五）与慢性病患者的沟通技巧

慢性病的病程较长,一般在 3 个月以上,甚至几年、几十年,症状迁延不愈。临床上常见于各种心脑血管疾病、肺部疾病、肝肾疾病、血液病和糖尿病等。当前医学尚无法使一些慢性病治愈,不少患者甚至与一些慢性病终生相伴。

1. 慢性病患者的特点　慢性病患者由于长期经历疾病的折磨,往往会产生十分复杂的心理。这种复杂的心理常与疾病的种类、疾病严重程度、个体心理特征和家庭社会环境因素有关。其共同的特征如下：

（1）内向投射性心理反应：此类患者大多出现自我压抑。主要表现为沮丧、忧郁、自卑、自责,对恢复健康失去信心；或敏感多疑,怀疑自己病情严重到无药可救。

（2）外向投射性心理反应：此类患者在遇到刺激时表现为爱责怪别人,不责怪自己,把原因完全归因于客观因素或别人。他们对自己身体状况的微妙变化颇为敏感,在治疗和护理方面提出过高的要求,常常苛责医生护士,或埋怨家属不精心照料,好挑剔,人际关系紧张。

（3）习惯于患者角色：慢性病患者一旦进入“患者角色”,慢慢察觉这是一个长期的过程,需要休养、调理和照料。这一心理过程有利于慢性患者的治疗和康复,但对于长期慢性病的患者来说,长期依赖医务人员及家属的照料,逐渐形成习惯于患者角色,出现幼稚化和退缩行为,成为患者康复的巨大障碍。

2. 有效应对慢性病患者的建议

（1）疏导沟通和情感支持：慢性病患者长期处于疾病造成的痛苦和伤感中,医务人员应体谅他们的处境,并给予深切的理解和同情。用解释、劝解、安慰等心理支持疗法给予帮助。慢性病患者病史长、哀怨多,如当患者哭泣时,医务人员应允许他们用哭泣的方式将心中的哀怨发泄出来,而不要阻止他。还可用鼓励、倾听、沉默等技巧表示对患者的理解、关心和支持。

（2）激发患者树立目标：结合患者的实际情况,鼓励其为自己确立一个符合实际的短期目标和长期目标,从简单到复杂,循序渐进地做出努力以实现目标。可强化患者过去的成功和成就,强化患者的社会身份,激励患者树立新的奋斗目标,追求新的事业和生活。

(3) 对习惯于患者角色的患者,既要肯定其积极配合治疗,同时鼓励患者进行适当的活动;既要耐心劝说患者安心养病,也要鼓励他们为日后的恢复做准备,使患者摆脱依赖心理,产生和保持要恢复健康的动机。

(4) 提高患者信心:由于大部分慢性疾病治愈率不高,患者有的惊恐不安,有的则消沉绝望。这时医务人员应用成功的临床实例或资料来鼓励和帮助患者树立起战胜疾病、恢复健康的信心和勇气,充分调动患者的主观能动性,增强心理承受能力,振奋精神。

(六) 与临终患者的沟通技巧

临终患者指的是在医学上已经判定采用当前的医学技术彻底无法治愈、估计在6个月内即将死亡的患者。在治疗上应以减轻患者痛苦为主,尽量避免再做无意义的或者增加患者痛苦的治疗。

1. 临终患者的心理特点　临终患者既要受到病痛的折磨,又要面对死亡带来的恐惧感,心理过程复杂。虽然因社会地位、文化素养、生活习惯等不同,临终患者心理各有差异,但总结来说,临终患者共同的心理阶段及心理特点如下:

(1) 否认期:当被告知自己所剩时间不多时,他们难以接受这个事实,觉得这种事情不可能发生在自己身上,否认诊断的准确性,甚至四处就医或者自己上网查询相关医学知识。这是患者的一种心理防御机制,能够减少不良信息对患者的刺激,是心理表现的第一期。

(2) 愤怒期:随着病情的逐步进展,疾病久治不愈,患者除了要忍受身体的病痛折磨外,还不得不面对生命即将走向终点这一事实。这一阶段的患者常常出现暴躁、烦躁不安等不良情绪,稍有不如意,就会迁怒于医护人员、朋友、亲属等,以弥补内心的不平。

(3) 协议期:这一阶段患者逐渐接受临终事实,变得和善,能积极配合治疗,试图通过配合治疗来延长生存时间,完成未尽事宜。

(4) 忧郁期:随着病情日渐恶化,患者被迫接受即将死去这个现实,会产生很强烈的失落感,出现抑郁寡欢、沉默、哭泣等反应,甚至绝望。

(5) 接受期:经历了身体和精神的双重折磨,这一阶段患者机体已经处于极度衰弱的状态,对于死亡已经做好心理准备,不愿意再抵抗死神,能够表现出平静的状态,表情淡漠,追忆往昔,常处于嗜睡状态。

2. 有效应对临终患者的建议

(1) 根据不同心理阶段制订相应沟通策略:在否认期,患者极力否认即将死去这一现实,医务人员不必急于揭穿,但是也不要帮助患者继续否认,可以顺着他的思路和想法,例如可以说"你的病确实比较重,但是也不是一点希望都没有"。另外,可以通过多关心、照顾患者取得其信任,在适当的时候,给予一些引导。在愤怒期,医务人员应该多理解、宽容患者的暴躁行为,允许患者合理发泄,但应警惕其粗暴行为导致伤人伤己的后果,同时要善于倾听,使者的各种情绪得到有效发泄。在协议期,患者能很好地配合治疗,要善于抓住这一时期进行健康宣教以及死亡观念教育。另外,倾听患者的诉说和宣泄,以真诚的眼神、关爱的动作、鼓励的言语表达对患者的支持。在忧郁期,患者选择沉默、抑郁寡欢,这些不良情绪势必影响医患沟通。一方面,要允许患者适当的沉默、哭泣,另一方面,鼓励患者宣泄情绪,尽量满足患者提出的合理要求。接受期,为患者提供安静的环境,保证患者亲属陪伴左右,医务人员要善于运用触摸、握手等非语言行式表达对患者的安慰与同情,最大限度地缓解其身心痛苦,让其感受到来自亲属、医务人员的温暖,让患者在医务人员的关怀、家属的陪伴下走完最后一程。

(2) 最大限度地满足临终患者需求:在医务人员的职权范围内,最大限度满足临终患者的需求,尊重患者的个人嗜好、生活习惯,保护患者生存的权利、人格和尊严。

(3) 治疗过程主动和患者家属沟通:重视家属的安抚工作,让患者家属获得来自医务人员的情感支持,取得家属信任和配合,同时也要及时签署相关知情同意书,提高防范医疗纠纷的意识。

(4) 做好患者的临终关怀:要以减轻患者痛苦和精神支持为主,不再过度追求可能给患者增添痛苦的、无明显意义的治疗。依据患者的个人习惯、文化素养、宗教信仰等给予患者生活上的关心和照顾,善于倾听患者诉说,宽容患者的不良情绪,在心理上给予临终患者更多的关心和慰藉。

-------- **实操练习** --------

练习一

【案例讨论】——如何有效应对愤怒偏激的患者

47 岁的男性患者,门诊 B 超检查发现胰头部肿块,已经入住消化科病房 3 天,预约了腹部 CT 检查,但由于节假日的关系,放射科可能积压了不少检查,所以患者的检查比平时预约时间长,检查尚未进行。患者非常愤怒,在病房里大声抱怨,急于找负责人投诉主管医生没有尽责。在病房内大吵大闹,对医生说:"我已经住院 3 天了,为什么还不能做腹部 CT 检查? 李医生(负责该床位的医生)说过几次了,就是没解决,什么工作态度,我要去投诉你们!""你们怎么能让一个患者为了一个检查等这么长时间? 这不是耽误病情吗? 我要到报社去,让记者来采访,来看看你们医院怎么回事,对患者太不负责了!"患者情绪激动,摔打病房内物品并扬言要打主管护士和李医生。

请分析:如何有效应对这位愤怒偏激的患者? 如何避免这起事件的升级和恶化?

练习二

【角色扮演】——有效应对愤怒偏激患者的情景演练

1. 目的　使学生在角色扮演中练习如何有效应对愤怒偏激患者,掌握正确的应对方法和有效沟通技巧。

2. 方法　针对上述案例,进行角色扮演。将学生分为三人一组,分别扮演医生、患者和观察者。由"患者"讲述疾病过程和感受,"医生"在角色扮演中练习如何有效应对愤怒偏激患者,时间 15 分钟。然后由"患者"和观察者分别反馈"医生"的工作。最后再交换角色,分别练习。

练习三

【案例分析】——与愤怒偏激患者沟通不到位引发纠纷

1. 患者一般情况　患者,男,50岁,工人,专科学历,汉族,离异,家庭经济条件宽裕。

2. 病史及诊疗经过　患者有高血压病史,长期吸烟。既往经药物控制血压一直在正常范围,近半年来血压却变得难以控制,先后予钙离子拮抗剂和血管紧张素转换酶抑制剂及钙离子拮抗剂和利尿剂联合用药,均疗效欠佳而入住某院心内科治疗。管床医生安排为其做心电图检查。由于心电图机正在给另外的患者做检查,医生简单告知这位患者需要等待。

3. 患者等待20分钟后,开始表示不满,要求立即做检查。在病房内大声喊叫,气愤地指责医生和护士:"等了这么久没人过问,为什么还不能做心电图检查,耽误了病情怎么办? 你们医院太不负责了! 你们什么工作态度! 我要找你们负责人,我要告你们! 进了医院收了钱就不管患者死活……"医生还没等患者说完就打断患者的话,简单不耐心地解释心电图机在给另外的患者做检查,还要再等等。患者不听,拔掉输液针头就要打医生,并说要到医院医务部门投诉。

4. 纠纷要点　面对患者的愤怒,医生处置是否得当?

5. 纠纷分析　本案例中的医生在患者带着愤怒情绪抱怨的时候,不耐受患者的言语,简单粗暴地打断了患者的抱怨,只给予简单解释,没有理解患者的处境和忧虑,没有给予患者情感回应及安抚,致使患者更加愤怒,存在沟通上的不足。

6. 沟通与处理　由于医生的不良沟通,造成患者的误解与不信任,并加深患者的愤怒。对此,科室主任让上级医生去与患者沟通。上级医生真诚地听取患者的抱怨,在理解患者的处境和忧虑(担心耽误病情)后,巧妙地融入移情与换位原则,给予患者适当的情感回应("看来等待的时间是太长了点"),然后承认过失("非常抱歉,我们的工作确实没做好"),接下来给予安抚("您先不要生气……")并尝试进行详尽的解释;最后主动提出解决办法("我这就去看看心电图机空出来没有,和他们商量,看看能不能把您的检查提前"),并征询患者意见("您看好吗? ")。患者听后情绪平复,表示理解。整个沟通过程上级医生围绕患者的主要问题"等待检查的时间太长了点",洞悉患者潜在的真情实感"病情得不到控制,太让人担心了",妥善解决了这一起可能酿成纠纷的医患矛盾,缓和了患者的情绪。

7. 经验教训

(1) 关注患者心理,及时沟通,注重人文关怀:本案例管床医生缺乏社会心理学知识,没有洞悉患者的紧张和担心,事先未进行任何交代,如心电图检查需要等待、等待多久。患者抱怨时,没有认真倾听,打断了患者的抱怨,解释亦过于简单。因此在处理类似情况时,尤其对情绪偏激、愤怒、难缠的患者,医生应当事先耐心告知可能出现的情况、需要等待的时间等。

(2) 矛盾出现后应积极主动沟通,及时处理:医方主动提出解决办法,同时征询患者意见,最后提出双方认可的解决办法。

(3) 适时变换沟通者:当第一位沟通者与患者或其家属沟通不良或患方对其有抵触情绪时,应当换另一位沟通者进行沟通。

? 复习思考题

1. 接诊时询问的技巧有哪些方面?

2. 案例分析　医生丁某在门诊时喜欢身体后靠椅背、跷着二郎腿,白大褂总是敞开着不系扣,并且丁某常常在患者进入诊室后不与患者有任何眼神交流而是直接拿过病历询问病史。某日,青年女性患者李某反复要求丁某看一下自己脸上的青春痘,丁某不耐烦地扫过一眼后,语气不耐烦地说:"我当医生的能不知道青春痘长什么样? 有什么好看的! "于是患者李某认为丁某工作态度不端正,看病应付了事,遂与丁某理论,但丁某一脸无所谓,挥挥手让李某出去,不要耽误他的工作。李某遂至医院办公室投诉丁某。

(1) 请分析这起医疗纠纷的原因。应该怎样避免?

(2) 进行角色扮演——不良行为的情景体验。

3. 请用对话的形式报告一个接诊案例,在本案例中呈现 3 个言语倾听技巧。

4. 面对突发事件,如何培养紧急自救能力?

5. 初入临床,怎样有效应对难缠、苛刻、愤怒患者?

第三章

接　诊

1. 掌握接诊流程,注重接诊中的倾听、询问及问题解释,制订医患双方同意的诊疗方案。
2. 熟悉接诊中病史的收集和各阶段接诊的技巧。

接诊是医患之间建立联系的重要环节,是准确搜集患者信息、正确诊断与治疗疾病的基础。完整、规范、有序的接诊流程是建立良好医患沟通的重要方式,而且有利于减少和消除医患纠纷。接诊流程主要包括接诊前的准备、接诊初期的导入、完整病史的搜集,接诊中期的倾听与询问、向患者及其家属解释问题、与患者及其家属共同制订双方同意的诊疗方案,以及接诊末期的结束技巧等。

第一节　初期——病史搜集

一、接诊前的准备

接诊前充分做好准备工作可缓解患者的紧张、焦虑情绪,建立医患信任,顺利完成病史搜集、体格检查和辅助检查,减少不必要的医患纠纷,以实现诊疗目标。

(一) 了解患者的基本信息

采用恰当的称谓,主动结识和了解患者,以便更好地为患者服务。接诊前应了解患者的姓名、年龄、性别、职业、工作单位、住址、联系电话等情况。婴幼儿及无行为能力的患者要了解其监护人情况。需要了解患者的自然状况、文化程度,注意观察患者的性格特征、心理素质以及品格状况等。清楚了解患者的基本信息能促进有效的医患沟通,建立和谐的医患关系,为诊疗过程奠定好基础。

(二) 接诊要素的准备

接诊要素是指在接诊过程中能影响医患双方思绪的主要因素,包括环境及医务人员和患者的仪表、姿态和言语等,这些要素贯穿于接诊的整个过程,对接诊的成功与否起到关键的作用,是接诊顺利进行的前提。

1. 接诊环境　诊室是患者接受诊疗的主要场所,是患者的第一感受区域,是影响医患沟通的重要因素之一。随着社会物质文化水平的逐渐提高、医疗模式的转变,患者对诊疗环境的舒适度要求越来越高。接诊环境的准备包括视觉环境、嗅觉环境及听觉环境等。心理学研究表明,安全、安静、明亮、有序、卫生整洁、优美舒适、私密、空气清新、温暖适宜的环境,可以给患者以安全、舒适的感觉。良好的环境对医患的心理、情绪和相互的信任度及患者和家属战胜疾病的信心有较大的影响。如果患者因为咳嗽、呼吸困难或恶心、呕吐来到接诊室,看到诊室内肮脏、昏暗、烟雾缭绕,闻到的是污浊、难闻的空气,听到的是嘈杂的声音,就可能会加重症状,很容易降低对医院和医生的信任度。对于需要进行私密部位检查的妇产科、肛肠科、皮肤科等科室,如患者及其家属可以随意出入,且对被检查的患者没有相应的遮挡,患者的隐私得不到保护,就很容易使患者产生恐惧、紧张不安的情绪,进而对医生的合理要求出现抵触,甚至可能引发医患矛盾和冲突。因此,合宜的接诊环境是接诊前必备的条件。

2. 诊疗工具　接诊前配备好诊疗工具,如备齐体温计、听诊器、叩诊锤等各种检查工具及化验单据等,并且摆放有序,清洁卫生,同时检查电脑、打印机的工作运行状态,必要时还需准备相关资料、模型和演示挂图等,使患者接受医生诊疗时有信任感、安全感。如果存在医生需要化验及检查时才在各种单据中翻找,需要进行体格检查或治疗时才发现相应的检查或治疗器械没有,或未及时消毒、随意摆放、不能使用等情况,会使患者对医生及医院的信任程度大大降低,产生不良情绪,极易产生医疗纠纷。

3. 医生必备条件

(1) 心理准备:在医患沟通前,医生应保持平稳安静、舒畅的心情和饱满的热情,充满自信。医生带给患者亲切的微笑,向患者投向仁爱的目光,可以恰当地调节患者因疾病造成紧张不安的心理状态,减轻患者对医生、疾病或治疗方法不了解而存在的思想压力,营造轻松愉悦的气氛。

(2) 态度和蔼、仪表规范:以和蔼的态度对待患者,既能表示对患者的尊重,又能体现出医生的医德修养。医务人员在医疗服务中需遵循一定的言行准则和仪表、仪态规范,展现良好的职业形象,有利于医患沟通的顺利进行。对患者予以柔和的言语、亲切的目光,也是医生自信、具有亲和力的表现。接诊时需要保持和调整与患者恰当的距离和角度,消除患者的紧张和不安,传递医生对患者的友善和关爱。整洁、端庄的仪表、仪态会给患者留下良好的第一印象。医生的言行举止可直接影响患者对医务人员的信任感、安全感和治疗疾病的信心。因此,医生接诊前必须检查自己是否精神饱满、衣帽整洁、头发梳理整齐、面部洁净、手指洗净、指甲剪整、鞋袜洁净、口罩洁净等。医生只有得到患者及其家属的信赖,才能令其积极配合诊疗,完成接诊过程。

(3) 必要接诊时间的保证:医生必须保证必要的诊疗时间,以满足患者与医生沟通的心理需求。许多医院为保证接诊质量,对各科门诊诊治患者的时间作出原则性的强调,但是医生每天要接待大量的患者,有时难以妥善协调数量与质量的矛盾,尤其在患者就诊的高峰时刻或高峰季节,矛盾更加突出。要解决这一矛盾,加强医院科学管理工作十分关键。

因此,医生做好接诊前的充分准备有利于营造和谐的接诊氛围,提高诊疗质量,减少不必要的医疗纠纷,保证接诊的顺利进行。

二、接诊初期的导入

接诊初期的导入工作是建立良好医患关系、营造轻松就诊氛围的重要组成部分。医生应当建立良好的初期导入意识,实习医生更应从实训阶段努力训练自己的接诊导入技能。导入的目的是在接诊的初期阶段,医生首先应做的是尽可能地解除医患双方的紧张和不安,营造出和谐轻松的就诊氛围。

（一）问候、自我介绍并确认患者及陪同人员

初次接诊时,医护人员要主动向患者问候,如"您好""请坐""让您久等了"。目前,医院普遍实行患者选医生的就诊方式,患者可以简单地从宣传栏或网络中获得医生的部分信息,但还是对医生的专业技术特点了解不够,因此,在第一次接诊时进行自我介绍,并作出必要的说明,有利于医患沟通及和谐医患关系的建立。医生主动自我介绍,可以消除医患间的陌生感、距离感,例如"您好,我是某某医生,请坐"。并根据患者的身份、职业、年龄等,使用恰当的称呼,而不直唤其名,不用床号代替患者姓名,合理使用社交称谓,使患者有被尊重的感觉。

有时患者是在家人或者朋友陪同下就诊的,这时,医生需要认识患者的陪同人员并明确其关系,以便更准确地称呼患者及陪同人员,减少医患之间的陌生感,更方便地进行信息采集、体格检查等诊疗过程等。有时患者并不希望陪同人员完全了解自己疾病的相关信息,因此医生在接诊初期就需要明确,使患者的隐私得到保护,同时也会提高患者对医生的信任度。

（二）明确患者就诊的原因和目的

医务人员必须了解患者此次就诊的需求和目的,才能正确地接诊,达到满意的接诊效果。医生应主动以询问性语言、开放式的问题与患者交流,鼓励患者说出此次就诊想要解决的问题。例如:"有什么需要我帮你的吗？""有什么不舒服的需要解决？"接诊咨询开始,不要眼睛看着其他地方或背对着患者说话;不要一边看化验单或在电脑上进行记录,一边与患者谈话;如果需要记录,停止谈话再记录信息;保证注意力不分散,不被电话和其他人干扰;对患者个体化的需求,给予积极合理的回复。让患者感受到医生对自己的重视,能够帮助自己解决疾病的问题。

（三）正确把握问诊的方向

接诊导入过程中,医生要善于引导问诊方向,使问诊过程不偏离主题。医生应在仔细倾听患者陈述的基础上,随时提出问题,进一步深入了解病情。如果患者言语滔滔不绝,且讲述大量与病情无关的内容,医生则应寻找恰当的时机打断,并转移到与疾病相关的陈述;注意打断的技巧,切勿伤害患者的自尊心,使整个交流过程重点突出,层次分明,掌握有助于患者疾病诊断的关键信息。

（四）准确的语言表达

在接诊的导入阶段,需要简明扼要地向患者及其家属介绍医疗规章制度,介绍医务人员的技术力量和先进的医疗设备,向患者介绍就诊的顺序、地点、缴费方式,对医保患者讲解其应享受的待遇等。语言表达是沟通的关键,用词的选择及语气、语调的运用都会影响表达的效果。尽量选择意义清楚、具体、简单、完整、礼貌和恰当的词汇

传递信息。语速要适中,表达才会清晰,过快或过慢的语速都会影响听者对内容的完全理解。力求通过语气的变化表达情感,让患者感受到亲切、温暖。

（五）恰当的非语言沟通

非语言沟通包括:①静态的非语言沟通,包括容貌、衣着以及仪表;②动态的非语言沟通,包括手势、眼神、姿势、表情等。医生需要仔细观察,因为患者的神态、表情、语言、动作等变化都是一种信息传递,尤其是在交谈中患者或其亲属出现一些消极信号,医生要给予关注,并加以疏导,以免影响医患间的和谐氛围。同时医生应恰当地运用非语言信息传递自己的意思。一般情况下,患者十分关注医生所说的内容及表达的方式,即使是医生较为肯定的答案,患者仍会心存疑虑。患者不仅关注医生讲话的内容,也关注医生的语气、语调、眼神、表情等。因此,在接诊初期,恰当的非语言沟通会使医患关系更加亲近,为进一步问诊奠定良好基础。

（六）真诚表达爱心

医患关系是通过患者的健康问题联结在一起的,因此对患者的关爱,在接诊初期就要通过真诚、有效的沟通表现出来。当患者表达出对于疾病的痛苦时,医生应流露出同情与关切,并以理解相回应,使患者和家属感受到关爱,产生良性互动。

（七）不评价他人的诊疗

由于不同医疗单位的条件、设备、医疗技术水平存在差异,对疾病的认知及诊疗方案会有所不同,或在疾病的早期,症状可能不典型,诊断可能存在异议,因此,医生在接诊过程中,不应随意评价,甚至指责患者既往就诊的医院或医生,评价治疗效果,这会为医疗纠纷埋下隐患。

三、病史搜集

病史搜集是医生通过与患者或知情人交谈,以了解疾病的发生、发展、诊疗经过和既往健康等。

（一）病史搜集的重要性

医患沟通中的病史搜集主要是通过问诊来完成的。虽然科技发展日新月异,但搜集病史仍是诊断疾病最基本、最重要的方法。有些疾病仅通过询问患者的病情即可作出初步诊断;有些疾病需要医生进行深入细致的病史搜集才可以明确病情,并且可以为诊断或进一步检查提供线索。

1. 疾病早期,机体处于功能的或病理生理变化阶段,此时器质性或形态学方面的改变尚不易发现,但患者却可以感觉到某些特殊不适,因此,主要靠医患沟通获得信息。许多疾病仅靠问诊即可得出初步诊断或确诊,如上呼吸道感染、支气管炎、心绞痛、消化性溃疡、癫痫、疟疾等。

2. 通过问诊所得的资料可以有的放矢地选择其他检查项目。

3. 采集病史不仅可以了解患者疾病的既往和现状,而且通过交谈,可以了解患者的思想情绪、人格特征,有助于做好患者的思想工作,提高诊疗效果。病史采集粗疏,病情了解不够翔实,极易造成漏诊或误诊。对于病情复杂而又缺乏典型症状和体征的病例,病史采集尤为重要。

（二）病史采集

1. 病史采集的内容　典型的病史采集包括如下内容：

（1）一般项目：包括姓名、性别、年龄、婚姻、民族、职业、籍贯（出生地）、单位、住址、就诊或入院日期、记录日期、病史陈述者及可靠程度。

（2）主诉：患者就诊的最主要、最明显的症状或体征，即就诊最主要的原因。

（3）现病史：是病史的主要组成部分，包括患者现在所患疾病从最初起病到本次就诊（或住院）时，疾病的发生、发展及诊疗的全过程。

（4）既往史：患者过去健康状况与现在疾病常有密切关系，需要详细询问。包括曾患有的急慢性疾病、传染病、手术史、外伤史、预防接种史，以及食物、药物过敏史等。

（5）个人史：记录出生地及长期居留地，是否到过疫区，生活习惯及有无烟、酒、药物等嗜好，职业与工作条件及有无工业毒物、粉尘、放射性物质接触史，有无冶游史。

（6）月经史：女性患者记录初潮年龄、行经天数、间隔天数、末次月经时间（或闭经年龄），以及月经量、痛经、生育等情况。

（7）婚姻及生育史：婚姻状况、结婚年龄、配偶健康状况、有无子女及其健康状况等。

（8）家族史：父母、兄弟姐妹的健康状况，有无与患者相同或相似疾病，有无家族遗传倾向的疾病。

2. 病史采集中常见的错误　①采集病史时倾听不充分就急于发问；②问诊语言不恰当，大量使用医学术语；③先入为主，暗示性套问；④相关症状学知识不足，不能把主要症状的特点问详细；⑤对慢性疾病的发展与演变询问不清；⑥问诊时对患者的观察、思考不够全面；⑦患者记忆不清或错误。

-------------------------------- 实 操 练 习 --------------------------------

【案例分析】

1. 患者一般情况　患者，男，83岁，退休工人，初中学历，汉族，妻子也是退休工人，家庭经济条件中等。

2. 病史及诊疗经过　患者因"排尿困难2天"于2011年1月15日下午3点经朋友介绍入住呼吸科病房。接诊医生根据病史、体格检查、前列腺B超诊断为"前列腺增生、急性尿潴留"，给予导尿，并口服盐酸坦索罗辛缓释胶囊改善排尿障碍。当晚7点左右患者感胸闷、憋气明显，家属遂叫值班医生。当时值班医生在休息室上厕所，而当值班医生赶到病房时，患者已心跳、呼吸停止，经抢救无效死亡。

3. 患者诉求　患者家属认为患者在入院前2小时曾有胸闷、憋气，在社区医院就诊，已做心电图有异常，入院后患者家属向接诊医生述说过此情况，但医生未予重视，也未看心电图，未进一步询问此病情和病史。患者家属叫值班医生后15分钟，值班医生才赶到病房，延误了病情。故要求医院承担责任。

4. 纠纷分析与讨论

（1）该患者"排尿困难2天"收入呼吸科病房是否合理？

（2）诊疗过程中是否存在因医生问诊不详细而漏诊？

（3）值班医生是否在患者家属呼叫后15分钟才赶到病房？

患者以"排尿困难2天"就诊，虽然老年男性因前列腺增生造成排尿困难是常见的疾病，但收入呼吸科病房不适合。患者高龄，既往有冠心病病史，容易出现心血管突发事件，主诊医生应详细问诊，即使没有胸闷、憋气等症状，高龄老人入院后也应尽快做心电图检查。但医生没有引起重视。患者家属呼叫值班医生后，值班医生应立即赶到病房。

第二节　中期——解释问题并制订双方同意的治疗方案

一、接诊中期的倾听与询问

就诊过程中，患者是主要受益对象，是就诊过程的主体；但对于诊断思路的确立与治疗方案的制订过程，医生扮演着指导者的角色。医生应以宽容的心态，和蔼、镇静的态度和精湛的技术帮助患者缓解就诊前紧张不安、担心焦虑的情绪，使患者在心理上对疾病能有一个正确理智的认识，从内心深处能够逐渐接受患病的事实并且树立治疗信心。

（一）接诊时的倾听

1. 倾听的作用　倾听体现了以患者为中心的医疗内涵，使患者在接受诊疗过程中不仅得到疾病治疗，还使患者的生理、社会、心理达到愉快的状态。通过倾听可以准确了解对方，明白对方的真实想法；通过倾听，可以发现说服对方的关键所在；通过倾听，可以获得友谊和信任。门诊患者流动性大，停留时间短，就诊流程长，文化层次各异，慢性病多，老年患者多。就诊患者常伴有焦虑、恐惧、沮丧、怀疑、猜测等心理特点，都希望用最快的速度达到治疗目的。因此，倾听技术在医患沟通中的应用非常重要。倾听并不是简单地听，而是全身心投入，专注地听。通过倾听，可以从中提取有用的线索，化解患者的过分担忧和影响疾病治疗或身体健康的因素。如果只关注疾病本身，而不能确切了解患者最希望解决的问题，就容易造成患者的误解和抵触情绪，甚至产生对医生的不信任而影响医患关系。倾听技术的有效应用，可以向患者表明医生对他（她）的尊重、接纳和支持，而且正在主动而专心地关注他们的问题。

2. 接诊中期的倾听　接诊中期的倾听是为了了解患者的真实想法，鉴别、确认患者的问题，目的在于鉴别患者表达的观点中哪些是重要的，哪些不太重要。采集病史要从用心倾听开始，不仅听对方传递的信息内容本身，还要听出对方的内心感受，察觉对方的皱眉头、冒汗、各种各样的手势等肢体语言所隐含的信息。通过积极的倾听让患者充分表达自己的意见，同时给予适时的鼓励，设身处地地分析患者关心的要点。及时的支持、肯定会让患者感到受尊重，使医患沟通愉快。当判定患者的问题之后，需要通过反馈来确认是否听懂了。倾听是为了表达真诚为患者服务的态度。好的倾听者会让患者感到用心的服务。关心他的问题，询问他的意见，在了解他的真正需求后，提供解决的方法。只有这样，患者才会敞开心扉交流。倾听时需要对患者的话做出积极反应,鼓励患者继续讲述。例如:"您能否再详细说明这一点……""是的……是这样……""的确……"设身处地地倾听,出发点是为了了解,也就是透过言谈了解一个人的观念、感受与内心世界。

（二）接诊中的询问

1. 询问的意义　接诊中的询问也称为问诊,是通过提问和交谈来收集诊断疾病、鉴定问题所需要的各种临床资料的过程和方法,同时也是医患交往和沟通、建立积极的医患关系、开展医患合作的过程。问诊方法与获取信息的数量及质量息息相关,因而直接影响问诊效果。通过问诊可了解疾病的发生、发展、诊病经过、既往健康及患病情况等,对于疾病的诊断有很重要的意义,尤其是对某些疾病的早期,患者尚无病理形态改变时先出现的症状,有利于疾病早期诊断。

2. 询问的技巧　询问者应按项目的序列系统地问病史,对交谈的目的、进程、预期结果应心中有数。

（1）时间顺序:是指主诉和现病史中症状或体征出现的先后次序。询问者应问清症状开始的确切时间,以一般询问开始交谈——例如"哪里不舒服?什么时间开始的?"跟踪病情发生至目前的演变过程,根据时间顺序追溯症状的演变,可避免遗漏重要的资料。例如:有时环境的变化或药物的使用可能就是病情减轻或加重的因素,仔细按时间线索询问病情可使询问者更有效地获得这些资料。在核实所得资料的同时,可以了解事件发展的先后顺序。如有几个症状同时存在,有必要确定其出现的先后顺序。

（2）过渡语言:是指问诊时用于两个项目之间转换的语言,是向患者说明即将讨论的新项目及其理由。例如:"我们一直在谈论你今天来看病的目的,现在我想问问你过去的病情,以便了解它和你目前的疾病有何关系……""你小时候健康情况如何?"用了这种过渡语言,患者就不会困惑为什么要改变话题以及为什么要询问这些情况。

（3）问诊进度:为了使问诊进展顺利,询问者应注意聆听,不要轻易打断患者讲话,让他有足够的时间回答问题,允许必要的停顿,有时沉默也许令人不安,但也可鼓励患者提供其他有关信息,或者可使患者道出敏感的问题,如果没有这种沉默,患者会省略不谈;如果患者的言行表示需要冷静深思某些问题,则短暂的停顿或许有益。如果患者不停谈论许多与病史无关的问题,则可通过打断把患者引导到病史线索上来,如"你的那些问题,我理解,现在请谈谈你腹痛的情况吧?"

（4）重复提问:有时为了核实资料,在倾听与解释的同时,重复提问先前已提供的情况,就同样的问题多问几次,重申要点。例如:对大便带血的历史应说明其重要性,要求患者重复仔细描述。但应避免无计划的重复提问,例如:在现病史中已知一个姐姐和两个兄弟也有类似的头痛,再问患者有无兄弟姐妹则表明询问者未注意倾听,可能会挫伤和谐的医患关系和失去患者的信任。

（5）避免医学术语:术语即外行难懂的专业性用语或隐语。作为与患者交谈的一种技巧,必须用常人易懂的词语代替难懂的医学术语。如"湿性咳嗽"患者很难理解,"有痰的咳嗽"就通俗易懂。（表3-1）

表 3-1　举例——询问

医生："请告诉我你哪里不舒服？"（一般提问）

患者："近两周，我的胃一直在痛，就在这儿(指着痛的地方)，在肚脐上方。"

医生："请详细说说你的胃痛。"（开放式提问）

患者："烧灼样，位置很深，固定在一个部位，饥饿时尤为明显。"

---

3. 以医生为中心的询问　医生为了尽可能较快获得有利于诊断的信息，需要提出一些目的明确的封闭式问题。医生能够向患者发出转变询问内容的信号，如果患者在这个阶段继续讲述无关紧要的细节，那么，医生需要向患者清楚地表示转变谈话内容对其诊治疾病有帮助。(表 3-2)

表 3-2　举例——以医生为中心的询问

医生：我注意到你在回答我的提问时提到了相当多的细节。我还有一些问题要问你，希望你尽量简单回答。如果你还有其他问题想和我讨论，可以在我们完成了这些问题后再继续讨论，你看这样好吗？

患者：好的，我明白了。

二、接诊中期向患者及其家属解释问题

（一）解释问题的重要性

通过倾听询问、体格检查以及辅助检查，医生基本清楚了患者的病情，接下来需要把病情告知患者，向患者及其家属解释病情，回答患者关于疾病的一些问题，最终制订一个医生和患者都能接受的治疗方案。患者能否接受对疾病的诊断、遵从治疗计划和方案，对患者的解释是至关重要的。

（二）解释过程中面临的问题

在解释问题时，存在以下问题：

1. 医生给予的信息不足　医生误认为不需要给患者讲那么多，讲多了患者也不懂，从而给予患者解释的信息量不足以满足患者的需要。

2. 医生给予的信息与患者的需要不对等　患者最为重视有关疾病的诊断、预后和病因等信息，医生有时低估了患者对预后和病因信息的期望，高估了患者对治疗和药物疗法的期望，虽然做了很深入的解释，由于与患者的需求不对等，患者感到不满意。

3. 医生使用的医学术语过多，患者不能理解医生所使用的专业词汇。

4. 患者不能记住医生提供的信息，有时是不能理解医生解释的内容，因而不能认同医生的观点，不遵从医生的建议和医嘱。

（三）解释病情的技巧

医生在解释问题时需要具备三个方面的技能：解释前——了解患者对其问题的看法；解释中——向患者解释问题；解释后——保证患者能够理解。医生在进行解释时的注意事项：

1. 组块和核对　把要解释的信息分成若干小片段来解释，每段之后停顿，检查患

者是否已经理解。比如先解释病因,解释完病因之后,问患者"我解释清楚了吗?"以核对患者是否理解,待确认患者理解后,接着再解释诊断、预后等问题。只有这样患者才有可能记住和理解医生提供的信息。

2. 在解释问题时,尽量避免使用专业术语,提倡用通俗易懂的语言来解释问题。医生习惯于使用专业术语,在沟通过程中患者由于担心自己显得无知而很少要求医生解释。因此,建议医生尽量简化信息,用通俗易懂的词汇来解释患者的问题,以帮助患者记忆和理解。

3. 提供诊断、病因和预后的相关信息,主要是运用医学知识来进行解释。人们通常更能记住他们认为最重要的东西。

4. 运用标志性词语——"记住三点……",超过三点以上患者往往不容易记住,所以医生要把告知患者的一些注意事项尽量简化,尽可能概括成两三点即可。

5. 回应患者的非语言性暗示,在解释问题的过程中,注意患者的情绪表达、面部表情,看患者是否有不明白的问题或者想了解更多的信息。因为大部分患者采用间接含蓄的暗示法表达他们的疑问或问题,而不是公开陈述或提问。比如:您好像有疑虑,是因为可能要做手术吗?

6. 总结,对刚才的解释问题过程进行简单总结,突出重点,以确保患者明白和理解。

三、与患者及其家属共同制订双方同意的诊疗方案

(一) 共同制订诊疗方案的重要性

解释清楚疾病问题后,医生需要向患者及其家属告知病情并讨论可行的治疗方案。向患者告知病情的风险及严重程度时,由于有些疾病发展变化急剧,患者家属往往不能接受。如肾病综合征的患者,初期高度水肿,治疗中尿量明显增多,但此时脱水、高凝、易发生栓塞,如脑梗死、心肌梗死等,病情可能会再次转危,因此要让家属、患者了解所患疾病风险,使其有足够的心理准备,以配合进一步的检查、治疗。患者的依从性对商定治疗方案至关重要。影响患者依从性的因素包括医患关系的密切程度、患者对自身疾病严重程度的感知、患者对疗效的感知、治疗与病程持续的时间长短、治疗方案的复杂性等。其中,医患关系的密切程度是医生通过沟通能够建立的,贯穿整个接诊过程的始终。

(二) 共同制订诊疗方案的方法

根据患者对整个疾病的期望,联系他们的观点来解释医生的立场,并且达成一个双方都能接受的协商的计划和治疗方案。方法包括:

1. 提供治疗的备选方案,包括不采取措施(比如继续观察),如果只有一套合理的备选方案,就必须向患者解释清楚。

2. 指出医生个人推荐的治疗方案,应该是建议性的,而非指令性的。也就是说,在以上几种备选方案中,医生认为或倾向于使用哪一种治疗方案更适合患者。

3. 给患者选择权,弄清楚患者倾向的治疗方案。可以这样问患者:"这些治疗方案中你比较倾向于哪种?"

4. 协商一个双方都接受的治疗方案。如果患者因病必须手术,医生如果说"你的

病很重,必须做手术,不然就会……"患者可能会觉得你在控制他甚至会怀疑你的动机,会找出一个不是理由的理由来逃避手术。相反,如果医生说"从你目前的病情看,手术应当是最好的办法,其他治疗方法的效果不佳,你好好考虑一下!"这时患者才会体会到你是在从他的角度想问题,为他着想,更容易接受你的建议,进行手术治疗。比如患者不愿意做手术,而医生认为做手术对患者目前的情况来讲是比较好的治疗方案,可以这样问患者:"你不想做手术,虽然我能理解,但这让我有些担心,你愿意再考虑一下吗?"最好取得患者的理解,选择一个医患双方都能接受的治疗方案。制订中的最后一个方法是明确障碍,可以这样问患者:"在实施这个治疗方案的过程中,你估计会遇到什么问题?"避免制订出患者回家后不方便执行的治疗方案。制订完毕后,一定要确保患者理解。可向患者提问:"你能总结一下你应该做些什么吗?我也总结一下我应该做的。"还要建立一个联系途径,目的是向患者提供出现紧急情况时能获得医疗护理的途径。总之,要尊重患者和家属对治疗方案的选择权,提出合理建议,确定最终的治疗方案。

四、急诊医生的接诊

(一) 急诊医生接诊的特殊性

经急诊医生首诊的患者,大部分都没有明确诊断,以急危重症为主,患者濒临死亡,家属心急如焚,情绪可想而知。对此急诊医生不光要有丰富的临床经验和成熟的策略,还要掌握良好的沟通时机和沟通技巧。沟通不到位,医生全力施救后,家属对此难以理解,易引发医疗纠纷。

(二) 急诊医生应掌握的沟通时机和技巧

1. 准确诊断,时时沟通　病史不清的危重患者应在询问病情、初步判断、稳定生命体征后,立即简短、清楚地向患者家属交代病情及可能后果,不宜与家属长时间沟通。例如:一老年患者,既往有高血压病史,突然昏迷来医院就诊,初步诊断为脑出血。初步治疗病情相对稳定后,马上向家属讲明患者的病情及预后;如果患者病情恶化,考虑终将不治,则应边抢救、边沟通,给家属一个接受的时间,否则很有可能因为沟通不到位而产生纠纷。

2. 抢救过程透明化　急诊的医患纠纷大多是家属对医疗过程不满意和医患沟通不到位造成的。对于病史清楚的危重患者,让家属了解抢救过程和时刻沟通必须贯穿抢救始终。将抢救过程透明化,可以让家属清楚地知道医生正全力抢救患者;时刻沟通,可以给家属接受的时间和过程。例如:某中年男性患者,有冠心病病史,突发昏厥入院急诊。入院时患者出现休克症状,检查显示患者为大面积心肌梗死。院方积极抢救,在此过程中患者心跳停止,家属知晓后情绪激动地冲入抢救室,这时医务人员可将急诊室窗帘拉开,继续抢救并由急诊医务人员拿着患者即时检查结果(如心电图等),不断和家属沟通,20钟后患者心跳仍未恢复,家属表示理解并最终放弃抢救。

3. 患者留院观察时病情突然加重　当患者留院观察时病情可能加重甚至死亡,如不及时沟通,往往会诱发医疗纠纷。急诊医生要多观察患者、多与家属交流并争取家属的配合和理解,否则患者病情加重,家属会认为是医生失职而引发医疗纠纷。例如:一青年女性患者,过马路时被汽车撞伤,感轻度腹痛,腹部B超显示无异常。家属认为伤者症状较轻,不愿住院。医生意识到伤情可能存在的风险,劝患者留院观察。期间,不间断观察患者的反应、询问病情,家属渐渐对医生产生信任。观察过程中患者逐渐出现休克表现,系脾脏包膜下血肿破裂大出血所致,立即输血同时急诊手术治疗,家属当即同意并配合救治工作。治疗后患者转危为安,家属已由原来的不信任转为感激。

4. 外科急症患者,沟通交给专科医生 外科急症多是外伤所致的多发伤及复合伤,患者流血较多,伤势明显。沟通在此时处于次要地位,重要的是马上实施治疗,抢救患者生命。医生实施救治,简短了解伤情后,应该把详细沟通的过程留给专科医生;如果病情极重,与家属详细沟通可能耽误救治,初诊后应马上通知相关科室进行手术。

5. 没有家属在场的患者,详细记录诊疗全过程 对于家属未在身边的患者,医生应进行更为详细全面的诊疗记录,如患者入院情形、各项检查等细节,如有条件可用录像机把患者的诊疗全过程录下来,以便找到家属时详细交代患者情况,以取得患者家属的信任和理解。

如果患者病情紧急危重,无患者家属或者关系人在场,接诊医生应当提出医疗处置方案,在取得医疗机构负责人或者被授权负责人员的批准后实施。

急诊医生掌握了良好的沟通时机和技巧,才能很好地应对各种突发事件,给患者以最好救治的同时避免医疗纠纷的发生。

第三节 末 期

一、结束接诊期的意义

结束接诊的意义在于对整个接诊过程的梳理和总结,达到医患双方对疾病诊治过程的共同认可,继续下一步诊疗活动。接诊末期是接诊过程的一部分,此时的医患关系仍然存在,因此,完整、有序的接诊结束方式也是接诊中不可缺少的环节与技能之一。医生和患者在问诊结束时,需要对将要发生的情况有明确和共同的理解。若在问诊结束时还留有问题,往往是因为前期沟通过程没有达到预期目标。因此,如果在接诊末期的余下时间成功整合了两方的待解决事项,即患者顺次提出问题,他们的理解与承诺也得到核对,问诊将会顺利结束,此时使用指示性语言、总结和最后核对通常是必需的。问诊中治疗阶段的内容和过程取决于收集信息阶段,其成功与否也同样取决于医生是否成功识别、整合和磋商双方待解决的事项,以及与患者是否建立积极的关系。

二、结束接诊的技巧

结束接诊有以下几个方法:

1. 归纳总结接诊内容 当医生进行复述时,总是摘取信息中最重要的部分,而归纳总结就要涵盖接诊的绝大部分内容。医生要将他所理解的内容用自己的语言表达出来,使得医生和患者达成一致。患者可以补充医生遗忘的内容,医生要检查自己是否已经理解了患者所说的内容。为了保证信息的准确性,应对接诊过程所叙述的最为重要的主诉和病史进行归纳。如"您这次来医院最主要的目的是因为想明确您的腰痛原因,对吗?""您最主要的不适是近一个月腹痛、进食少,有时还有些恶心,对吗?"主要是对患者的接诊内容进行归纳并与患者确认。

2. 给予患者再次提问机会 准备结束接诊时,需要问患者:"有没有其他的问题?"给患者提出其他问题的机会。也可以这样问:"您还有什么问题吗? 还有什么事情我没有谈到或者没有解释到的吗?"允许患者主动提问,使患者对自己的病情和接下来要做的事情,以及复诊的时间等心中有数。也可以从中得到患者前期未能表述的信息,有利于医生全面明确地掌握病情。(表 3-3)

表 3-3 举例——总结内容

医生:让我来总结一下你刚才所说的。你这一个月多次出现腰痛和血尿,都是在没有任何征兆情况下出现的。
患者:我记起来了,一周前的那次血尿是我在跑步以后出现的。
医生:我了解了。(点点头,拍拍患者的肩膀)

3. 再确认 再确认是接诊结束时的重要环节,往往通过这一确认,使患者想起一些遗漏的病患信息,询问是否还有遗漏的内容。使用诸如"您还有什么要补充的吗?"等确认语言,可以有效地提醒患者,从而有利于更加全面地收集病患信息。医生再次明确地告诉患者下一步的诊疗计划,有利于诊疗计划的落实执行。

4. 健康教育 在医学模式指导下,对患者行为、生活方式与心理情绪等方面的指导与教育已经成为接诊医生重要的职责之一。比如,酒精性脂肪肝要劝阻患者喝酒,而肺气肿要劝阻患者抽烟,还要注意随访。因此,医生在处方之后对患者的健康教育必须列入接诊流程中。

5. 使用结束语言 医生可以适当使用结束语来强调总结。如"没有其他问题了吧""今天就到这吧""你需要把今天定下来的治疗方案记住""坚持服药治疗一段时间再来复诊""回家后和家人商量商量,决定手术治疗方案后再来医院找我,安排下一步住院手续"等。当确认患者已没有其他问题时,本次的接诊及医患关系才告正式结束。

ER-3-1 微课

ER-3-1

-------------------------------- 实操练习 --------------------------------

【案例讨论】 肾结石患者的沟通——制订双方同意的治疗方案

有一位 46 岁的男患者,因为右侧腰痛来诊。接诊医生就给他做了肾脏 B 超检查,发现右肾内有一横径 1.5cm 的结石。根据肾结石诊疗指南,此结石是体外冲击波碎石治疗的适应证(药物排石治疗的适应证是结石横径 <0.6cm)。患者畏惧碎石治疗,坚持要求药物排石治疗。

请讨论:如何与该患者进一步沟通,告知其病情,制订双方同意的治疗方案?

扫一扫
测一测

笔记

？ 复习思考题

1. 接诊后,怎样与患者及其家属制订双方同意的诊疗方案?
2. 结束接诊的常用方法是什么?
3. 试述病史采集中常见的错误。

第四章

医疗告知

 培训目标

1. 掌握医疗告知的技巧。
2. 熟悉特殊对象的医疗告知。
3. 了解医疗告知的内容。

第一节 告知内容

一、法律规定告知内容

(一) 医疗告知的定义

医疗告知是指在医疗活动中,将患者罹患疾病、将要采取的诊疗措施和风险、可能发生的并发症、自然转归等有关诊疗信息向患者或其亲属如实相告的行为过程。

《中华人民共和国执业医师法》和国务院《医疗事故处理条例》明确规定,医疗告知是医方必须履行的一项法定义务——告知(说明)义务。

(二) 我国部分法律法规对医疗告知、同意的规定

1. 1982 年卫生部重新制定的《医院工作制度》规定:"施行手术前必须由病员家属、或单位签字同意(体表手术可以不签字),紧急手术来不及征求家属或机关同意时,可由主治医师签字,经科主任或院长、业务副院长批准执行。"这是医疗知情同意权的萌芽。

2.《中华人民共和国民法通则》规定,在医疗活动中,自愿原则、诚实信用原则,可以理解为医师应当尊重患者的自我决定权,并应当如实地将涉及医疗服务并关系到患者切身利益的有关内容向患者说明、告知并征得患者同意。

3.《中华人民共和国消费者权益保护法》第八条规定:"消费者享有知悉其购买、使用的商品或者接受的服务的真实情况的权利。"由于医疗法律关系的特殊性,医疗服务是否适用《中华人民共和国消费者权益保护法》,在我国理论界和司法实践中存在较大分歧。因此,患者少有以《中华人民共和国消费者权益保护法》为依据主张知情权。

4.《医疗机构管理条例》及《医疗机构管理条例实施细则》《医疗机构管理条例》第三十三条规定:"医疗机构施行手术、特殊检查或者特殊治疗时,必须征得患者同意,并应当取得其家属或者关系人同意并签字;无法取得患者意见时,应当取得家属或者关系人同意并签字;无法取得患者意见又无家属或者关系人在场,或者遇到其他特殊情况时,经治医师应当提出医疗处置方案,在取得医疗机构负责人或者被授权负责人员的批准后实施。"

《医疗机构管理条例实施细则》第六十二条规定:"医疗机构应当尊重患者对自己的病情、诊断、治疗的知情权利,在实施手术、特殊检查、特殊治疗时,应当向患者作必要的解释。因实施保护性医疗措施不宜向患者说明情况的,应当将有关情况通知患者家属。"

5. 1986年卫生部颁布的《中医医院工作制度(试行)》中规定:"实行手术前必须由病员家属、或单位签字同意(体表手术可以不签字),紧急手术来不及征求家属或机关同意时,可由主治医师签字,经科主任或院长、业务副院长批准执行。"

6.《临床输血技术规范》第六条规定:"决定输血治疗前,经治医师应向患者或其家属说明输同种异体血的不良反应和经血传播疾病的可能性,征得患者或家属的同意,并在《输血治疗同意书》上签字。《输血治疗同意书》入病历。无家属签字的无自主意识患者的紧急输血,应报医院职能部门或主管领导同意、备案,并记入病历。"2012年8月1日起施行的《医疗机构临床用血管理办法》第二十一条亦明确规定:"在输血治疗前,医师应当向患者或者其近亲属说明输血目的、方式和风险,并签署临床输血治疗知情同意书。因抢救生命垂危的患者需要紧急输血,且不能取得患者或者其近亲属意见的,经医疗机构负责人或者授权的负责人批准后,可以立即实施输血治疗。"

7.《医疗事故处理条例》第十一条规定:"在医疗活动中,医疗机构及其医务人员应当将患者的病情、医疗措施、医疗风险等如实告知患者,及时解答其咨询;但是,应当避免对患者产生不利后果。"

8.《医疗纠纷预防和处理条例》第十三条规定:"医务人员在诊疗活动中应当向患者说明病情和医疗措施。需要实施手术,或者开展临床试验等存在一定危险性、可能产生不良后果的特殊检查、特殊治疗的,医务人员应当及时向患者说明医疗风险、替代医疗方案等情况,并取得其书面同意;在患者处于昏迷等无法自主作出决定的状态或者病情不宜向患者说明等情形下,应当向患者的近亲属说明,并取得其书面同意。紧急情况下不能取得患者或者其近亲属意见的,经医疗机构负责人或者授权的负责人批准,可以立即实施相应的医疗措施。"

9.《中华人民共和国侵权责任法》第五十五条规定:"医务人员在诊疗活动中应当向患者说明病情和医疗措施。需要实施手术、特殊检查、特殊治疗的,医务人员应当及时向患者说明医疗风险、替代方案等情况,并取得其书面同意;不宜向患者说明的,应当向患者的近亲属说明,并取得其书面同意。医务人员未尽到前款义务,造成患者损害的,医疗机构应当承担赔偿责任。"第五十六条规定:"因抢救生命垂危的患者等紧急情况,不能取得患者或者其近亲属意见的,经医疗机构负责人或者授权的负责人批准,可以立即实施相应的医疗措施。"

10.《最高人民法院关于审理医疗损害责任纠纷案件适用法律若干问题的解释》对《中华人民共和国侵权责任法》第五十五条、第五十六条进行了司法解释。其第十七条中规定:"医务人员违反侵权责任法第五十五条第一款规定义务,但未造成患者人身损害,患者请求医疗机构承担损害赔偿责任的,不予支持。"其第十八条中规定:"因抢救生命垂危的患者等紧急情况且不能取得患者意见时,下列情形可以认定为侵权责任法第五十六条规定的不能取得患者近亲属意见:(一)近亲属不明的;(二)不能及时联系到近亲属的;(三)近亲属拒绝发表意见的;(四)近亲属达不成一致意见的;(五)法律、法规规定的其他情形。前款情形,医务人员经医疗机构负责人或者授权的负责人批准立即实施相应医疗措施,患者因此请求医疗机构承担赔偿责任的,不予支持;医疗机构及其医务人员怠于实施相应医疗措施造成损害,患者请求医疗机构承担赔偿责任的,应予支持。"

(三) 告知义务

1. 告知义务概述　义务是指法律义务,是指依照法律或依照约定应当履行的职责。它表现为负有义务的主体必须做出一定的行为或者不得做出一定的行为。义务的产生可以根据法律的直接规定产生,也可以根据当事人之间的约定产生。义务的负担者是义务人,义务的要求者或者受益者是权利人,为了保障现实存在的义务能够切实得到有效履行,法律规定了相应的保障制度,使未依法或依约履行义务的人员承担一定的法律责任。这种法律责任包括民事责任、行政责任和刑事责任。

医疗告知义务是指医方在医疗过程中应当向患者、患者家属或有关人员如实告知病情、治疗措施、医疗风险等与患者诊治有关的内容。患者到医院就诊,通过挂号或办理入院手续等形式与医院建立了合同关系,因此,医疗告知义务属于法律义务。

由于医患双方信息占有高度不对称性,因此,法律法规对医疗机构及其医务人员的告知义务的规定是实现患者的知情权和自主选择权的必然要求。

2. 告知义务的主体　医疗机构及其医务人员。

3. 履行告知义务的形式　书面告知和公示告知。

(1) 书面告知:由医患双方签字确认的纸质文本。内容包括告知名称、告知对象、时间、地点、告知内容、双方签字等。

(2) 公示告知:在专业知识、技能水平和设备局限无法开展治疗的情况下,医方应当如实公开告知患者并劝告患者转诊。如某一精神科专科医院公开告示:本院为专科医院,经卫生局批准,不设发热门诊,请发热患者到其他医院就诊。

4. 告知的时效性　应该注意的是,告知只是履行了法律规定的义务,不是免责的权利。告知是动态的,需要在不同的时间和情况下进行及时的告知;告知是全程的,从接诊患者开始到患者离院或者出院后的医嘱指导。

5. 告知的目的　告知的目的是让患方实现知情权和自主选择的权利。在了解具体情况后,患者可以选择在本院治疗或者转院治疗;选择现在的治疗方案还是其他疗法;或者要求更换主诊医生等。

(四)知情权

知情权的基本含义是公民有权知道他应该知道的事情。国家应该最大限度地保障公民知悉、获取信息,尤其是政务信息的权利。知情权有广义和狭义之分,本章所指的知情权就是指医疗知情权。

患者有权认识和理解自己所患疾病,包括检查、诊断、治疗、处理及预后等方面的情况,并有权要求医生作出通俗易懂的解释;有权知道处方内容;依法有权复印或复制门急诊病历、住院志等病历资料;有权核实医疗费用,并要求医方作出解释。

(五)选择权利

权利是一个法律概述,指权利主体依据法律或者约定享有的利益。权利与义务是同一事物的两面,相辅相成。权利的存在,意味着义务的存在。义务人不履行义务,必然意味着权利人权利的损害。当义务人不履行义务时,权利人可以诉诸法律,追究义务人的法律责任。

患者到医院就诊,通过挂号或办理入院手续等形式后,即与医院建立起医疗服务法律关系,同时医疗过程中患者的医疗选择权利立即发生。

《中华人民共和国执业医师法》《医疗机构管理条例》《病历书写基本规范》等法律法规明确要求医方在采取医疗措施之前须征得患方的同意。鉴于医患关系紧张局面,建议采用书面的告知同意书或志愿书。选择权利的实现与告知义务的履行紧密相关。

(六)医疗机构落实患者知情同意权

1. **医疗告知原则**　医务人员履行告知义务的基本原则,主要有如实告知原则、合理告知原则、告知患者本人原则。

2. **告知的内容**　合理的告知主要包括一般信息告知、特别信息告知、谅解告知。合理的告知主要说明医学科学的特殊性、高风险性和局限性;医学技术本身存在的各种风险因素,有很多是事先无法预料、难以防范的风险;医学的局限性使得有些病情和病种在目前还难以治愈等。有时在患者病情严重时就不宜直接告知患者本人或者对告知的内容有所保留,如早期癌症说成是癌前病变。

医疗告知的最终目的在于患者对医疗措施、医疗风险的理解,并自主做出是否同意的决定。医疗告知内容的范围不可能有一个统一的标准。在实践中,由于医疗行为本身是动态的,医务人员对患者的告知也必须是一个动态的过程,要善于根据诊疗的不同阶段及时并如实地把有关信息告知患者。医疗告知的一般内容:

(1)医生应客观全面地记录病历,以此作为第一手材料,主动向患者说明。

(2)医生应告知诊断的疾病。

(3)有多种治疗方法时,应告知各种方法的优劣利弊,以及选择该疗法的理由。

(4)告知将要实施的医疗行为及内容。

(5)告知医疗行为的预想效果。

(6)告知医疗行为不实施的后果。

(7)告知实施过程中可能发生的危险。

(8) 告知在发生不确定危险因素时的对策。医生告知时应采取适当的方式,注意避免对患者产生不利后果。如术前诊断为良性肿瘤者,术中发现为恶性肿瘤,或术中发现其他情况,医生要改变手术方式时,要重新告知患者家属,由患者家属决定后再行下一步治疗方案。

(七) 特殊检查、特殊治疗的告知

特殊检查、特殊治疗是指具有下列情形之一的诊断、治疗活动:

(1) 有一定危险性。

(2) 由于患者体质特殊或者病情危笃。

(3) 临床试验性检查和治疗。

(4) 可能对患者造成较大经济负担的检查和治疗。

特殊检查、特殊治疗的告知,最早规定在《医疗机构管理条例》第三十三条之中,与手术告知并列,突显特殊检查、特殊治疗告知的重要意义。内容包括特殊检查、特殊治疗的项目名称、目的、可能出现的并发症及风险等。

(八) 输血的告知

随着经血液传染病的出现,既往因输血而感染相关传染病的病例较多,但是,临床抢救和相关治疗又离不开血液和血液制品。近年来,随着法律法规的不断完善和科学技术的不断提高,经输血感染疾病较以往明显减少,然而,输血仍然面临一些难以解决的技术难题。

《临床输血技术规范》第六条规定:"决定输血治疗前,经治医师应向患者或其家属说明输同种异体血的不良反应和经血传播疾病的可能性,征得患者或家属的同意,并在《输血治疗同意书》上签字。《输血治疗同意书》入病历。"《医疗机构临床用血管理办法》第二十一条规定:"在输血治疗前,医师应当向患者或者其近亲属说明输血目的、方式和风险,并签署临床输血治疗知情同意书。"

关于输血知情同意书,应当包含以下项目及内容:

1. 一般情况。

2. 输血治疗的必要性　患者疾病诊断、血型、输血史、输血目的、输血成分、输血前检查(主要是与输血相关的几项检查,尤其是肝功能、肝炎病毒抗体、HIV 病毒抗体等检查)、输血风险(交代的内容应当具体)、患者及其家属意见及签名(尽量让患者本人签字同意)。

(九) 麻醉的告知

麻醉是用药物或者非药物,使患者的整个机体或机体的一部分暂时失去知觉,以达到无痛的目的,是实施手术或某些疼痛治疗的必要手段。手术麻醉知情同意书应当包含以下项目及内容,并由麻醉医师亲自告知:

1. 介绍麻醉知识和选择麻醉方法的理由。

2. 患者麻醉前需要配合的方面。

3. 麻醉可能发生的意外情况或者并发症　麻醉师在向患者及其家属交代麻醉风险时,一定要说得非常清楚和彻底。"其他可能发生的麻醉意外情况"条款,尤其是麻醉意外发生后可能引起的严重不良后果包括严重残疾,出现持续植物状态甚至死亡。

（十）护理告知

1. 护理告知的特点

（1）全程性：护理告知贯穿于整个护理工作的全过程。

（2）技巧性：要求护理人员仔细观察，注重细节，讲究语言技巧。

（3）科学性：护理告知的内容包含着广泛的医学、护理、伦理、心理知识。因此，作为一名合格的护士，只有具备了扎实的护理基础知识，才能更好地为患者服务。

（4）服务性：医疗机构是特殊的服务场所，患者是特殊的服务对象，这已成为医疗界、法学界的共识。护理工作是医院与患者连接的重要窗口。

2. 护理告知的内容　履行护理告知义务是护士工作的法定义务，也是凝结知识、技术、爱心的一门沟通艺术，是防范和减少医疗事故、工作差错的一项不可忽视的基础性工作。

（1）患者入院护理告知内容：介绍病区环境、规章制度、负责医生和护士、科主任查房、活动时间及范围等。急症、危重患者的入院护理告知内容：对家属及其护送人员口头告知病情变化及用药治疗、护理等方面的情况，危重症患者实行特别护理，同时告知患者家属特别护理的原因和目的，以取得家属的配合。

（2）患者出院护理告知内容：出院前向患者讲解如何办理出院手续，待医生决定患者出院日期后，要通知患者或其家属、单位做好准备。责任护士进行出院指导，交代康复期注意事项。特别是对于需要定期随诊复查的要告知具体时间。

（十一）医疗告知对象

要实现告知，首先要明确告知的对象。《中华人民共和国民法通则》规定的自然人的民事行为能力是以年龄与精神状态为标准的。

1. 患者为完全民事行为能力人　具有完全民事行为能力的患者自行行使权利，应以告知本人为原则。

2. 具有完全民事行为能力的患者的授权行为　代理人受权代理患者签署知情同意书的，被代理人应当签订《授权委托书》，且《授权委托书》应当存在病历里；代理人应当在《授权委托书》代理人栏内签字，而不能在被代理人栏内签署患者的名字，并注明两者的关系。

3. 患者为限制民事行为能力人

（1）年满10周岁且精神正常的未成年人，由其监护人签字。

（2）不能完全辨认自己行为的后果且已成年的精神病患者（包括痴呆症患者），应当由其法定代理人签字。

4. 患者为无民事行为能力人，应当由其法定代理人签字。

5. 患者因病无法行使知情同意权，应当由其法定代理人签字。

为抢救患者，关系人无法及时签字的情况下，可由医疗机构负责人或者被授权的负责人签字。这属于医师行使紧急处置权，属《中华人民共和国民法通则》第一百二十九条规定的紧急避险行为。

（十二）关于尸体解剖的知情同意

《医疗事故处理条例》第十八条规定："患者死亡，医患双方当事人不能确定死因或者对死因有异议的，应当在患者死亡后48小时内进行尸检；具备尸体冻存条件的,可以延长至 7 天。尸检应当经死者近亲属同意并签字。""拒绝或者拖延尸检,超过规定时间,影响对死因判定的,由拒绝或者拖延的一方承担责任。"《医疗纠纷预防和处理条例》第二十六条规定:"患者死亡,医患双方对死因有异议的,应当在患者死亡后 48 小时内进行尸检;具备尸体冻存条件的,可以延长至 7 日。尸检应当经死者近亲属同意并签字,拒绝签字的,视为死者近亲属不同意进行尸检。不同意或者拖延尸检,超过规定时间,影响对死因判定的,由不同意或者拖延的一方承担责任。"这明确了"死者近亲属拒绝签字"的法律责任。提出尸检的法定形式为书面告知。

(十三) 医疗告知与医疗事故(医疗损害)鉴定

1. 知情同意在医疗事故(医疗损害)鉴定中的地位 《中华人民共和国侵权责任法》《中华人民共和国执业医师法》《医疗机构管理条例》等法律法规规定患者享有与自身疾病相关的知情同意权。因此,告知义务是医务人员在医疗执业过程中必须承担的一项法定义务。医务人员不依法履行,不正确履行法定的告知义务,将要承担相应的责任。

2. 知情同意在医疗事故(医疗损害)鉴定中的作用 医疗告知是判断医疗机构是否存在侵犯患者知情同意权的客观依据。知情同意权是由知情、理解、同意三个要素所构成。在鉴定实践中,一般认为,如医方能够举证医务人员针对患者的具体情况实施了如下内容的告知,就应认定医方没有侵犯患者的知情同意权。否则,应认定医方存在侵权行为。

(1) 患者健康状况、疾病诊断、疾病性质和严重程度、疾病的发展趋势、可能出现的预后情况和意外情况。

(2) 需要采取的治疗措施以及相应的后果,实施药物治疗的利弊、必要性,存在的毒副作用,药物治疗的性质(诊断性或者试验性等)。

(3) 实施手术治疗(包括特殊检查和治疗)的利弊,拟实施的手术(检查和治疗)名称、性质(如探查性、治疗性等)和范围,手术的方案,可能出现的风险、意外、并发症及防范措施。

(4) 不采取治疗措施的后果、危险性,其他替代治疗措施成功的可能性和危险性;医疗费用的多少。

(5) 在本医疗单位不具备治疗条件、设备或者技术水平达不到、治疗效果不理想的情况下,医生已劝导患者转诊、转院的。

二、古代医家告知内容

作为中华民族的伟大瑰宝,中医汇集了当时最先进的自然科学、哲学、人文科学、医学等众多学科,是当时的集大成者。中医从一开始就非常注重疾病与自然环境、心理因素的关系,尤其注重医德医术对患者的影响以及通过沟通获得病情信息和取得患者及其家属信任的重要性。在中医的发展过程中,历代医家多有阐述。现选取一些有代表性的著作和医家的论述来展示古代医家的告知内容。

(一) 医德为先,仁爱仁心

明代太医院医生龚廷贤在《万病回春》书中提出"医家十要":"一存仁心,二通儒道,三精脉理,四识病原,五知运气,六明经络,七识药性,八会炮制,九莫嫉妒,十勿重利。"在这里,"存仁心"放在了首位,可见仁爱之心对于医者来讲是何等重要。最经典的是唐代名医孙思邈在《备急千金要方·诸论·论大医精诚》中的论述:"凡大医治病,必当安神定志,无欲无求,先发大慈恻隐之心,誓愿普救含灵之苦。"喻昌《医门法律》云:"医,仁术也。仁人君子,必笃于情。"这些论述反映了古代医生的道德信念,即通过行医施药来实现仁爱爱人、济世救人的思想。

（二）将心比心,换位思考

如何站在患者的角度和患者的心理去思考问题,我们古代的医家确实有很多精辟的论述,值得我们学习并在医疗活动中贯彻落实。明代裴一中在《言医》中指出:"医何以仁术称? 仁,即天之理、生之源,通物我于无间也。医以活人为心,视人之病,犹己之病。"龚廷贤在《万病回春》中严厉谴责了那些对于贵贱贫富之患者不能平等相待的医生,指出"医乃生死所寄,责任匪轻,岂可因其贫富而为我厚薄哉"。明代著名医家朱慧明在《痘疹传心录》中即点出:"医道即佛道也……业善者毫不可忽,而其要则尤当立心正大也。视人犹己,救人为念。"孙思邈云:"若有疾厄来求救者……皆如至亲之想……见彼苦恼,若己有之,深心凄怆。"从这些医家的论述中我们可以看出这些大家的高尚医德,对于每个患者,无论是贫是富,都应当做给自己看病一样,而不是于富贵用心,贫者忽略。

（三）沟通全面,问诊仔细

《灵枢·师传》云:"人之情,莫不恶死而乐生,告之以其败,语之以其善,导之以其所便,开之以其所苦,虽有无道之人,恶有不听者乎? "明代喻昌《医门法律》指出:"古人闭户塞牖,系之病者,数问其情,以从其意,诚以得其欢心。则问者不觉烦,病者不觉厌,庶可详求本末,而治无误也。"明代医家李中梓《医宗必读》提出所谓患者之情"动静各有欣厌,饮食各有爱憎,性好吉者危言见非,意多忧者慰安云伪;未信者忠告难行,善疑者深言则忌。此好恶之不同也","富者多任性而禁戒勿遵,贵者多自尊而骄恣悖理。此交际之不同也。贫者衣食不周,况乎药饵? 贱者焦劳不适,怀抱可知。此调治之不同也"。这些论述告诉我们,医生应将治疗的方案、风险与效果坦率地告诉患者/家人,让患者/家人参加治疗方案的讨论,征求患者/家人的意见,由患者/家人自己决定是否接受治疗,具有十分积极的意义。通过沟通,医生要了解患者的禀赋、性格、心理特征等,方能做到因势利导,有针对性地进行治疗,同时可以让患者了解所有的信息,并可以选择最符合自身价值观的治疗方案。

有时在沟通询问过程中要向患者家人或身边其他人了解情况,对疾病的诊断和治疗很有帮助。明代焦竑《焦氏笔乘》引《江表志》记载:"吴廷绍为太医令……苦脑中痛累日不减,太医令吴廷绍密诘厨人曰:'相公平日嗜何等物? '曰:'多食山鸡、鹧鸪。'廷绍曰:'吾得之矣。'治以甘豆汤而愈。或叩之,答曰:'山鸡、鹧鸪皆食乌头、半夏,故以甘豆汤除其毒耳。'闻者大服。"由这个实例可以看出,通过询问患者家人朋友,扩大信息来源,抓住治疗疾病的关键,从而治愈疾病。

（四）实事求是,赢得尊重

朱丹溪成名后,仍然虚怀若谷,访师问医。一次,有位女子患痨病,骨瘦如柴,众医束手无策,已是奄奄一息了。经过朱氏治疗,病已基本痊愈,只是两边面颊上的潮红不退。朱丹溪并没有因此而马虎置之,可是再三揣摩,仍无对策。他就对患者说:"现在要请吴县的名医葛可久,用针灸治疗才会治好。"在征得患者的意见后,朱丹溪便毅然写信去请比自己年轻、名声比自己小的葛可久。葛可久一见朱氏的信,也马上赶来。经过针灸,患者脸上的红晕果然消失了。朱丹溪的这一做法,更加得到了患者及其家属的尊重和敬佩。朱丹溪一代宗师尚是如此,提示我们面对自己无法处理的问题时,或者经过处理后没有起效等情况时,不应顾到自己的面子而不顾患者的病情,应为患者寻找或者推荐更好的医生。

三、中医的告知内容

中医与西医不同,这不仅是中医的医疗理念和治疗方法不同,而且与国家对中医药的立法一直处于滞后状态有关。但是,无论中医的治疗与西医如何不同,或者立法对中医药的规定是否健全,有一点是确定不疑的,那就是不论中医的患者还是西医的患者,都对治疗行为享有知情权。这种知情权,一方面来源于患者的自然人的民事主体资格,只要是一个民事主体,是一个自然人,那么他就享有知情权;另一方面,患者依据国家卫生管理法规,例如《医疗事故处理条例》的规定,在医疗过程中享有对医疗行为的知情权。无论患者是在接受西医治疗还是接受中医治疗,医疗机构和医务人员均应履行告知义务。

但是,作为中国国粹的中医,毕竟与西医的治疗有着很大的不同。作为中国文化的重要组成部分,中医融汇了当时的文学、哲学、自然科学、天文学、医学等诸多学科,这就决定了中医很早就注重人文关怀以及疾病与社会环境心理的关系。随着健康产业、中医养生的不断升温,人们对自己接受的中医治疗和中医养生享有知情权的问题越来越突出。中医告知义务的基础,来源于患者的知情权。正因为患者享有知情权,那么作为治疗合同的对方当事人,也就是在医疗合同中处于信息不对称的优势一方的中医师及中医院,对接受中医治疗的患者必须满足其知情权。这就是中医对患者负有告知义务的法律基础。

(一) 中医患者知情权的产生基础

中医患者知情权产生的基础在于中医的诊断和治疗。中医的治疗原理不同于西医。中医的哲学基础是阴阳五行(木、火、土、金、水)学说;西医是建立在微观的分子、细胞病变的基础上,运用现代各种生化指标和仪器检测进行诊断和治疗。中医治疗的特殊之处表现在以下三个方面:

1. 中医的传统诊断方法具有特殊性　人们常称中医诊断是"三个指头和一个枕头",尽管在西医学的影响下,中医师也越来越借助于现代的诊断,但是传统中医收集病症的方法不可替代。望、闻、问、切是中医的基本诊断方法,具有医生和患者的互动性。这种互动式的医患交谈,有利于增进医患之间的交流,有助于减少相互之间的隔阂,是医患之间建立信任的基础,便于医生履行告知义务和满足患者的知情权。

2. 中医的诊断方法是辨证论治　中医强调要根据患者个体居住的地区、自身体质和生活习惯所导致疾病的差异而不是疾病的共性来决定遣方用药。辨证论治就是医生对患者个体化诊断和治疗。医生在搜集患者一系列病症资料的过程中,对患者病情的仔细询问,会使患者感觉到医生对自己疾病的关注,增加对医生的信任。患者再次就诊时,中医师一定要仔细询问病情的变化才能开处方。同时,中医的诊断和治疗通常需要较长时间,不像看完化验单和仪器检查单结果才可开药的西医。可见,中医的医患之间更有沟通的时间,有利于患者与医生就医疗方式、医疗方法交换意见,同时医生能够就辨证过程、用药思路进行解释。因此,中医治疗履行告知义务更有有利条件,有利于保障患者的知情权。

3. 中医的治疗具有特殊性　中医治疗不同于西医。仅以针灸治疗为例。针灸穴位是经过上千年的医疗实践积累起来的,它通过针刺和艾灸刺激体表经络腧穴,来疏通经气,调节人体脏腑,达到治病的目,其中大部分穴位的位置可以通过骨性标志来具体明确,而那些在重要部位进行针灸的危险性由于经历了漫长的临床实践而有普遍一致的认识,因此医生在针灸过程中可以明确告诉患者所取穴位的位置,可能出现出血、疼痛、弯针等不良现象,让患者对此有心理准备,可以保障患者在针灸治疗过程中对治疗部位可能出现的不良反应做到心中有数。

(二) 中医患者知情权及其内容

患者在中医治疗中的知情权,是指在中医医疗过程中,患者对于与自己的治疗相关的中医治疗重要信息享有的知晓的权利。其内容是:

1. 治疗前的知情权　患者有权知道自己所选择的中医院的资质、等级,所选择医生的职称、级别及所属中医的流派。由于"师带徒"模式一直是培养高级中医师的有效方法,同时也是衡量医生治疗水平的一项不可或缺的标准,所以患者有权利知道医生师从何处。

2. 治疗过程中的知情权　患者在治疗过程中,有权知道以下事情:

(1) 知道自己所患疾病的名称,既包括中医辨证的病名,也包括对应的西医病名。书写西医病名是为日后产生医疗纠纷,准确判断疾病性质提供依据。

(2) 临床治疗中,知道自己的脉象、舌质、舌苔的诊断和意义,医生的辨证方法和结论,针灸治疗所选穴位的部位,采用针灸可能出现的危险。

(3) 知道所选择药材和穴位是否有潜在危险,相互作用之后是否会有不良后果。

(4) 指导煎药方式、服药时间和方法、服药期间应该注意的事项及服药后的情况。

3. 治疗后的知情权　患者有权知道自己在治疗后的身体恢复状况,是痊愈还是继续治疗,是继续在本院治疗还是转院治疗,以及出院后在生活中应该注意的事项。

患者为了保障自己的知情权,也应当履行相应的义务,使中医师能够通过"问"而准确诊断病情。患者向医生提供自己的病情资料,被认为是医疗信息的确认权,是对医疗信息知情权的一种保障。因此,患者应向医生如实提供自己的病情资料,特别是对一些敏感但对治疗有重要意义的病史,必须提供。

(三) 中医患者知情权的特点

中医患者知情权的性质是人格权,是对与其利益相关的情事享有的知悉权。它的特点是:

1. 它是特殊的知情权,仅仅是知情权的一个组成部分。

2. 这个知情权基于中医的医疗合同而产生,具体发生在中医诊断治疗过程之中,因此,与一般的患者知情权有所不同。

3. 由于中医治疗的特殊性,因此,中医患者实现知情权既有有利方面亦有不利方面。例如,望闻问切以及互动式、交谈式的诊断治疗方式,便于患者实现知情权,是中医患者实现知情权的有利之处;但其手摸、口述的方法不具有西医诊断、检验结果的直观性,不易被患者所理解,这就要求中医从业人员应对所诊治的患者做必要的合理的实验室和影像学检查。这些检查,一方面是作为诊断的必要条件,另一方面也是向患者解释病情和转归的客观依据,便于患者接受。

（四）中医师在施治过程中的告知义务

与知情权相对应的是告知义务。知情权人的相对方是负有告知义务的民事主体。为了满足患者在中医治疗中的知情权,中医师以及作为医疗合同主体的中医院必须对患者履行告知义务。

中医师和中医院告知义务的基本内容:根据中医的特点和法律的一般规则,中医师和中医院应当履行以下告知义务,以满足中医患者的知情权。

1. 中医院的告知义务　中医院应如实向广大患者告知本医院的资质、等级,是专科还是综合性医院,医院医疗设备状况,所能够达到的医疗水平;对于医院的医生,应如实标明其职称、级别、所在科室等内容,这些内容均可以公开告知的形式告知。

2. 中医师的告知义务

（1）应告知所患病名:应用患者所能理解的语言告知患者所患的疾病,包括中医病名和相应的西医病名。

（2）应告知可以选择的治疗方案:鉴于医疗合同关系中患者和医生医疗信息的不对称,为了使患者能够自主选择治疗方案,医生应依据自身的医疗知识和实践,向患者推荐最佳治疗方案,供患者进行选择。

（3）应告知辨证方法和结果:在患者选择中医内科治疗时,中医师应把诊断所运用的辨证方法及结果告知患者。在针灸治疗过程中,中医师对于针刺和艾灸的部位,以及可能出现的出血、局部瘀血等,都事先告知患者。

（4）应告知中草药的使用方法:使用中草药处方时,医生对药物是生用或熟用(生地黄和熟地黄就有明显不同的疗效)、药物产地(如川牛膝、浙贝、川贝)、炮制情况(生大黄、制大黄)都应详细具体地写明。对处方的药物是先煎、后下、包煎以及服药时间等,都须说明,特别是涉及药材之间"十八反,十九畏"的配伍禁忌时,更应详细说明。

（5）应告知治疗费用的情况:经济消费较大和医保患者需要自付和部分自付的治疗费用,应提前向患者说明,因为这涉及患者能否履行医疗契约中的给付义务。

（6）应告知继续治疗和转医转诊方案:在治疗一定阶段后,如需继续用药,或者选择其他治疗方案,对于住院患者是否转诊或者转院,均须履行告知义务。一般来说,转医、转诊时的告知义务主要有以下几种情况:一是,患者的疾病属于医生专门领域之外;二是,医生不具备或者不完全具备对患者的诊疗能力;三是,对患者转诊、转医会比不转更有助于改善病情;四是,转院和转诊时,前任医生应就先前治疗状况、病历、检查化验单等一并转移给后继的医生和医院。

(7) 应告知愈后、康复的注意事项：对患者愈后或出院后的康复疗养及日常生活中的注意事项，无论是医生还是护士都应尽告知义务和建议说明。

（五）中医治疗中履行告知义务的难点及对策

中医履行告知义务的难点：如前所述，尽管中医在医疗过程中保护患者知情权有有利的一面，但在实施过程中也存在着一些比较复杂的难点问题。主要表现在以下四个方面：

1. 中医的抽象理论患者理解困难　中医基础理论建立在宏观的"天人合一"的基础之上，通过脏腑、经络、三焦等辨证方法治疗疾病。这些极为抽象的理论都使患者难以理解。例如六味地黄丸，普通人都会认为是治肾虚的成药，特别是在治疗性功能不足方面有显著疗效。但是在中医师的眼里，这个药则是用来治肝肾阴虚的病症。它来源于宋代钱乙的《小儿药证直诀》，最初就是为肝肾先天不足的小儿而配制。在2005年对一个县级市居民进行中医药服务的问卷调查中，认为临床中医药诊疗服务有效性的调查者占全体调查人员选择的第一位（占36.6%），但经常选用性（2.2%）、科学性（1.9%）、可信性（2.1%）等三个选项得票甚少，总序排在末端。可见，中医的理论抽象，加之医生对患者解释不清，不可避免地造成患者的理解困难，实现知情权有较大的困难。

2. 辨证论治的个体化特点使中医患者难以判断　中医治疗的精华就是辨证论治，根据患者的体质、所受的外邪和内伤来辨证处方用药，核心即是不同的病症采用不同的治疗方法，即使同一种病，因病人体质不同也会开出不同的药方，而不像西医那样可以用可验证的标准去衡量对一种疾病的治疗。面对中医这种个体化的特色治疗时，缺乏医学知识的患者很难判断医生用药的效果如何、预后如何，所以患者常常认为自己在这方面的知情权没有得到满足。

3. 中西医治疗的分歧使患者不易接受解释作出选择　例如，在进行骨伤治疗时，对于复位和推拿手法，在中医和西医之间存在着较大异议，中医师会进行手法复位和推拿治疗，目的是防止患者运动功能受到影响。但西医认为中医师的做法是错误的，会造成患者再次受伤，因而建议手术治疗，如果患者不同意手术治疗，就直接用石膏加以固定。这种不同医学的不同主张为难了患者，使患者无法明确治疗行为的性质，也很难在知情的情况下做出治疗方法的选择。

4. 保护患者知情权和保护商业秘密存在矛盾　中医是一门经验医学，经过几千年的发展，拥有多种理论派别，在临床实践中拥有很多验方和秘方。对这些验方和秘方，按照《中华人民共和国反不正当竞争法》第九条的规定，属于商业秘密，应该受到法律保护。如果要求医生全面履行告知义务，就会侵犯这种商业秘密；如果保护商业秘密，就不利于患者知情权的实现。

四、医生履行告知义务的免除

在下述情况下，医生免除告知义务：

（一）在紧急情况下的医疗急救，免除医生告知义务

患者此时情况危急，任何耽搁都会造成不可挽回的后果，因此，在医疗急救中免除医生的告知义务，但在紧急情形消除后，应当履行告知义务。

（二）在强制医疗中，免除医生告知义务

如在突发传染病中，在根据国家法律、法规对患有相关疾病的公民予以强制医疗或者隔离治疗时，免除部分告知义务。

第二节 告 知 技 巧

医疗告知是指医生用患者可以理解的语言告知其本人或其家属与疾病相关的信息。其目的在于得到患者的理解和配合，并在理解的基础上做出选择。要做好医疗告知，医务人员需要掌握以下几方面内容。

一、收集信息

在进行医疗告知之前，医务人员必须对患者所患疾病的相关知识进行全面了解，包括疾病的病因、症状表现、相关化验检查结果标准、疾病的发展规律、目前治疗方法、每种治疗方法的利与弊、药物的副作用、治疗的费用、预后、风险评估等，只有这样，才能满足患者及其家属的要求，全面、充分地进行告知。

除了对疾病的相关信息有充分的了解之外，医务人员在告知之前也应该了解患者背景相关的信息。由于患者的性格、经济条件、受教育程度、宗教信仰等方面的不同，导致患者会对自己的疾病，对治疗费用的承受能力，对治疗的期望，对医务人员的要求有较大的差异。只有对这些信息有充分的了解，医务人员才能有的放矢，选择适合患者的治疗方案，并得到患者及其家属的理解和配合。

二、整体告知

整体观是中医学的重要理论之一。它一方面认为人与自然是一个整体，另一方面认为人作为一个有机的整体，五脏六腑在生理方面相互为用，在病理上相互影响。换句话说，疾病的传遍存在一定的规律，如"见肝之病，知肝传脾，当先实脾"这一理论应用在告知环节就是要求医务人员在病情告知时要有预见性，根据疾病自身发展趋势和规律，提前告诉患者有可能出现的不良后果以及治疗中的风险。在对患者及其家属进行病情告知时，不仅要告知当前的病情，还要根据医学理论，对疾病和治疗中有可能发生的情况进行告知。例如对有糖尿病病史的患者进行手术，术前必须告知患者存在术后伤口难以愈合的风险，提示患者要积极配合控制血糖。

评价医疗告知是否合理、适当，主要有以下几方面标准：

（一）按照行业规范进行告知

作为一个具有专业知识的医务人员，在进行医疗告知时，应该依据诊疗规范，按照本专业领域的常规告知内容进行告知。换句话说，就是需要告知处于相同或者相似情境下一名合格的专业人员意欲披露的信息，即由医疗专业人员按照惯例来认定哪些信息需要公开。

（二）为患者作决定提供所需要的信息

1. 信息充分是知情的前提　在临床工作中，对于是否进行特定的检查和治疗，有时候需要由患者做出决定。由于患者缺乏医疗知识，对疾病缺乏了解，导致他们在作决定时需要医务人员提供相关信息来进行选择判断。换句话说，患者及其家属需要在医务人员提供的信息基础之上做出决定。有些医生由于希望患者接受他们的治疗方案，在医疗告知时过多地介绍治疗的有利方面，对治疗的风险和可能的不良后果介绍不够充分，导致患者对治疗抱有过高的期望。除此之外，由于医学的局限性和疾病的复杂性，有时候治疗的结果不能满足患者对治疗和手术成功率的期望，在这种情况下，如果医务人员之前没有充分告知，就会导致患者将责任完全推给医院，认为自己虽然同意治疗，但手术意外或者不良后果是由于医疗行为所导致的，进而发生医疗纠纷。所以，医务人员在履行告知义务时，应当力求充分适当，尤其对于可能的不良后果的告知要更加突出，使得患者在完全了解治疗的利与弊的情况下，理性、自愿地做出选择。

2. 知情不等于理解　医生将病情对患者进行告知，并不等同于患者已经理解了告知的内容。在现实生活中，影响患者理解和接受医疗信息的因素是多方面的。例如医生的谈话内容过于专业，或者医疗文书过于专业化，导致患者很难理解医生的告知内容。有时候提供信息的时机掌握不当，也会影响患者对告知内容的理解。如某些患者在获知重大疾病的诊断时，情绪波动较大，此时往往很难理解医务人员所提供的信息，从而影响其对治疗的选择。在这些情况下，医务人员认为已经履行了告知的工作，但患者并没有完全理解，如果治疗中出现不良后果，患者往往会认为医务人员没有提前告知。所以，在告知的时候，医务人员要确保患者已经理解了告知的内容，可以在告知后通过反复提问的方式来确认患者对告知的内容已经真正理解，从而确保患者的决定是理智和自愿的。

（三）采用恰当的告知形式

临床工作中的医疗告知，主要有两种形式。一种是口头告知，主要针对一般事项，由医务人员采用谈话的形式进行告知，并且告知的内容也可以在病程记录中记载下来；另一种称为书面告知，是对重要事项采取的一种文字形式的告知。如向患者发放"病危通知书""手术同意书""麻醉同意书"等。这些告知需要患者或其家属知情同意，并在上面签字。需要注意的是，采用书面告知的时候，告知的内容应该避免冗长、不易理解或者信息提供不全面，要同时对患者进行充分的解释。否则即使者签字，在医疗诉讼中医方仍然有可能承担不利的法律后果。

因此，在进行医疗告知时，医务人员要全面评估患者的健康状况，结合体质因素、基础疾病充分考虑医疗风险，以保证医疗告知的全面有效。

三、因人因病制宜

在临床实践中，由于医疗告知的对象不同、需要告知的疾病内容不同，医务人员需要采取不同的方法进行告知。

（一）因人制宜

针对不同人的性格、成长经历、社会、经济地位等的不同，要采取个性化的沟通方式，才能达到好的告知效果。如对于受教育程度低的患者或其家属，交代病情时应尽量使用通俗易懂的语言，尽量少用或者不用专业术语，减少告知中病机病理方面的内容，多交代关于病情变化、预后等方面的内容。对于必须告知但患者理解有困难的部分,可以采用形象化的方法将问题解释清楚,做到"隔行不隔理"。有些患者的受教育程度高,对疾病的关注度强,就医之前就已经在了解疾病相关资料。面对这样的患者,医疗告知就要深入、详细,才能满足患者的需求。

(二)因病制宜

针对不同的疾病,医生也要有不同的医疗告知技巧。如果病情轻,预后好,医疗告知可以简单明了;如果病情复杂,诊断不明确,或者预后不明朗,就要多与患者及其家属沟通,对疾病发展的各种可能性进行详细告知,以免病情恶化,引发医患矛盾;对于一些严重的危及生命的疾病,医疗告知的同时,还要关注患者或者家属的情绪,给予适当的安慰和支持。

四、突出重点

患者到医院就诊的过程包含多个环节,如门诊阶段、检查阶段、治疗阶段等。不同的就诊环节有不同的内容和特点,医务人员在进行告知时,要根据本环节的内容和特点进行告知,做到重点突出。

(一)门诊的告知

门诊诊疗行为是医务人员临床工作的重要组成部分。门诊患者和住院患者同样享有知情同意的权利,也就是说,门诊医务人员也必须尽到医疗告知的义务。由于门诊工作中医患交流的时间有限,医疗告知多数采用口头告知的形式进行,但对于患者在就诊过程中出现的重要情况,尤其是与知情同意有关的问题,必须在门诊病例中予以记载。

实施门诊医疗告知时要注意突出重点,简洁明了。对于一些特殊疾病的患者,如传染病、癌症等,不能直接告知患者,应尽量联系患者家属,征求家属意见之后再决定是否告知患者,或者如何告知患者。

(二)住院告知

接受住院治疗的患者,多数病情较门诊患者复杂或者严重,有些患者需要严密观察,具有病情变化、不确定性和潜在风险高、治疗费用高等特点。在这种情况下,做好医疗告知工作尤其重要。住院患者的告知可采用口头告知和书面告知两种形式。

住院告知的内容包括患者的病情、诊疗计划、一般检查结果、住院的时间和费用、可能的疗效,以及病房的管理制度、需要患者配合的注意事项等。住院期间告知患者的医疗信息,必须在病历中及时、客观地记载,重要事项需要患者或者家属签字确认。

(三)关于检查的告知

在临床工作中,医生在询问患者的一般情况及病情后,多会建议患者做相应的检查以明确诊断。要做好这个环节的告知工作,医务人员必须对检查的项目有所了解,掌握检查项目的操作流程和注意事项,对有创检查的潜在风险和可能的损伤必须明确告知,在患者理解并同意的基础上,签署《有创检查知情同意书》。

在检查前,医务人员还要告知患者需要接受哪些检查、检查的目的和必要性、可能造成的损害或痛苦、检查前的注意事项,如检查肝功能、血糖需要空腹,做泌尿系统B超需要憋尿等。

关于检测结果的告知需要注意以下几方面内容：

1. 在检查中发现的一般情况，可以向患者描述检查所见，并对其临床意义做出简单解释，但同时也要告知患者需由经治医生结合临床才能做出最终诊断。

2. 对于检查中发现可疑恶性疾病的情况，不能直接向患者告知，需要耐心向患者解释，告知患者需要进一步检查才能明确诊断。必要时在报告单上写明建议进一步检查。同时要及时和临床医生联系沟通。

3. 对于诊断存在疑问或者没有把握解释的结果，要及时请示上级医生，或与临床医生沟通后，由临床医生进行告知。

（四）关于诊断的告知

在明确诊断之后，医务人员告知患者的不仅是疾病的名称，还要告知疾病的严重程度、预后如何、会不会有后遗症及是否有有效的治疗，有些患者还会关心治疗的费用。对于这些方面，医务人员应该尽可能详尽地告知患者。

如果在进行了一系列检查后仍不能明确诊断，也需要实事求是地对患者说明，同时给患者提供一些可行性建议，如建议去更好的医院就诊，或者联系相关的专家会诊等。

对于一些严重的危及生命的疾病，医疗告知有可能比较困难。

这类疾病是指各种急慢性、危及生命的器官或者系统功能衰竭、具有潜在生命危险的疾病，包括恶性肿瘤、慢性肾衰竭需要透析、心力衰竭、重症肝炎等。这些疾病的诊断对于患者来说，就像"噩耗""晴天霹雳"，容易引发强烈的情绪反应，因为他们所要面对的是人类最大的困境——死亡。

对于这类"坏消息"的告知，需要注意以下几点：

1. 做好告知前的准备工作　选择安静、熟悉的环境，安排专门的时间，确保不被打扰。充分准备好有关患者的病历资料，对患者的个人背景、性格特点要有一定的了解。可以鼓励患者邀请家人或者朋友陪同。

2. 明确目标　对于此类"坏消息"的告知，除了让患者知晓自己的病情之外，更重要的目标是向患者及其家属表示关怀和温暖，传递希望，建立支持性的关系，结成良好的治疗同盟，为下一步的治疗打下基础。

3. 选择告知的对象　"坏消息"是应该直接告知患者本人，还是患者的家属？这要根据不同患者的特点愿望，本着对患者有利的原则而定。有些患者自主性很强，应患者的要求，医生可以只将"坏消息"告知患者本人，而不告知其家属。如果需要告知家属，则需要选择家属中有威望，能够做决定的人进行告知。该家属能够在以后的治疗过程中发挥积极的作用，如鼓励患者与医生配合应对疾病，协调医生、家属和患者的关系。总之，无论选择谁进行告知，都要本着"患者利益第一"的原则。

4. 逐渐渗透的告知方法　如果医生根据经验和疾病发展趋势认为患者有可能患有危及生命的严重疾患，在治疗初期就应该给予危险信号的提示，以便患者提前有一些心理准备。在随后的检查过程中，要随时跟患者及其家属讨论检查中发现的不良信息；当疾病明确诊断之后，清楚地告知患者及其家属最终的诊断，并同时传递希望，告知可选择的治疗方法。

5. 患者在得知患有重病的消息后，会有很多担心、恐惧的心理。在这种情况下，恰当地表示同情和安慰是医务人员应该给予患者及其家属的支持性反应,同时接受患者的担心和恐惧对于建立良好的医患关系是很重要的。无论患者的担心和恐惧有多严重,医生都要表示理解。除此之外,医生还要了解患者的想法,体察患者的感受。这些在下一步制订治疗方案时都是需要考虑的。例如,如果患者经济条件较差,药物的使用方案就要做出调整;如果患者担心手术后的生存质量受影响,就要为患者提供术后可行的补救措施。需要注意的是,安慰和同情应该是在了解患者信息、理解患者想法、体察患者感受之后的工作,否则会给人虚假的感觉。例如,医生可以对患者及其家属表达:"虽然你的疾病比较重,但我们也会尽最大努力去帮助您,希望您也能够配合我们的治疗,我们一起去寻找解决疾病的方法。"

6. 传递希望　绝望的心理在重病患者中是非常常见的。此时,医务人员要传递希望,帮助患者建立与疾病做斗争的信心。可以向患者强调虽然疾病很严重,但还是有一些好转的机会;或者虽然不能治愈疾病,但是可以控制病情,减缓疾病的发展等。例如"虽然目前你的疾病没有特效治愈的方法,但我们还是有可能通过治疗控制病情的发展的"。要帮助患者在困境中寻找可用的资源和积极的方面,例如"虽然诊断癌症,但我们发现的时间早,能够手术治疗,是不幸中的万幸"。需要注意的是,医务人员向重病患者或其家属传递的希望一定是切合实际的,不能对患者做出不切实际的许诺,因为一旦达不到患者的期望,就容易产生医患矛盾。

综上,临床上对于危及生命的重大疾病诊断的告知要在充分准备的基础上,逐渐告知患者"坏消息",同时要对患者提供情感上的支持,为患者传递希望,建立治疗同盟,与患者共同面对疾病。

(五) 关于治疗的告知

在选择治疗方案时,患者应该是知情同意的。但由于患者缺乏医学知识,需要医务人员提供相关信息来做决定。这种情况下,医务人员告知患者的内容应该包括:

(1) 所建议和实施的治疗方案的性质、特性和目的。

(2) 所建议和实施的治疗方案的预期效果,包括可预见的风险。

(3) 有无其他可选择、可替代的治疗方案。

(4) 其他可选治疗方案的预期效果,包括可预期的风险。

(5) 采取某种医疗方案或医疗行为的建议和理由。

(六) 关于出院的告知

出院告知多为口头告知和书面告知相结合的形式,其中重要事项或者需要严格遵守的事项均应采用书面形式告知。书面告知多采用出院小结的形式。出院小结一式两份,一份交给患者本人,另一份作为病历资料保存。

出院告知的内容应该包括入院诊断、检查结果、治疗经过、治疗效果、出院诊断、出院带药、复诊时间、饮食起居要求。对一些慢性病患者,出院后需要长期服药,则要告知患者服药的剂量、方法、时间,以及可能出现的药物反应、如何调整。有些疾病在生活起居方面有特殊要求,如糖尿病患者应告知饮食控制要求,产妇应告知产褥期护理方法及注意事项、婴儿喂养等方面的内容。对手术患者,要告知卧床休息时间,如何预防伤口感染,伤口可能出现的情况,哪些是正常情况,哪些是异常情况,出现异常情况的处理方法等。

（七）关于手术的告知

手术前告知一般由主刀医生实施。对于治疗风险大、预后差的手术应该由副主任医师以上人员实施。

手术前告知的内容包括手术方案（包括最佳、次选方案）、手术时间、手术意外、麻醉意外及发生意外后的抢救、可能使用血液和血液制品的情况、家属应该配合的工作、手术中或手术后可能出现的并发症及其他风险等。如果同时存在多种治疗方法，应告知各种治疗方法的优劣利弊，并说明目前选择方案的理由、预后情况、可能发生的费用，以及是否属于基本医疗保险、公费医疗报销范围等。

手术过程中，除全麻外，患者多处于清醒状态。如果患者对手术相关情况进行询问，医生有告知的义务。此时的告知，原则上是为了缓解患者的恐惧不安心理，使其情绪平稳，更好地配合治疗，所以告知的内容尽量不涉及风险和不良后果。

由于人体疾病的复杂性，有时候医生在术前并不能完全掌握患者的病情，如果在手术过程中发现新的病情，需要改变手术方案，就需要及时告知患者家属，并取得他们的书面同意方可进行。

在手术结束后，手术医生应及时将手术基本情况、术中所见的特殊情况、手术后可能出现的并发症、下一步的治疗计划告知患者或其家属。术后患者多数需要卧床、制动、导尿、心电监测、换药，病情严重或者生命体征不稳定的患者还要进行重症监护，这些治疗都要对患者及其家属告知，要求其配合，并在病历记录中记载，必要时由患者或其家属签字。

（八）中医治疗中常用的告知

1. 针对患者的医学教育和健康告知　中医学具有独特的病因理论，认为疾病发生的原因是综合外因（六淫）、内因（七情）等因素，结合体质因素等混合而成的。所以疾病的治疗除了辨证论治、针对性用药之外，还要注意饮食起居情志等的调摄。这些都是需要患者配合的，必须向患者详细解释说明。

由于求助于中医的患者大多数为慢性病患者，病程长，故应该告知患者中医治疗疾病的特点是从整体出发，调整阴阳平衡，所以治疗需要一定的时间。治疗期间应因时、因地、因人而异地调摄饮食起居和情绪状态，从而更好地配合中医的治疗。

由于药食同源，食物的四气五味都会对脏腑气血造成一定的影响，长期的饮食偏嗜会导致体质的变化。除此之外，中药的某些成分会和食物发生反应，对人体造成不利影响。因此，中医治疗期间对饮食忌宜的告知是非常重要的。

七情（喜、怒、忧、思、悲、恐、惊）过度是导致疾病发生发展的另一个重要原因。在中医治疗中，应该告知患者异常情绪对脏腑气血的影响，如怒伤肝、恐伤肾等，指导患者调节情绪、配合治疗。

2. 告知患者治疗中的风险　中药材主要来自于天然植物、动物、矿物，故相对比较安全。但"是药三分毒"，治疗过程中，尤其是长期服药也必然会有一定的风险，这是中医师应该告知患者的。例如"苦寒败胃"，是指寒凉药物久服容易伤胃，出现食欲减退、胃部不适、腹泻等症状，需要告知患者一旦出现这些症状，及时到医院复诊，查明原因，调整治疗。

3. 告知患者中药的煎煮方法　中医师在对患者明确诊断后，根据患者的病情遭方用药。对中药的煎煮方法需要耐心向患者说明。如煎药前的浸泡时间,煎药的器具要求,煎药时的加水量,火力大小,先煎、后下的方法,都需要特别向患者交代清楚。

五、医疗告知中的注意事项

医疗告知是医患沟通中的重要环节。同样的内容,医务人员告知的态度、语言的形式不同,可以产生不同的效果,导致患者不同的反应。因此,告知的技巧是非常必要的。良好的医疗告知应该注意以下几点:

（一）管理情绪,和谐互信

医务人员在医患沟通过程中,全程管理好医患双方的情绪非常重要,要尽量建立和谐互信的基础关系。医务人员态度要诚恳、温和。这对于缓解患者的恐惧和不安有很大作用。患者来医院就诊,多数对医院的环境、人员,以及就诊的程序并不了解,有一种陌生感,或者焦虑不安,甚至恐惧的情绪。在这种情况下,医务人员告知时温和的态度、关切的眼神、温暖的微笑都能帮助患者缓解不安和焦虑。尤其在进行"坏消息"的告知时,如对恶性疾病的诊断、危险性高的治疗或检查进行告知时,医务人员就更加需要耐心、温和、诚恳,让患者感受到心理上的支持。

（二）医学术语的运用

在医疗告知过程中,要尽可能少地使用医学术语。大量的医学术语会导致患者理解困难,影响医疗告知的效果。如果医学术语不能避免,也要用患者可以理解的语言进行解释。对于受教育程度较低、理解能力较差的患者,就更加需要医务人员采用取类比象等方法来实施告知。

（三）确保患者理解

告知的目的是为了让患者理解自己的病情,有时需要在理解的基础上做决定。但由于多数患者缺乏医学知识,有时他们对于医务人员告知的内容并不能完全理解,导致日后产生医疗纠纷时,投诉医务人员没有医疗告知。因此,医务人员在告知的时候不仅应该耐心细致地解释病情相关的信息,还要通过反复提问的方式来确认患者对告知的内容是否已经真正理解,从而确保告知的效果。

（四）书面告知

医务人员在履行告知的过程中,对于重要的事项必须采用书面的形式进行告知,如向患者发放"知情同意书""病情通知书"等,取得患者或其家属的知情同意后,签字确认。需要注意的是,在书面告知的同时要对患者或其家属进行口头详细解释,否则,即使得到了患者的签名,在医疗诉讼中医方也不能完全免责,仍有可能承担不利的法律后果。

（五）医疗告知要把握好分寸

由于医学发展的水平所限,人类对很多疾病不能完全了解和彻底治愈。加之每位患者的体质差异,导致医务人员对于治疗结果的预测只是一个大样本统计的概率,落实到具体患者身上,成功和失败的可能性都是存在的。所以,实施医疗告知的时候,一定要把握好分寸,既不要把话说得太满,也不要过度恐吓患者。要客观地告诉患者治疗成功和失败的概率各有多大,并且向患者说明这一数字的意义。在与患者沟通过程中,如果发现患者对治疗的期望值过高或者抱有不切实际的期望,一定要说服患者降低对治疗的期望,否则一旦治疗不能满足患者的预期,就容易破坏患者的满意度,导致医患纠纷的产生。

（六）医疗告知禁忌

1. 医疗告知中禁止使用"没事""不可能""一定会"等不负责任或者不确定的表述。

2. 要避免使用容易刺激患者情绪的词语和语气,减少对患者身心的进一步损害。

3. 避免强求患者改变观点。如果患者对治疗有不同的观点,应该允许其表述,并在此基础上与患者进行深入沟通,说服和引导患者。

4. 禁止在医疗告知过程中欺骗或者敷衍患者。

5. 避免当着探视者的面与患者讨论病情,要保护患者的隐私。

6. 医疗告知中使用的词语应该通俗易懂,尽可能少用医学术语,不要使用模棱两可、含糊不清的表述,不要使用俚语或者粗俗的语言;语速要适中,语气要平和,不要对患者大喊、耳语,以免交流无效。

7. 避免使用肢体语言或者暗示向患者传递负面的情绪。对于医务人员来说,医疗告知是临床工作的重要内容,有效的医疗告知对于加强医患沟通,和谐医患关系,提高患者的依从性,从而提高临床疗效具有举足轻重的意义。

案例分析

1. **患者一般情况** 王某,男,35 岁。无业。

2. **病史及诊疗经过** 被陪同者送至急诊室时无心率、呼吸,神志不清。急诊医生询问陪同者,诉患者之前有酗酒、吸毒史,此次发病前在朋友家中大量饮酒。由于当时患者家属未到场,急诊医生向陪同者口头交代病情,并告知其危险性。之后经抢救,患者自主心率及呼吸恢复,转入病房。入病房 30 分钟后患者呼吸、心率再次停止,经积极抢救无效死亡。家属到医院后,不能接受患者死亡的事实,提出医疗诉讼。

3. **患者诉求** 患者家属不能接受治疗结果,认为患者平时身体健康,此次只是饮酒过量,本不该死亡,是医院抢救不利所致,要求医院赔偿。

4. **纠纷要点** 医疗告知过程中是否存在问题?

5. **纠纷分析**

（1）告知的形式:急诊室医生在接诊患者的时候,考虑到患者有生命危险,但仅进行了口头告知,没有书面告知和家属签字,治疗过程中始终没有签署重症通知书。

（2）告知的对象:由于当时家属没有到场,告知对象只是患者的熟人和朋友。

（3）告知的程度:急诊医生在告知的时候仅简单地说到"患者有生命危险",没有反复强调患者死亡的可能;第一次抢救成功后,患者心跳、呼吸恢复转入病房时,没有进一步告知病情尚未稳定,患者仍有死亡的可能。

6. **沟通与处理** 医务处工作人员在接待这位投诉患者家属的时候,首先给予患者家属倾诉的时间和空间,耐心倾听患者家属的意见、不满。对患者家属的感受表示理解,对其失去亲人表示同情。请高年资医生对患者家属解释患者死亡的原因,从病情看,考虑不仅是酒精的因素,患者可能在同时吸食海洛因,二者混合服用,毒性加大,导致患者死亡。由于接诊医生在治疗过程中没有尽到告知的义务,对患者病情交代不足,院方会进行批评处理。患者家属对处理过程满意。

7. 经验教训

(1)医疗告知要充分,重症患者必须书面告知:对于病情复杂、风险大的患者,在积极治疗的同时,医疗告知的工作必须充分落实。不仅要对患者或其家属交代病情,还要观察其是否真正理解和明白危险性。如果发现患者或其家属并未充分认识到疾病的危险性,就需要反复交代告知。在这种情况下,必须签署重症通知书,并在病例中记载医疗告知的过程。

(2)选择好告知的对象:对于重症患者的医疗告知,其对象首先选择在法律上具有利害关系的人进行,如配偶、子女等亲属;其次是其单位、街道负责人。

(3)当医患纠纷出现苗头后应及时处理:当患者或其家属表现出不满意的情绪时,医生应该予以冷处理,对患者进行解释和安抚工作,不要再继续争执,使得冲突升级。

第三节 特殊对象的告知

"知情同意"——"Informed consent",在《布莱克法律词典》上解释为:"医生在对患者实施医疗行为时,应该就医疗处理方案、医疗风险以及其他可以考虑采取的措施向患者作出详细的说明,并在此基础上得到患者的同意。"一般情况下,医疗告知的对象为患者本人,但对特殊对象或在特殊情况下,患者选择的告知对象是其法定代理人或授权委托人。

一、对不具备完全民事行为能力患者的告知

在医疗告知中,患者拥有知情权和同意权。同意以知情为前提,而知情以患者能够理解医生告知内容为基础,即知情同意以患者具备知情同意能力为前提。只有当患者有能力自由行为,在对治疗行为性质、后果以及其他治疗方法的性质与后果、不进行治疗的后果等有关信息有充分把握基础上而为之时,同意才有效。

由于我国医事法没有对患者的知情同意能力予以规定,医疗界一直参照公民民事行为能力的规定,将患者的知情同意能力视为民事行为能力在医疗领域的具体体现。

《中华人民共和国民法通则》第十一条规定:"十八周岁以上的公民是成年人,具有完全民事行为能力,可以独立进行民事活动,是完全民事行为能力人。十六周岁以上不满十八周岁的公民,以自己的劳动收入为主要生活来源的,视为完全民事行为能力人。"第十二条规定:"八周岁以上的未成年人是限制民事行为能力人,可以进行与他的年龄、智力相适应的民事活动;其他民事活动由他的法定代理人代理,或者征得他的法定代理人的同意。不满八周岁的未成年人是无民事行为能力人,由他的法定代理人代理民事活动。"第十三条规定:"不能辨认自己行为的精神病人是无民事行为能力人,由他的法定代理人代理民事活动。"对第十二条、第十三条规定的相

关情形,医疗告知中被视为欠缺同意的能力,其医疗决定由其监护人或法定代理人代行。

但在有些情况下,医疗行为上的患者同意能力并不完全等同于法律行为能力的概念。如一个精神正常的成年人,一般情况下,是具备同意能力的,可是如果其遭受重大打击,一时失去记忆或处于昏迷状态,就转变成为"无民事行为能力人",也就没有医疗上的知情同意能力了。因此,在临床上,需实施重大/高风险手术者或病情危重、有可能需转入重症监护室者,需要患者签署授权委托书,以授权的方式将医疗知情同意权转交至其委托人。如果患者经治疗后病情趋于稳定,恢复意识,又会转变为具有完全民事行为能力的个体,此时,其又可以决定改变知情同意权为其本人。

二、对危重患者抢救时的告知

危重患者通常病势急、病情重、变化快,此时患者的心理极易产生焦虑和恐惧情绪,而家属则心急如焚,情绪往往难以控制,这就要求医务人员能迅速准确判断,在立即采取抢救治疗措施的同时,做好与家属的告知沟通。要及时下达病危通知书,向家属交代病情、治疗方案和可能出现的病情变化,特别是预后不良的患者,交代病情应该全面、谨慎,以取得患者和家属的充分理解和配合,而对进一步可能采取的抢救措施要有预见性,如病情恶化可能需要心肺复苏、气管插管、除颤等措施,至于实施与否,须事先征求并取得患方的书面意见。在抢救结束后6小时内,要如实记录病情和抢救经过,要尊重患者的知情权和选择权,而重要的检查治疗和危重病情交代要有书面记录和患者或其亲属的签字。

在某些特殊情况下,如发生车祸等突发事件,病情危急但又一时联系不到家属时,可根据《中华人民共和国侵权责任法》第五十六条规定、《医疗纠纷预防和处理条例》第十三条规定采取措施。比如《中华人民共和国侵权责任法》第五十六条规定:"因抢救生命垂危的患者等紧急情况,不能取得患者或其近亲属意见的,经医疗机构负责人或者授权的负责人批准,可以立即实施相应的医疗措施。"这是知情同意原则例外的医疗机构紧急专断治疗的规定,有法律学者将其称为"存在紧急情况时告知义务豁免"。一般而言,专断治疗应当承担侵害患者知情同意权的责任,而紧急专断治疗是指当患者处于不立即实施医疗行为其生命可能遭受重大危险的紧急状态时,医生有权在没有获得患者知情同意的情况下,经医疗机构负责人或者授权的负责人批准,按照应有的医疗方式进行治疗。《最高人民法院关于审理医疗损害责任纠纷案件适用法律若干问题的解释》第十八条规定:"因抢救生命垂危的患者等紧急情况且不能取得患者意见时,下列情形可以认定为侵权责任法第五十六条规定的不能取得患者近亲属意见:(一)近亲属不明的;(二)不能及时联系到近亲属的;(三)近亲属拒绝发表意见的;(四)近亲属达不成一致意见的;(五)法律、法规规定的其他情形。"不能取得同意意见,也不能取得不同意意见,就属于"近亲属拒绝发表意见"的情形,如果患者或其近亲属明确表示拒绝,则应该认为是取得了意见,不能适用前述《中华人民共和国侵权责任法》第五十六条规定。根据《中华人民共和国侵权责任法》第六十条规定,"医务人员在抢救生命垂危的患者等紧急情况下已经尽到合理诊疗义务",此时患者若有损害,医疗机构亦不承担赔偿责任。应该指出的是,经过法定程序批准后实施的相应的医疗措施不承担侵害患者知情同意权的侵权责任,但如果其医疗行为符合诊疗损害责任的构成要件,医疗机构仍然可能承担侵权责任。

三、对特殊人群的告知

随着我国综合国力的不断提升,国际交流愈来愈普遍,在医疗实践中,涉外医疗越来越多,因此,医疗机构应该积极与外事机构联系,将相关告知内容给予准确翻译,以取得患方的知情同意。涉外医疗中需进行手术的,必须按相关规定,由医疗机构向上级卫生行政主管部门报备。

对于存在认知/语言沟通障碍的人群,除了患者家庭之外,应该主动寻求相关部门的配合与协助,如社区、残疾人联合会、民族事务管理部门等,而沟通的形式应该多样化,包括手语、盲文、病情告知漫画等,均可灵活运用,以尽可能地减少医患交流的障碍。对于法律规定必须取得患方书面同意的,必须在充分告知的基础上,配合运用录音、录像,合法地取得患方签名或指纹。

四、对特殊疾病患者的告知

《中华人民共和国侵权责任法》第五十五条第一款规定:"医务人员在诊疗活动中应当向患者说明病情和医疗措施。""不宜向患者说明的,应当向患者的近亲属说明,并取得其书面同意。"《中华人民共和国执业医师法》第二十六条第一款规定:"医师应当如实向患者或者其家属介绍病情,但应注意避免对患者产生不利后果。"对于"不宜向患者说明"的理解,一般认为是为避免产生不利后果。所谓不利后果,是指任何可能造成患者悲观、恐惧、心理负担沉重等不利于治疗等后果。

那么,对于一些特殊疾病的患者如恶性肿瘤、传染性疾病和危重疾病等,是应该尊重患者的知情权而告知患者实情,还是为了避免对患者产生不利后果而对患者隐瞒病情呢?我国传统的理念和做法是选择后者,而在西方国家,向癌症患者本人如实告知病情已经成为普遍现象。在20世纪90年代,美国的一批学者做了较大样本的调查和测试,发现对癌症患者采取充分的、有技巧的告知,比隐瞒病情效果会更好,因隐瞒病情可能会诱发一些更为不利的后果,如医生对一个肝癌患者隐瞒病情,告知其为肝硬化,患者会按照肝硬化去判断今后的起居和用药,照样加班,照样饮酒,不按时服药,不按时复查,结果会很糟糕。所以,我们有必要转变告知观念,将是否告知的原则性问题转变为如何告知的技术性问题。

1993年世界卫生组织(WHO)提出了如下医生告知策略:①医生应预先有一个计划;②告知病情时应留有余地,让病人有一个逐步接受现实的机会;③分多次告知;④在告知病情的同时,应尽可能给病人以希望;⑤不欺骗病人;⑥告知过程中,应让病人有充分宣泄情绪的机会,并及时给予治疗;⑦告知病情后,应与病人共同制定未来的生活和治疗计划,并进一步保持密切的医患接触。

需要指出的是,不欺骗患者的前提需尊重患者的权利,因为患者有知道自己真实病情的权利,也有不想知道的权利。因此,我们在选择告知对象时,首先应了解患者到底是否想知道实情,再根据患者的身体和心理承受能力、个性心理特征等确定是否告知以及告知多少。对于心理承受能力强的患者,可以在适当的时机直接告知患者,但语言应该婉转,给患者治疗上的希望。如"很遗憾,结果不像我们想象的那么乐观,经过检查,您得的是乳腺癌,不过不要太担心,现在医学诊疗技术已经很先进了,对乳腺癌的治疗方法很成熟,5年生存率达到90%以上,只要积极配合手术及术后的放化疗,治愈的可能性是很大的"。而对于心理承受能力较差的,或者不愿直面病情,一意逃避的患者,给予留有余地的分次告知,可能更有利于疾病的康复。如一位得了胃癌的患者,一直认为自己得的是胃溃疡,当医生提出术后化疗时,患者无法接受,可以做如下告知:"您得的是胃溃疡,但有一部分病变在病理上看不太好,为了防止这种病变进一步向恶性转变,需要进行化疗。"强烈的求生欲望是人的本能,只要了解了自己的病情,即使是部分了解,患者也会积极配合医生的治疗方案。

那么合适的告知时机如何把握呢?对于不良医疗信息的接受,患者心理一般经历情绪不稳定、低落和平稳三个时期。在情绪不稳定期,患者表现出烦躁、易怒、抱怨、对医护人员不信任,此时,如果向患者告知医疗不良信息时,结果可能是有害的,甚至是灾难性的。因此,可事先对患者的一般情况、情绪状态和对治疗的态度等方面进行评估。只有在确定患者的情绪转向平稳期,才能进一步向其告知病情发展和拟采用的治疗措施等。

在进行特殊疾病告知时,医务人员的态度非常重要,有时可能成为医患纠纷的导火线。据调查,患者难以接受的告知态度是冷漠寡淡、漫不经心、无同感心。在告知坏消息造成医患冲突中,很多情况下与病情本身关系不大,更多的是患者及其家属认为医生没有尽力。在患者及其家属面临灾难时,他们觉得医生很冷漠,没有同感心。同感心(共情)指的是一种能够深入他人主观世界,了解其感受的能力。医生在和患者的交往过程中,需要运用同感心理解患者的情绪,并且学会运用同感心的表达方式让患者及其家属易于接受。

五、对涉及患者个人生活方式和观念的告知

在诊疗过程中,由于医患双方医学知识掌握的不对称,医务人员有义务为患者制订最合适的诊疗方案,并在患者知情的前提下,建议患方接受医方的意见,但涉及个人生活方式和观念方面的问题应尊重患者的意愿。

如发生在日本的一著名知情同意诉讼案——患者基于宗教信仰拒绝接受输血案。案件的原告名为花子,是一名宗教信徒,因肝脏肿瘤需要手术。入院时,花子便向医生声明自己因宗教信仰而不愿接受输血,但术中因出血量较多危及生命,医生为花子进行了输血治疗。术后花子非常痛苦,遂以侵犯自己的自主决策权为由将医院与医生告上法庭。审判此案的日本最高裁判所第三小法庭2000年2月29日的判决认为:"在本案中,医生为了切除患者的肝脏肿瘤而为患者施行手术,其目的是维护患者的生命及健康的权利,是医生基于自己职业而应尽的义务。但是,当患者认为输血违反自己的宗教信仰,明确表示拒绝时,患者的这种意思决定权作为人格权的内容之一应该得到尊重。"又如,在乳腺癌保乳手术中,保乳适应证的第一条为:患者有强烈的保乳愿望。即使病情已经不适合保乳,但如果患者在对病情及预后知情的情况下,为了保持完好的体型,依然决定保乳,医生不得以延长生命为由切除其乳房。

当适合患者的诊疗方案与其个人生活方式和观念相悖时,医务人员必须向患者及其家属详尽告知病情、必须采取的诊疗措施及如不采取该措施可能导致的严重后果,反复劝说患者及其家属权衡利弊,接受拟定的合理的诊疗方案,在交谈中可使用如"假如是我的家人,我会选择……诊疗方案",让患者及其家属认同医方是从患方的角度出发,为患方利益考虑的。如果经一再劝说,患方执意拒绝,不配合治疗,则必须在病历中详细记录,让患方写明拒绝理由,并签署"病情了解,风险已知,后果自负或要求施行……方案"等字样,并由患者或其授权委托人签字确认。

六、对患者家属、尤其是特殊患者家属的告知

医生在医疗活动中,不仅需要与患者进行沟通与交流,还应与家属就患者的病情、诊疗方案、预后转归、医疗费用、健康指导等方面进行交流与沟通,这种交流在医疗活动中有着十分重要的作用,尤其是在婴幼儿及危重、疑难、恶性肿瘤等疾病的诊疗过程中,甚至超过了与患者本人沟通的重要性。患者家属的理解、配合程度与医疗行为结果有密切关联,所以接诊医生应该充分了解患者家属的文化背景、职业、修养等,关注家属的心理变化及提出的各种诉求,采取灵活多样的方式与患者家属进行沟通,使他们了解医务人员诊疗行为,认可医务人员的诊疗活动。

根据患者家属在患者就诊时的表现行为,可将家属的心理分为心理稳定型和心理不稳定型两种类型。心理稳定的家属对患者的病情基本心中有数,往往文化素养较高,能配合医生护士的诊疗。心理不稳定型又分为三种类型:①矛盾型:表现为一个患者多个家属,对医疗方案常常意见不一致,甚至相互指责,让医务人员无所适从。②急躁型:表现为对患者过于疼爱、担忧,对患者生病比自己生病更为忧虑,患者一入院,就想从医生口中得到明确的诊断,提出过多甚至过分的要求,治疗上要求药到病除,对护理要求一针见血,对诊疗过程缺乏耐心,由于焦虑急躁的心态,极易演变成对医务人员的攻击行为。这种类型以儿科患者家属为多,曾经有护士因给患儿静脉穿刺两次没有成功而遭家属殴打的案例发生。③无知型:表现为对医学常识知之甚少,当诊疗结果与预期不一致时,总认为是医院治疗护理不当,而提出各种不合理的要求。

强调医患沟通,要学会因人而异。首先要学会正确理解把握患者家属的心理状态及心理需求,医生要以微笑面对患者及其家属,要用亲切、舒缓的语言介绍医院及科室环境、主管医师及责任护士,使患者家属对医务人员有亲切感、信任感,从而尊重医务人员。在告知过程中,我们应掌握一些共性技巧:

1. 了解患者家属的主要心理需求 一旦亲人生病,整个家庭成员原有的生活、工作节奏就会被打乱,无论是患者还是家属,最想了解的是患的什么病、到何种程度、需要哪些检查、如何治疗、预后怎样以及医疗费用等情况。医生必须了解患者及其家属的心理状态,判别心理类型,有针对性地、耐心地进行沟通。对矛盾型家属,要设法平衡缓和他们之间的矛盾,找承担主要负责的家属进行交流;对急躁型家属,要理解和同情他们的处境,稳定他们的情绪,及时介绍诊疗情况,使其对治疗充满信心;对无知型家属,要讲解疾病的基本知识,用通俗的语言耐心解释医疗护理方案,取得他们的信任。

2. **采取良好坦诚的态度** 对患者家属的要求、询问甚至指责,都应该显示出一种谦和的态度,力求表述准确、坦诚恳切,用通俗的语言解释,体现负责的实事求是的精神。

3. **尽量不预测转归** 由于医疗存在不确定性,疾病的发展有时无法预料,所以,在与家属交谈时尽量不要对疾病转归做预测。在临床上,患者及其家属问得较多的是"要不要紧""要吃多少时间的药才能好""会好吗""手术要多少时间"等问题,在回答时应该客观,不要回答"不要紧、没事""手术1个小时结束、用药1个月会好"等,最好告知患者及其家属"即使疾病99%预后良好,但还有1%的可能预后不好,如果发生在您的亲人身上就是100%,所以要有心理准备"。

4. **如实告知病情** 在告知病情时,注意患者与家属的分别告知,为了稳定患者情绪,树立信心,在特殊疾病告知时可以有所保留,甚至使用一些善意的谎言。但在与家属交流时,必须开诚布公,尽量使用客观的语言阐述病情,既不夸大其词,也不隐瞒病情,要将病情、需要进一步检查的项目、预后及治疗费用告知清楚,做到坦诚相待。

5. **重视书面告知** 对于重要检查、有创治疗、病重病危情况、输血、化疗、手术等情况,不能流于口头,必须实行书面告知。在告知时,不要让患者家属理解为医务人员逃避风险,转嫁责任,而要通过语言技巧,在交代风险的同时,着重告知针对风险所采取的防范措施,既让患者家属对治疗有信心,认识到医生是尽心尽责的,又要让他们对诊疗风险及不良预后有必要的理解和心理准备。

============ **实操练习** ============

练习一

【案例讨论】

患者,男,29岁,网络工程师,本科学历,汉族。患者因面部痤疮后遗留痘印,至某医院皮肤科就诊。接诊医生陈某经询问病史及查体后认为,患者面部黝黑,痘印不甚明显,建议先观察,但患者坚持要求对额部痘印进行激光治疗。于是陈医生在治疗前,请患者阅读"上墙"的治疗注意事项、并发症等相关内容,未签署知情同意书,门诊病历简单记录医嘱——激光治疗。在治疗过程中,陈医生发现其颞部也有痘印,遂一并给予治疗。治疗后右颞部遗留3.5cm×0.3cm色素沉着。患者认为自己只要求治疗额部,医生擅自增加颞部激光治疗,造成色素沉着,要求医院承担赔偿责任。

请分析:这起医疗纠纷中,医方是否存在过错? 告知有无缺陷? 应该怎样避免?

练习二

【角色扮演】

1. **目的** 促使学生对告知重要性的了解,掌握告知沟通的技巧。

2. **方法** 对上述案例,进行角色扮演。首先,将学生分为三人一组,分别扮演医生、患者和评委。由"患者"诉说病情,"医生"练习在告知中学到的技巧,时间15分钟。然后,由评委和"患者"分别反馈"医生"的工作。最后,再交换角色,分别练习。

？ 复习思考题

1. 中医患者治疗中知情权的相关内容包括哪几个方面?

2. 良好的医疗告知应注意哪些方面的内容?

3. 1993年世界卫生组织(WHO)提出了针对医生的哪些方面的告知策略?

第五章

医患纠纷与医患沟通

 培训目标

1. 熟悉医患纠纷的概念、引起医患纠纷的因素和医患纠纷的处理原则。
2. 掌握医患纠纷的预防措施、处理措施、处理程序、处理途径、沟通原则、沟通途径和处置方式。

第一节 医患纠纷的概说

一、医患纠纷的定义

医疗机构及其特定的雇员（医务人员或后勤行政管理人员）在履行其职务行为过程中,医患双方对医疗后果及其服务过程产生分歧而出现争议,即医患纠纷。

在医学和法学上,医患纠纷的概念有广义与狭义之分。

广义的医患纠纷泛指患者及其家属在因病就医过程中与医疗机构及其医务人员之间产生矛盾而发生的任何争议。通常包括患者对就医过程中医务人员的诊疗、护理等医疗行为是否存在过错与医疗机构发生的争议,也包括患者在医疗机构就医过程中因为医疗行为以外的问题而产生的争议与纠纷,如医疗收费经济问题、医务人员服务态度问题、病历书写管理问题,以及因医疗服务的附随医务所发生的医疗目的以外的争议,如财务的保管、公共场所的安全保障、第三人损害等等。

狭义的医患纠纷仅指前者,也就是局限于患者在就医过程中因为医务人员的诊疗、护理等医疗行为而引发的分歧和争议。一般而言,患者及其家属对诊疗、护理工作不满,认为医疗机构及其医务人员在诊疗过程中存在过错,导致患者人身损害以及治疗延期、费用增加、痛苦增多,并就此与医疗机构发生的争议,为狭义的医患纠纷。

二、医患纠纷的分类

对于医患纠纷的分类,目前无论医学界或者法学界都没有形成比较权威的定论,

 笔记

138

不同学者从不同角度给出过不同的解释。基于各家之言,通过梳理与归纳,从医疗和法律的角度,医患纠纷可以进行以下两种分类。

(一) 从医学层面分类

从医学层面,根据医患纠纷的起因不同,可以将医患纠纷分为医源性纠纷与非医源性纠纷。

1. 医源性纠纷　泛指医患双方基于医疗行为的争议而发生的各种纠纷。医源性纠纷包括医患双方因诊疗、护理过程中产生的危害而引起的争议;医患双方因医疗后果处理方案而产生的纠纷;患者家属对医疗活动中,因医务人员的失误,如施行不必要的检查、手术,使用不必要的药物或高值耗材等对患者造成不必要的痛苦、财产损失而引起的纠纷。根据医务人员在医疗行为中有无过失,可进一步分为有过失的医疗纠纷与无过失的医疗纠纷。

(1) 有过失的医疗纠纷:是指医患双方对于造成患者人身损害的医疗行为中,医方是否存在责任过错与技术失误,认识不一致而导致的纠纷。有过失的医疗纠纷以存在不良的后果,造成人身损害为前提,并以后果轻重分为医疗事故纠纷和医疗差错纠纷。根据《医疗事故处理条例》的规定,医疗事故纠纷是指医患双方因对患者的人身损害是否系医方的责任事故和技术事故认识不一而产生的纠纷。这类纠纷中一般出现残废、组织器官损伤,甚至死亡等严重后果,并且该后果的成因涉及复杂而专业的医学内容,一般需要通过专业机构鉴定以确定医方的过错。医疗差错纠纷是指医患双方因对于在诊疗过程中,医疗机构及医务人员对尚未造成医疗事故,但患者具有身体损害的事实是否具有过错,是否应该承担责任,认识不一而发生的纠纷。

(2) 无过失的医疗纠纷:是指医患双方对于患者的人身损害是否为疾病的自然发展导致的,与医疗机构及医务人员的医疗行为是否具有过错本身是否存在因果关系,认识不一而产生的纠纷。比如医生在对患者的诊疗中,会根据患者自身的症状及体征,结合患者病情阶段制订相应的治疗方案,但是因为个体差异、病情转归差异、药物对疾病的疗效差异等等,出现某些治疗目的以外的并发症或者意外,患者的损害不是医疗机构的过错导致,而是疾病的本身导致的结果,家属存有质疑因而发生纠纷。

2. 非医源性纠纷　是相对医患纠纷而言的一种分类,是指医患双方非因医疗行为而引起的纠纷。其涉及的既可以是生命健康权也可以是财产权、隐私权等。比如医患双方就患者在医疗机构内发生摔倒、碰撞导致受伤,住院患者在医院选择自杀等意外伤害的责任承担而产生的纠纷,或者医患双方就医疗费用、服务态度、侵犯隐私等责任承担发生争议。这类纠纷并非诊疗、护理是否存在责任过错与技术失误而引起,而是由于其他因素引起的。

(二) 从法学层面分类

从法学层面来看,医患纠纷具有民事纠纷的性质,医患纠纷案件是指因医疗过失等行为导致他人损害这一特殊领域的侵权行为引发的民事赔偿纠纷案件。根据医患关系的性质,医患纠纷又分为基于医疗合同的医患纠纷、基于无因管理的医患纠纷和基于强制诊疗的医患纠纷。

1. 基于医疗合同的医患纠纷　是指患者主动到医疗机构就诊而与医疗机构之间形成合同关系的医患纠纷。患者到医院一旦挂号就诊,便与医院建立了医疗契约。在医疗服务合同的履行中,患者因医疗行为而受到人身伤害发生纠纷,或者医务人员的诊疗、护理行为虽然没有造成患者的人身伤害,但是双方当事人对于合同的履行产生争执,如患者拖欠医疗费、医方诊断错误造成患者多付医疗费用等,产生的医患纠纷,就属于基于医疗合同的医患纠纷。

2. 基于无因管理的医患纠纷　是指医方在没有约定或法定义务的情况下,为避免患者的生命健康利益受到损害,而主动自愿为患者提供医疗服务而产生的各种纠纷。例如对于自杀未遂而又不愿意就诊者给予治疗,或者医院外发现昏迷患者给予紧急的治疗等,医患之间形成无因管理关系,由此发生的医患纠纷属于无因管理的医患纠纷。

3. 基于强制诊疗的医患纠纷　是指医疗机构及其医务人员因负有强制诊疗义务而对某些应接受强制诊疗人员所做的诊疗、护理服务而引发的各种纠纷。强制诊疗是指国家为避免公共健康危机,维护社会秩序,而对某些公民采取强制诊疗的措施,以达到治愈疾病、防止疾病传播、维护公共健康利益的目的。例如对有可能传播甲类传染病及有暴力倾向的精神病患者等实施强制性诊疗,在强制诊疗活动中,也可能发生医患纠纷。

三、医患纠纷的成因

近年来,医患纠纷案件逐年增加,导致医患纠纷的原因有很多,归结起来主要由医方因素、患方因素及社会因素等三方面组成。

(一) 医方因素

1. 以经济效益为目标,损害社会风气　据医疗卫生部门统计,我国各地发生的医患纠纷中大部分源自医方。随着我国由计划经济体制向市场经济体制转变,部分医疗机构将经济效益作为工作重点,滥用医疗资源,过度追求经济效益是导致医患纠纷急剧增长的重要原因。近年来,我国多地医疗机构相继被曝出以"给补贴""挂空床"等形式招揽患者的事件,欺诈骗取国家医疗保障基金,创造经济效益。不断出现的类似案件不仅给国家专项基金造成损失,更是削弱了患者对医疗机构的信任度及认可度,使原本就紧张的医患关系变得更加严峻,损害社会风气,造成恶劣影响。

2. 违反医疗行规,导致医疗事故　2002年国务院颁布的《医疗事故处理条例》第二条指出:"医疗事故,是指医疗机构及其医务人员在医疗活动中,违反医疗卫生管理法律、行政法规、部门规章和诊疗护理规范、常规,过失造成患者人身损害的事故。"这说明医疗机构及医务人员在日常诊疗活动中若违背卫生法律、法规、规章和诊疗相关规范、常规等,如手术中遗留异物、术后护理不当引起感染、药品发放错误、抢救中出现设备仪器损坏耽误治疗等各种情况,很可能造成医疗事故,进而引起医患纠纷。

3. 医疗服务态度欠妥,引发医患矛盾　医务人员在诊疗活动中服务态度欠佳是导致医患纠纷急剧增长的另一个重要因素。患者在求医过程中忍受着疾病的痛苦,内心焦虑不安,抱着对医务人员极大的信任,希望从医务人员处获得对自身疾病迫切了解的需求。此时医务人员若对患者及其家属态度冷漠或者语言生硬,又不能将疾病的诊断及治疗方法及时耐心地向患者及其家属解释清楚,自然会引起患者及其家属的不满,甚至怀疑其业务能力及技术水平,一旦出现不良后果,容易归咎医务人员,从而产生纠纷。

(二) 患方因素

医学具有很强的专业性,医患之间医学信息及临床技能的不对等,往往使得患者及其家属无法真正理解疾病的病情、诊疗方案以及预后等内容,当疾病的治疗效果达不到家属预先的期待时,患者及其家属则将责任归之于医疗机构及医务人员,从而引发矛盾产生纠纷。

虽然《医疗事故处理条例》第三十三条明确规定,因患方原因延误诊疗导致不良后果的,不属于医疗事故,但患方往往会找医疗机构及医务人员在诊治过程中存在的漏洞或不足。患方在诊疗中有意或者无意隐瞒病史病情,无故拖延检查或手术时机;病情严重且错过治疗最佳时机;不遵医嘱又不配合治疗,私自服药;或者向医务人员隐瞒请他人诊疗并进行相关治疗的行为,一旦出现不良后果,常常会引发医患纠纷。

(三) 社会因素

随着经济社会的发展,医疗行业也在不断进步,不断增加的医疗检查项目、耗材成本、药品成本及越来越多的治疗手段等等,常常让患者对医方怨声载道,即使是必要的检查及治疗,患者往往因为费用问题,归咎于医方滥开检查乱收费。医疗发展与经济效益之间特殊的关系为医患双方带来了经济利益的冲突,引发矛盾,这种因社会发展引起的问题往往不是单凭医患或者患方就能够解决的。

此外,互联网的快速发展使得现今社会消息传播发酵的速度飞快,大量罔顾事实的负面报道是加剧医患关系紧张,引起医患纠纷的重要原因。不实的宣传及报道,激发了社会对医疗机构医务人员的不信任,一旦出现意外的医疗不良后果,往往首先归咎于医疗机构及医务人员行为上的过失或思想上的懈怠。《医疗纠纷预防和处理条例》第八条就明确要求:"新闻媒体应当加强医疗卫生法律、法规和医疗卫生常识的宣传,引导公众理性对待医疗风险;报道医疗纠纷,应当遵守有关法律、法规的规定,恪守职业道德,做到真实、客观、公正。"

四、医患纠纷的预防

(一) 建立健全医疗质量与医疗安全体系,提升医疗服务质量

2018年10月1日起正式施行的《医疗纠纷预防和处理条例》第三条指出:"国家建立医疗质量安全管理体系,深化医药卫生体制改革,规范诊疗活动,改善医疗服务,提高医疗质量,预防、减少医疗纠纷。"医疗行业关乎人的健康与性命,医疗机构应构建完善的医疗质量及医疗安全管理体系,各个岗位配有相关岗位职责及规范制度,完善监督监管机制,加强制度落实,以不断优化的服务品质及科学规范的管理体系提高综合服务能力,持续提升医疗质量,确保医疗安全,改善患者就医体验,增加患者对医疗机构及医务人员的信任度,减少医疗纠纷。

(二) 加强医德医风教育,提升人文关怀

患者是医疗活动的核心,是医务人员服务的对象。医疗服务的过程不仅是诊疗的过程更是人文关怀的过程。仅将患者视为疾病的载体,重视疾病的诊断和治疗,而忽视对患者的关心和爱护,易导致患者对医疗行为的质疑和不信任,从而埋下纠纷的隐患。《医疗纠纷预防和处理条例》第九条明确规定:"医疗机构及其医务人员在诊疗

活动中应当以患者为中心,加强人文关怀,严格遵守医疗卫生法律、法规、规章和诊疗相关规范、常规,恪守职业道德。"真正做到以患者为中心,尊重患者,关爱患者,服务患者。

德为医魂,无德无以为医。唐代孙思邈在《论大医精诚》中论述:"凡大医治病,必当安神定志,无欲无求,先发大慈恻隐之心,誓愿普救含灵之苦。若有疾厄来求救者,不得问其贵贱贫富,长幼妍媸,怨亲善友,华夷愚智,普同一等,皆如至亲之想,亦不得瞻前顾后,自虑吉凶,护惜身命。见彼苦恼,若己有之,深心凄怆,勿避险巇、昼夜、寒暑、饥渴、疲劳,一心赴救,无作功夫形迹之心。"从医者既要做到"精"即医技要精湛,还要做到"诚"即品德要高尚,尽职尽责,全心全意救人于危难,解除疾患。医德双馨才能得到患者认可和尊重,真正建立起融洽和谐、友好互动的关系。

（三）加强医患沟通,建立和谐医患关系

1. 加强医患沟通是顺应现代医学科学发展的需要　公民权利意识的觉醒与提高逐步促进着现代医学模式的转变。医患关系的形式已经由传统"依赖型"转变为"相互参与型"。传统模式即医务人员在提供医疗服务中占主导地位,患者在医疗活动过程中依赖医务人员提供专业技术服务,需要全力配合以完成医疗活动,具有被动性。而新型的医患关系形式中,患者已更多主动、积极地参与到诊疗与护理当中。医疗活动中,患者及其家属对疾病的诊疗方案有知情及选择的权利。医务人员如果把诊疗过程中相关的各种信息,如疾病诊断、诊疗措施、医疗费用以及可能出现的并发症、疾病转归、医疗风险以及当前医疗水平的局限性等等,在医疗行为实施之前与患者及其家属沟通,有助于其在充分获得医疗信息后,做出针对治疗效果和回避风险的决定。同时合理地降低其对诊疗的期望值,做好心理准备,一旦出现无法令人满意的结果,也能够正确地面对和理解。通过积极有效的沟通,加强患者及其家属对医疗活动及医务人员工作的理解与配合,医方也能够更好地为患者提供医疗服务。

2. 建立完善的医患沟通制度是促进和谐医患关系的保障　完善医患沟通制度的修订,明确医患沟通的内容和要求,是提高医患沟通效果的有效措施之一。医院相关职能部门通过加大对医患沟通制度执行的监管与指导,把医患沟通纳入医疗质量管理的范畴之中,建立专门的"医患沟通台账",定期检查,并将检查的内容与奖惩挂钩,从而促进医务工作者对医患沟通的重视,保障沟通制度的实施和推进,提高医患沟通的满意率,促进、维护和谐的医患关系。

第二节　医患纠纷的处理程序

一、医患纠纷的处理原则

医患纠纷的处理应当坚持实事求是的科学态度,做到事实清楚、定性准确、责任明确、处理恰当。具体处理应当遵循以下六个原则。

（一）态度认真,积极主动原则

发生医患纠纷后,患者及其家属的情绪往往很激动,这就要求医务工作者能够换位思考,急患者所急,想患者所想,积极主动帮助患者解决问题。举例说明:患儿家属带着患儿千里迢迢慕名来某三甲医院就医,慕名的专家因为开学术会议停诊了,患儿家长非常遗憾和不满。来到医院相关部门反映后,医院积极想办法,给他们介绍同年资医术好的医生帮助诊治,患者全家非常感谢。

(二) 实事求是,尊重科学原则

发生医患纠纷后,患者及其家属担心医院推脱和否认责任,如果能够实事求是,尊重科学,多数纠纷会和谐解决。举例说明:患者王某,男,56 岁,因为头晕 3 天来院就诊。初步诊断为:①高血压(2 级);②短暂性脑缺血发作。给予降压治疗,同时给予活血化瘀中药治疗。服用 3 剂后,出现过敏反应,患者提着剩余的中药来医院投诉。医院相关部门认真接待,帮助其分析原因。原来患者是严重过敏体质,对西红柿、鸡蛋等多种食物及多种抗生素过敏。医生对患者的过敏情况进行检查,嘱其停服中药,同时给予抗过敏治疗,并告知某些中药也有引起过敏的异质蛋白成分,所以今后服中药一定小心尝试。经过耐心细致的讲解,最终患者满意而归。

(三) 化解矛盾,多方协助原则

发生医患纠纷后,不扩大矛盾,不上交矛盾,不激化矛盾,宜多方协调,化解矛盾,充分争取和利用好各种资源。举例说明:因为三级甲等医院患者数量多,床位数有限,经常出现男女患者分布不均的现象,有时需要临时调换床位,把某个房间由男病房改为女病房,或者相反改变。李某,男,35 岁,因为"肾病综合征"收入某院肾病科病房。因为女患者增多,仅剩他一人的三人间男病房需要调换成女病房。李某坚决不同意,而且到医院管理部门投诉该科护士长。护理部同志侧面了解到他的母亲曾在该院脑病科住院,对医院比较满意,于是邀请他母亲来医院帮助协调,医患纠纷得到妥善解决。

(四) 流程规范,高效处理原则

目前,各医院都成立了专门的医患纠纷办公室,形成了各医院特色的规范化处理流程,以实现高效准确地处理纠纷。

(五) 知识全面,处理专业原则

处理医患纠纷需要综合医学、法律、沟通、心理等相关专业知识和技能,因此,专职处理医患纠纷的人员应该具备多学科的知识和良好的沟通能力,使矛盾和纠纷处理达到专业化水准。

(六) 坚持合法,兼顾情理原则

处理医患纠纷一定要坚持合法,同时也要兼顾情理。举例说明:王某,男,6 岁,脑瘫患儿。其父母为了给他治病,经济上已经承受非常大的压力,母亲因此不能工作。在某医院手术治疗后,疗效欠佳,术后患儿发生多次抽搐。为此,患儿家属非常气愤,要求医院赔偿 100 万元人民币,否则要抱着患儿跳楼自杀。医院领导非常重视,多次主动看望患儿及其家属,通过多次沟通、节日看望,患者家属逐渐趋于理性,并配合医院通过司法途径圆满解决了该纠纷。

二、处理医患纠纷的主要途径与程序

国家正在构建与我国经济社会发展相适应的医疗纠纷预防与处理制度体系。建立"以病人为中心"的医疗服务和医疗质量安全管理制度,以医疗纠纷人民调解为非诉讼的主要渠道,健全以医疗责任保险为主要形式、医疗意外保险为补充的医疗风险分担机制,完善医疗损害鉴定制度。

目前医患纠纷发生后,有三种途径可以解决:①医患双方自行协商解决(一般仅限于轻微损害责任);②医疗纠纷第三方调解,包括医疗纠纷人民调解委员会调解、行政调解与诉前调解;③司法诉讼。

医患纠纷发生后,当事医务人员首先应该耐心细致地了解患者投诉的主要原因,如果自己能够协商解决的,则主动解决。举例说明:李某,男,58岁,患"2型糖尿病"5年,皮下注射胰岛素治疗。由于患者就诊时没有说清楚胰岛素名称,开具的胰岛素不是其平时常用的中效胰岛素,第二天患者来医院要求退药,并要求重新开中效胰岛素。事件发生后,医生首先跟门诊药房沟通,但药房有明确规定——胰岛素属于冰箱冷藏药物,一经离开药房,无法退换。患者因为急着用药,所以必须开中效胰岛素。最后,医生向患者说明理由,嘱其下次开药可以带药盒或者药品底方,以免开错,同时,马上为患者重新开具急需的中效胰岛素。患者对医生的做法表示满意。

医患纠纷发生后,医务人员个人无法解决的,应该第一时间向科室主任报告。根据《医疗事故处理条例》的规定,医务人员在医疗活动中发生或者发现医疗事故、可能引起医疗事故的医疗过失行为或者发生医疗事故争议的,应当立即向所在科室负责人报告;科室负责人应当及时向本医疗机构负责医疗服务质量监控的部门或者专(兼)职人员报告;负责医疗服务质量监控的部门或者专(兼)职人员接到报告后,应当立即进行调查、核实,将有关情况如实向本医疗机构的负责人报告,并向患者通报、解释。自2010年7月1日《中华人民共和国侵权责任法》实施以来,"医疗事故"这一名词出现的频率越来越低,代之以医疗过错或者医疗损害,但是医院内对医患纠纷的处理流程仍然没有改变。

医患纠纷发生后,科室应立即向医院主管部门报告。由医疗问题所致的纠纷,科主任应牵头先组织调查,迅速采取积极有效的处理措施,控制事态,防止矛盾激化;在接待纠纷患者及其家属时,应认真听取患者的投诉,针对患者的理解偏差,做耐心细致的解释工作;如果患者及其家属能够认可并接受,投诉处理到此终止。举例说明:一位23岁女性患者因为"咳嗽、咳痰伴低热3天"到某医院门诊就诊,首诊医生详细询问病史后让她拍了胸片,初步诊断为"急性支气管炎",开具了抗生素及中药方剂清热化痰治疗。学生抄方时,不小心在诊断单上写上"肺癌"二字,医生审核不严,签字给患者取药。患者回家后,患者母亲拿过药品底方一看"肺癌"两个字,立即瘫坐在地上,不吃不喝,悲痛欲绝,因为家中刚有亲属死于肿瘤。次日,患者及其家属拿着底方来医院询问病情,医生承认诊断抄写错误,让患者和家属放心用药,家属非常生气,到医院管理部门投诉。投诉发生后,科主任非常重视,亲自带领首诊医生及抄方学生,到患者家中诚恳赔礼道歉,送上安慰礼品,最后获得家属的谅解。

上述案例表明,医院主管部门接到家属投诉后,应立即向当事科室了解情况,与科主任共同协商解决办法,如果患者能够接受协商解决,投诉处理到此终止。

如果患者不能接受协商解决,请患者就问题的认识和要求提供书面材料,尊重患者及其家属选择的其他纠纷解决处理方式:①第三方调解;②司法诉讼。

如果确定解决医患纠纷采取人民调解的途径,步骤如下:①当事科室应当尽快配合医院管理部门备齐所需病案资料,包括病历摘要、原始病案、相关专业资料及科室意见。②医患双方填写各自的调解申请单,递交至医疗纠纷人民调解委员会,医院方面同时递交责任医生的执业证书和注册证书复印件。如果医院为医生上了医疗责任保险,则需要同时填写医疗责任险受理单,递交至上险的保险公司。③按照医疗纠纷人民调解委员会的处理流程递交相关材料。④等待调解结果。如果对调解结果无异议,则同意该解决方式。医患双方任何一方不同意该调解结果,则本次调解视为无效。双方可以通过司法途径解决该纠纷。

如果进入民事诉讼程序中,当事科室应指定专人配合医院专职人员或律师,代表医院出庭。当事科室应指定专人出席鉴定会。具体步骤如下:①医院收到法院寄送或者送达的开庭通知。②医院通知相关科室召开院内专家委员会会议,在院内就本案诉讼的问题进行讨论,并与医院的法律顾问一起,最终形成医院的答辩状。③由当事医生或者医院的专职人员及医院的法律顾问代表医院出庭。④通常医患双方都提出做鉴定的请求,由法院根据司法程序指定或抽签决定鉴定机构。⑤确定鉴定机构后,把原始病历拿到法院进行封存,已经封存的病历由医院直接提交法院。除原始病历外,医患双方还可以提供其他相关证据。⑥对提交的证据进行质证。⑦根据医学会或者司法鉴定中心的通知,医患双方到规定的地点进行答辩。⑧法院根据鉴定的结果进行判决。

三、医患纠纷的防范

为了防范医患纠纷,卫生行政管理部门及医院行政管理部门应从以下几个方面进行管理。

(一) 医疗因素引发的医患纠纷

1. 医疗机构依法执业　医疗机构应当按照国家有关规定依法执业,配备与其功能任务相适应的人员、场所、设备和设施,统筹安排医疗资源,优化服务流程,规范诊疗行为,为患者提供便捷、有效的医疗服务。

2. 提高医疗服务质量,确保医疗安全

(1) 建立健全医疗质量监管和评价制度、医疗安全责任制度和责任追究制度,严格执行医疗核心制度,规范医务人员执业行为,做好患者安全、药物和医疗器械安全使用管理。

(2) 建立医疗技术临床应用准入和管理制度。对医疗技术实施分级、分类管理。

(3) 医疗机构实行手术分级管理制度。

(4) 加强对医务人员的培训。医疗机构内的医师、护士、药学技术人员、医技人员等,均应当取得相应执业资质,一些特殊的准入还需经过相应专业培训并考核合格,方可从事相关工作。医疗机构应当加强医务人员职业道德教育,加强医疗卫生管理法律、行政法规、部门规章和诊疗护理规范、常规的培训,提高医患沟通能力和医疗服务水平。

3. 建立医疗纠纷预警机制、处理预案及医疗投诉管理制度　医疗机构需要制订医疗纠纷预防与处理的预案,建立医疗风险预警和管理机制,有效防范发生医疗纠纷。医疗机构还要定期分析医疗纠纷的成因,有针对性地加强防范,建立预警和持续改进制度。医疗机构应当建立医疗投诉管理制度,设置医疗服务投诉管理部门或者配备专(兼)职人员,接受并处理患者对医疗服务的投诉,向其提供咨询服务。

4. 对患者进行健康宣教　医疗机构应该配合有关部门加强医疗卫生管理法律、法规宣传和健康教育,普及防病、治病的医学科普知识,引导公众理性对待医疗风险。

5. 加强医患沟通　要求医务人员加强对患者的人文关怀,加强与患者沟通,采用便于患者理解的语言与方式,引导患者参与医疗决策。

6. 尊重患者的权利　患者在就医过程中,享有相应的权利。医务人员在诊疗服务中应当充分尊重患者的权利。

(二) 非医疗因素引发的医患纠纷

1. 患者有自杀倾向时的防范措施

(1) 告知患者家属,要 24 小时随身陪护,家属如需要离开患者时应通知在班的医护人员。

(2) 做好必要的防范措施,包括没收锐利的物品、检查病房的窗户、做好防坠落措施、锁好门窗,防止意外。

(3) 发现患者有自杀念头时,应立即通知主管医生,并第一时间联系患者家属,即刻向上级领导汇报。

(4) 详细交接班,同时多关心患者,准确掌握患者的心理状态,给予心理疏导。

2. 患者坠床 / 摔倒时的防范措施

(1) 医院硬件设施配套应到位,如地面防滑处理,通道无障碍铺设,斜坡、电梯、骨科病房沿墙设置扶手护栏,拖地时快干处理,并设置警示牌提示注意地滑。

(2) 患者不慎坠床 / 摔倒,医护人员应立即奔赴现场,病情允许时将患者移至患者床上或抢救室,必要时请骨科医生协助。

(3) 进一步检查患者的情况,如测量血压、判断患者意识、查看有无骨折和脑外伤等情况,安排并陪护患者做相应检查及治疗。

(4) 认真记录患者坠床 / 摔倒的经过及抢救过程。

(5) 通知患者家属,告知病情,如有骨折等严重情况,应向医务处汇报(夜间通知院总值班)。

3. 患者自行离院时的防范措施

(1) 患者入院宣教时,告知患者及其家属:患者出院前不得擅自离院,并签字。

(2) 发现患者擅自外出应立即通知病室主管医生及病房护士长。

(3) 通知医务处和护理部,夜间通知院总值班及护理部值班。

(4) 查找患者并与患者家属联系,告知患者自行离院情况,嘱其协助查找。

(5) 尽一切可能查找患者去向,如通知保卫处在院内协助寻找患者;院内不见患者,家属亦联系不上时,报警寻找。

(6) 患者返回后立即通知院总值班,由主管医生及护士长按医院规定进行处理。

(7) 若确属外出不归,需二人共同清理患者用物,贵重物品、钱款应登记,患者家属签收后交其妥善保存(最好由家属在场清理物品)。

(8) 认真记录患者外出及寻找经过,于病程记录上做自动出院处理。

4. 患者发生精神症状时的防范措施

（1）立即通知主管医生及病房护士长,夜间通知院总值班或护理部值班人员,请会诊。

（2）同时采取安全保护措施,如果患者出现过激行为时,应撤离同室其他患者,立即通知保卫处或相关部门,协助处理,以免患者自伤或伤及他人。

（3）通知患者家属,医患沟通签字后,告知患者病情需要 24 小时家属陪护,严密观察,并按病情考虑对患者是否采取躯体束缚与行动限制,以防发生意外。

（4）专科会诊后如实记录病情,必要时在公安部门的协助下转专科医院进一步治疗。

（三）关于《促进临床医学人性化的十点倡议》

鉴于目前部分紧张的医患关系,2013 年 7 月由吴孟超、吴咸中、钟南山等著名医学专家联合签名《促进临床医学人性化的十点倡议》,希望能够提供一些启示和帮助。倡议内容如下:

1. 始终将病人利益放在首位,医生和医院的利益诉求不应损害病人利益。

2. 大力推行医学整合,重视整体医疗,关心病,更关心病人,认真践行生物 - 心理 - 社会医学模式。

3. 不断完善诊疗技术,尽力减少对机体的损伤和副作用。

4. 为病人提供适宜和最佳的诊疗服务,谨慎使用高新技术,力避过度诊疗。

5. 在不影响病人健康的前提下尽力为病人提供低成本的服务。

6. 重视对病人的照料,尽力为病人提供心理、社会支持。

7. 认真做好与病人的交流与沟通,切实履行知情同意原则,尊重病人的自主权,倾听病人诉求。

8. 履行各种医学道德伦理规范,遵守医学法规和相关卫生政策。

9. 学习和掌握医学人文知识和技能,注意提高个人的人文素质修养。

10. 在临床教学、学术会议、学术期刊中增加人文医学内容,加强人文学者与医师之间的沟通及交流。

第三节　医患纠纷处理中的沟通技巧

在医患纠纷处理中,沟通显得尤为重要,其中包括各方面的沟通,主要有医患之间、医务人员之间、医院部门之间、医院与外界（媒体、司法部门、卫生行政部门等）之间的沟通。掌握正确的沟通原则,建立良好的沟通渠道,掌握熟练的沟通技能,是妥善处理医患纠纷的保证。

一、医患纠纷中的沟通原则和途径

医患沟通是双向性的,医患沟通中的互动、互补和互谅是和谐医患沟通的前提条件。医患之间具有共同的目的,即战胜疾病、解除或者减轻痛苦,两者之间是一种信任合作关系。

（一）医患纠纷中沟通的重要性

医患纠纷的产生多数是由于医患之间缺乏沟通、互不信任所致。因此，在沟通中，医患双方应本着尊重、理解、解决问题的态度，以事实为依据，坚持公正合理、适度可行、互谅互让的原则。良好的医患沟通不仅能让患者更好地配合医疗活动，还能使医生更全面地了解患者的整个病史，做出准确的疾病诊断和及时的治疗，从而使患者得到更满意的服务，达到患者健康需求的目的。因此，良好的医患沟通，不仅有助于调整医患双方的医学观念，也有助于医患双方相互正确理解对方，保证医疗活动的顺利进行；同时也是医学人文精神的需要，医学发展的需要；更重要的是成为提高医疗服务质量、防范医疗纠纷的保证和基础。所以，只有掌握了医患沟通技巧，医生才是一名合格的医生，才可能成为让患者满意的医生。

（二）医患纠纷中的沟通形式

医患纠纷中的沟通形式有多种，如双方通过面对面、电话、书面、传统媒体（报纸、广播电视）、网络媒体（电子邮件、论坛、微博）、新闻发布会等形式进行沟通。根据纠纷的性质、大小以及患方的诉求，可以选择一种沟通形式，或者几种沟通形式相结合。一般的医患纠纷，医患双方常常直接接触，宜采取当面和电话沟通的形式，充分表达各自的观点和意见。书面沟通的形式较为正式，多在患方或医方同卫生行政部门、司法机关、公安机关等沟通时采用。当患方需要向不特定人群表达诉求和意见，或医疗机构向广大群众澄清事实、表达立场、通报结果等情况下，媒体报道和新闻发布会的形式具有不可替代的作用。因此，充分认识每一种沟通方式的特点，合理选择有效沟通途径，对于医患纠纷的处理和解决具有重要意义。

（三）医患纠纷中的沟通方法

发生医患纠纷时，应冷静面对，妥善解决，力争将不良影响降到最低，并做好下列方面的沟通。

1. 医院内部沟通

（1）统一意见：在医疗实践中，医生之间、科室之间、医院之间对患者的发病原因和诊治意见观点不同、处理方法不同较为常见，尤其是疑难、危重患者。当发生纠纷时，应做好两方面的统一：一是在救治过程中，尤其病情复杂时，要及时组织相关科室和专家进行会诊讨论，统一治疗意见，以有利于患者治疗为原则。二是在调查过程中职能科室与临床科室之间、调查处理小组成员之间必须做好沟通，对病情判断、治疗经过、存在的问题、患方问题的解答等要共同讨论，在尊重事实的基础上形成统一意见，避免科室和医院在接待患方时出现不同意见。

（2）协调配合：医院内各部门之间要相互配合、相互支持，积极做好救治保障工作。医疗主管部门要做好组织和协调工作，后勤、药剂等部门要保障物资和药品的供应，各医技部门应提供快捷的检查、检验服务。各部门之间协调一致、良好沟通非常重要，稍有不慎，就会引发新的矛盾和问题。因此，做好医院内部各部门、各类人员之间的沟通是平息医患矛盾，妥善解决问题的重要环节。

2. 医患沟通

（1）沉着冷静、积极面对：发生医患纠纷时，患方往往情绪激动或有过激行为，接待人员切忌惊慌，要保持冷静。在患方情绪比较稳定时，医院应积极与患方进行商谈，有理、有节地处理纠纷,帮助患者解决问题,满足患者合理要求。当患方情绪不稳,过激行为明显时,应在安全保护措施下接待患方。

(2) 尊重患方、取得信任:在处理医患纠纷过程中,要体谅患方的心情,耐心倾听其意见,以取得信任。在交谈中要让患方充分倾诉自己的意见和要求,理解、尊重患方,不过于计较患方的过激态度及谈话语气,更不急于解释。要善于使用安慰、劝说等语言,稳定患方情绪,使患方相信医方有诚意处理纠纷。

(3) 谨慎解释、科学引导:由于患者对医学知识、医疗风险缺乏认识,当诊治未达到预期目的时,患方往往会断定医方存在过错。对此,医院接待人员要依据科学知识做谨慎的解释,对患方不能接受的客观事实要用简单、通俗易懂的医学知识给予说明;对患方不理智的行为要耐心加以制止,并告知处理医患纠纷的正确方法。

3. 与卫生行政部门的沟通 在处理医疗事故或可能导致群体事件的医患纠纷时,医疗机构应保持与卫生行政部门的沟通,一方面将患者情况、事件经过和进展、核查情况、采取的措施等内容及时向卫生行政部门报告,另一方面积极争取卫生行政部门的指导、帮助和调解。卫生行政部门的介入可增加患方的信任度,化解疑惑,有利于纠纷处理。

4. 与司法机关的沟通 随着法律法规的健全,人们的法律意识不断增强,通过民事诉讼解决医患纠纷的情况越来越多。然而医护人员的法律意识普遍不足,司法人员对医院管理和医学知识了解也有限,因此,医疗机构与司法部门的沟通对妥善处理医患纠纷有积极作用。

通过座谈交流、普法教育、纠纷案例分析、医学知识讲座等形式建立医法沟通平台,以提高医护人员法律知识和意识,促进法学界人员对医院管理、医学知识、医疗工作程序熟悉和了解,为公平公正处理医患纠纷打下良好基础。

5. 与公安机关的沟通 《关于维护医疗机构秩序的通告》明确规定,有下列违反治安管理行为之一的,由公安机关依据《中华人民共和国治安管理处罚法》予以处罚;构成犯罪的,依法追究刑事责任:

(1) 在医疗机构焚烧纸钱、摆设灵堂、摆放花圈、违规停尸、聚众滋事的;

(2) 在医疗机构内寻衅滋事的;

(3) 非法携带易燃、易爆危险物品和管制器具进入医疗机构的;

(4) 侮辱、威胁、恐吓、故意伤害医务人员或者非法限制医务人员人身自由的;

(5) 在医疗机构内故意损毁或者盗窃、抢夺公私财物的;

(6) 倒卖医疗机构挂号凭证的;

(7) 其他扰乱医疗机构正常秩序的行为。

当遇到上述七种行为时,应迅速报告当地公安部门,并积极配合公安部门工作,努力劝说患方只有按法律程序办事,才能妥善处理有关问题。

对有严重过激行为的人,并给医院造成实质性名誉损失和经济损失的,医院应按法律程序追究其法律责任。在处理此类事件时,医疗机构应当做好与上级行政主管部门、公安部门、患方所在单位的联系和沟通,请求支持和帮助,及时报告有关情况和动向,同时向患方讲明医患纠纷的处理程序和具体办法。

6. 与媒体部门的沟通 新闻媒体有着其他部门不可取代的社会舆论导向和社会

监督作用。当新闻媒体介入医患纠纷,尤其是出现与事实不符并产生负面影响的报道时,医院应主动与新闻媒体沟通,坦诚接受记者采访,主动向新闻媒体说明情况,让其了解事实真相,消除误解,避免扩大不良影响。对善意的批评报道,医疗机构应给予重视,认真分析情况,并及时加以改进。

7. 与社会其他部门的沟通　妥善处理医患纠纷常常需要借助社会各界的支持和帮助,如维稳部门、第三方调解机构、患方单位等。医疗机构应加强与社会各界的沟通,搭建沟通平台,防止纠纷升级。

二、医患纠纷的处置

ER-5-1 微课
ER-5-1

在发生医疗纠纷后,无论患方行为表现如何,医方都应保持冷静、克制的态度,不能被患方的情绪所左右,更不应责备、冷落患方,应积极地创造平和、协商、对话的环境。建议最好的方式是听(认真听,不插话)、看(观察势态的变化和发展)、记(认真记录问题的要点)、问(对不太清楚的方面,可适当询问)、防(医院要有一定人身安全准备,如安排接待人员数量、地点及其他保卫方面的措施)。

（一）医院及时保存各项记录

发生医患纠纷后,医方要及时组织有关人员如院、科领导或专家进行调查,与患方一起做好现场实物、病历资料、诊治记录等材料封存工作,主动向患方及医方当事人了解详情,弄清患方的意见及要求,缓解紧张的冲突气氛。如果患者在医疗机构死亡的,尸体应当立即移放到太平间,这不仅是《医疗事故处理条例》的要求,也有利于避免患方停尸闹事。

（二）医院及时调查统一意见

在针对医疗纠纷进行全面调查之后,调查组应提出一个正式的意见。该意见必须符合实际,而且要尽量取得调查组成员内部的统一,并指定专人向患者说明和解释,切勿多人参与,以免措辞或言语不一,引起患方猜疑。在向患者说明时,要站在患方的立场思考问题,理解患方纠结的心情。言语要表述明确、婉转,不可含糊其词。因为在发生医疗纠纷后,患者及其家属为了弄清问题,常常会多方咨询或查阅有关医学专业知识,已不再是一窍不通,而是有备而来,且他们试图从医方的解释说明中找出漏洞、矛盾等问题。如果医方有多人多次解释,他们还会选择对自己最有利的解释,或从不同人的解释中找出不一致的方面,从而对医方的工作表示怀疑。这不仅会进一步激化矛盾,还会影响今后工作的开展。此外,医方在与患方的交谈、沟通中,要进一步了解患方的意见、要求和动机,并做好应对之策,尊重事实,依法处理。

（三）医患纠纷处置的理念

1. 未动先知

（1）对可能要出现的风险或纠纷要心中有数,要知道事情发生的原因、过程及性质,因为只有清楚了事情的全部,才可能有积极应对的方法和措施。

（2）在事情未发生之前就想办法制止住,尽量使其不发生,也就是人们常说的"风止于未动之时",这时候最容易控制事态,处理起来也最简单,破坏力和损失最小。

2. 弄清真相　在处理纠纷时强调弄清真相,是科室领导及医院机关有关部门处理纠纷时遵循的基本理念。纠纷一旦发生,患者和家属找到部门领导,在热情接待的同时,最重要的是要先弄清事实真相。如提出纠纷的理由,医疗中是否真的存在着缺陷和违规的行为,提出纠纷的真实目的是什么,即使当时这些情况尚没有弄清,也要热情接待,良言相劝,承诺尽快与科室取得联系,把基本情况搞清楚。总之,态度应当是积极的、热情的,不要让患者和家属在对科室有意见的同时对医院也产生较大的不满,这会使本来可以及时、简单就能处理掉的矛盾更进一步复杂化。

3. 以情动人　医疗服务最大的特点就是它面对的是有情感、有复杂思维、有各种不同心理需求的个体,人文伴随始终。一旦提出不满或纠纷,必定是在内心深处有委屈、有强烈的不满情绪,有心理上的不平衡,或者有其他难言之隐。所以,当面对患者和家属提出质疑时,无论是科室或医院领导首先要对患者提出的问题表示同情和理解,至少是在语言、表情上先站在患者的一方,认真听取他们的诉说。有时候在充分的诉说之后,心中的矛盾和委屈就会得到很大的减轻和缓冲。所以在最初处理纠纷时,千万不要冷漠、生硬、摆架子和情绪激动,这样做的结果只能是火上浇油。

4. 沉着应对　由于近年来医患纠纷发生的频率较高,提出纠纷的理由也十分复杂和广泛,其广泛程度几乎涉及与医疗、经济、法律等社会各个领域,加上社会上贫富差距加大,各种社会矛盾不断地影响到医院,融入到医疗活动之中,所以医疗纠纷的背后,可能涉及复杂的社会背景。处理纠纷的当事人,最重要的是沉着应对,不能乱方寸、态度不冷静、解释不一致、口径不统一、相互推诿埋怨和无原则许愿。积极的处理是在弄清事实的基础上按照科学的态度和条例的规定分清是非,这其中既有科学性、原则性,又有艺术性。

(四) 医患纠纷处置方式

ER-5-2 微课
ER-5-2

1. 医患双方协商处理　患者与医院进行协商,还可以向专门负责医疗纠纷的咨询机构或律师事务所咨询。如果觉得医院和医生的解释不能令人满意,可以书面提出问题,要求医院进行调查,并对所提出的问题予以解释。当患者方面掌握较充分的证据,能够说明医生和医院在医疗中有过错行为,并且该过错与不良后果之间有因果关系时,便可以向医院提出赔偿要求。经协商,如果双方都认为赔偿数额可以接受,便可以达成协议。

2. 提请卫生行政机关处理　发生医疗纠纷时,患者与医院协商不成,可以提请当地卫生行政部门处理。处理包括以下几个方面:

(1) 确定是不是医疗事故,以及医疗事故的性质和等级,并根据事故的等级、情节和患者的情况,决定医疗机构应当支付给患者方的“一次性经济补偿”费数额。

(2) 对造成医疗事故的医务人员给予行政处分或者行政处罚。

(3) 对发生医疗事故或医疗纠纷后,丢失、涂改、隐匿、伪造、销毁病案和有关资料的责任人员追究行政责任。

卫生行政机关受理医疗事故处理的申请后,可先进行医疗事故技术鉴定,然后根据医疗事故技术鉴定结论对医疗事故进行处理。

3. 医患纠纷人民调解　医疗纠纷人民调解委员会通过调解达成的协议书与人民法院调解书具有同等法律效力。详见本章第二节中的“处理医患纠纷的主要途径与程序”。

4. 法院起诉处理　目前,法律诉讼通常是在上述几种方式无效,不能达成一致意见的情况下选择的途径,当然也可以双方不通过调解直接向人民法院提起诉讼,这要根据双方当事人的意愿。当发生医患纠纷或医疗事故时,无论是医疗机构、医务人员或患者及其家属,都可以直接向人民法院提起民事诉讼,这是每个公民的权利。医患纠纷案件通过法律手段解决,在保证双方权益的同时,对医务人员来讲,还可以使医务人员逐步树立法制意识,依法行医,改变重经验、轻法规的传统行医习惯。

当发生医疗纠纷,患者认为自己的权利受到侵害时,可以向医院提出要求,与医院协商,以求妥善解决纠纷,或通过医患纠纷人民调解;也可以寻求行政机关的帮助,提请卫生行政机关处理;还可以向人民法院提起诉讼,请求司法保护。

-------------------------------- 案 例 分 析 --------------------------------

案例一

1. **一般情况**　患者,男,32岁,经济学博士。

2. **病史及诊疗过程**　患者自述近两年失眠多梦,茶饭不香,曾在国外就诊,考虑有轻度抑郁。半年前回国,感饮食不佳,手脚心发热,情绪时有低落,家人建议服用中药调理治疗。某日,在其父与弟弟的陪同下至某三甲医院中医科就诊。医生询问患者病史后,考虑患者为抑郁状态(病历上未注明该诊断)。给予安神理气中药方剂,同时开具西药左洛复(盐酸舍曲林片)抗抑郁治疗。病历上亦未载明服药的相关注意事项。该患者服用左洛复3日后,在家中跳楼自杀。

3. **患者家属诉求**　事件发生后家属诉至法院,认为左洛复的药品说明书中已明确注明服用该药物的早期可能会诱发患者的自杀倾向,故说明书中要求,在开具该药品时,医生应当告知家属加强看护。家属认为接诊医生未进行告知,医院未尽到告知义务,故对患者的死亡应负主要责任。

4. **纠纷要点**

(1) 服用左洛复需不需要告知?

(2) 有没有告知?

(3) 违反告知义务与患者的医疗结局是否相关?

5. **纠纷分析**　《医疗机构管理条例实施细则》第六十二条规定:"医疗机构应当尊重患者对自己的病情、诊断、治疗的知情权利。在实施手术、特殊检查、特殊治疗时,应当向患者作必要的解释。因实施保护性医疗措施不宜向患者说明情况的,应当将有关情况通知患者家属。"左洛复的药品说明书中已明确注明服用该药物的早期可能会诱发患者的自杀倾向,故而说明书中要求开具该药品时医生应当告知家属加强看护。医生开具左洛复时未向患者家属交代服用此药早期有可能会诱发患者出现自杀倾向,并应当加强监护。未尽告知义务,负有责任。

6. **沟通与处理**

(1) 开具精神类药物给患者的过程中,医生有义务告知患者药物的服用方法及注意事项,对于本身患有精神疾病的患者更应该注意。法院认为,本案例中医生未能尽告知义务的行为对患者自杀死亡的结果负有一定的责任,故判决医方予以赔偿。

(2) 事发之后,院方组织医护人员开展学习与反思会议,强化医疗安全责任意识,避免类似事件的发生。

7. 经验教训

(1) 医生履行告知义务是满足患方知情权的前提。无论是药物治疗还是进行手术、辐射治疗都会对人体产生一定的伤害,只有医生向患方履行告知义务,才能让患方理解医生的治疗行为,进而同意、配合医生的医疗行为,否则将构成侵权,侵犯患者生命权、健康权、人身权等。

(2) 这个案例告诉医务人员,在诊疗活动中不能重治疗轻病历,不能光做不记或光说不记;医患沟通的内容包括告知患者的病情、可能的预后、治疗的方案及其他需要注意的事项。本案例中告知的内容应当在病历中予以注明,例如不良的后果、药品的副作用等,提醒家属加强监护。唯有如此才算尽到法律意义上的告知义务。

案例二

1. 患者一般情况　患者,男,42岁,农民。

2. 病史及诊疗经过　患者因"左前臂外伤钢板固定术后1年"于某年8月27日入住某医院骨科。入院查体:左前臂远1/3掌侧及背侧有陈旧性手术瘢痕,愈合良好,可及轻压痛,左前臂活动及感觉良好,左手抓握受限;X线片示左尺桡骨骨折术后改变,内固定在位,骨折线消失。8月28日行左尺桡骨骨折术后取内固定术。术中发现尺骨近端钢板近侧第2、3螺钉钉帽变形,内六孔完全失效,取出其余螺钉后,将远侧钢板撬起,在近端第3螺钉处将钢板向近端折弯,螺钉周围扩孔,将包绕螺钉的骨质去除,取出此螺钉,发现一约1cm×1.5cm骨片随螺钉翘起,同法取出近端第2枚螺钉,全部取出螺钉后将钢板取出,按压骨片复位,7号线固定。术后安返病房,予以补液、抗炎、小夹板固定等治疗。9月2日复查X线片提示骨折处正位对线良好,侧位见骨片分离。患者9月3日出院。出院记录写明切口Ⅰ/甲愈合。医方在患者疾病诊断证明书的临床诊断栏写有左尺骨近端骨片(1.5cm)掀起。因患者对骨片掀起有质疑,故治疗组医生承诺左尺骨骨片1个月左右临床愈合,如果出现骨折不愈合,后果由院方承担。

9月11日患者门诊复诊,予拆线,继予夹板固定。10月11日起患者多次在外院门诊治疗,12月7日X线片示左侧尺骨近端骨皮质不连续,断端骨痂形成,对位线尚可。

3. 患者诉求　医方手术时不遵守医疗规范,不负责任且操作不当,医疗措施存在明显过错造成患方出现新的骨折,骨片分离,要求院方赔偿医疗费及精神损失费。

4. 纠纷要点

(1) 患方认为:医方医疗行为违反常规,主观上存在过错,术前、术后均未告知患者,隐瞒病情,在患者强烈要求下复查X线片提示已骨折;医方过错造成患者骨折至今仍未愈合,手臂不能屈伸,构成伤残,要求其履行承诺。

(2) 医方认为:医院对患者行内固定取出术,因术中出现钉帽螺丝失效,取钉困难导致钉孔处骨片翘起,属于手术并发症,医院术前、术后已履行了告知义务;并发症发生后,医院及时采取了合理的治疗措施,但患者不配合治疗。

5. 纠纷分析

(1) 根据临床资料及现场调查分析,患者诊断为左尺桡骨骨折钢板螺钉内固定术后,愈合良好,有内固定取出术的手术指征。因手术过程中取钢板螺钉困难,导致左尺骨再次骨折,属于手术并发症。医方手术未违反操作常规,术前对该并发症的发生履行了告知义务。医方在医疗过程中,无违反诊疗规范的过失行为。

(2) 并发症发生后,医方进行了小夹板外固定治疗,处理得当。但患者不积极配合医方的治疗,客观上增加了骨折畸形愈合的风险。

(3) 经后期治疗,患者目前骨折已经愈合,存在左前臂旋转功能轻度受限,此后果与手术并发症的发生有一定关系。

(4) 医方在手术过程中存在沟通不足,在取钉困难的情况下没有及时向患者及其家属交代继续取出内固定物可能存在的风险。

6. 沟通与处理 法院认为此案例医方存在沟通不足等过失,判决医方对患方进行适度赔偿。

7. 经验教训

(1) 医疗机构对损害的发生具有过错是其承担侵权责任的依据。医学会作出的医疗事故技术鉴定认为本病例不构成医疗事故,但医疗机构对损害的发生具有过错,虽不构成医疗事故,仍然应承担相应损害赔偿责任。

(2) 患方在并非第一次骨折手术的接诊医院进行第二次手术的过程中,手术医生在发现内固定材料有不同程度损坏现象的情况下,继续进行内固定取出手术难度将增加时,没有充分尽到谨慎勤勉的注意义务,没有与患者或其家属进行沟通并告知手术风险,且用力不当,医疗过程中存在医疗过错,与患者出现"左侧尺骨骨折"症状存在一定的因果关系,应对患者的损害后果承担赔偿责任。

(3) 患者及其家属亦应享有对手术进程中所遇情况及风险后果的知情权,医方在发现客观上手术取出内固定物难度增加时,特别是原告并非全麻的情况下,医生应及时履行告知义务,向患者及其家属交代继续取出内固定物的风险并取得患者及其家属的同意确认。

案例三

1. 患者一般情况 患者,男,74 岁,汉族,退休工人。

2. 病史及诊疗经过 患者因"左肺部占位性病变"于某年 6 月 17 日入住某三级甲等中医院(简称 A 医院)呼吸科。入院 20 多天,行各项相关检查之后,病变的性质仍不能确定,考虑病灶部位手术难度较大以及年龄因素,暂缓行有创检查和 PET/CT 检查,治疗组医生采用中药汤剂保守治疗。同年 10 月底,患者出现皮肤、巩膜黄染,急查肝功能示谷丙转氨酶(ALT)2 194U/L,谷草转氨酶(AST)1 282U/L。A 医院遂向一家三级甲等西医院(简称 B 医院)申请会诊,并于 11 月 5 日患者转入 B 医院。就诊 50 天之后,患者死亡。死亡诊断中记录患者死亡的原因为"药物性肝炎、亚急性肝衰竭"。

3. 患者诉求 结合 B 医院出具的死亡诊断,死者家属认为肝损害与 A 医院持续、大剂量使用中药"黄药子"有关,并且在患者三个多月的服药期间医院未给予肝功能复查,以致因"黄药子"造成的肝损害未能及时发现,延误了治疗时机。此外,入住 B 院期间,患者经过一系列抢救治疗,虽然生化检查各项指标均有明显好转,但出现了"真菌感染"。家属认为自患者入院起,在没有感染病灶的情况下,医生持续使用广谱抗生素,长达 40 多天,这种滥用抗生素的治疗方案造成了真菌双重感染。并且抗菌药物对肝损害影响很大,尤其对已有"药物性肝炎、亚急性肝衰竭"的患者,损害更为严重。因此家属认为,A医院与B医院治疗过程中,都存在过错,遂将两家医院告上法院,要求其根据各自的过错程度分别承担70%以上及10%的赔偿责任。

4.纠纷要点

(1)两家医院在诊疗过程中是否存在医疗过错?

(2)A医院"黄药子"这味中药的使用是否违背用药指南?剂量上是否符合规定范围?

(3)B医院诊疗过程中是否存在滥用、错用抗菌药物问题?

5.纠纷分析

(1)经调查取证,患者6月17日入住A医院之后,基于患者左肺门占位考虑,院方进行了包括肿瘤标记物、痰找结核分枝杆菌、纤维支气管镜及刷片、黏膜活检等在内的检查以鉴别诊断,并给予中药清热化痰、益气养阴,符合临床诊断诊治原则。在中医学中,黄药子具有凉血、解毒、降火、消瘿的作用,在抗肿瘤方面具有疗效,符合中医治疗原则。同时医方开具的10g黄药子的药物剂量,符合《中药学》的药物剂量要求。此外,考虑到患者病程发展的过程符合黄药子致药物性肝炎、肝损害的临床特点,并且A医院的方剂中还配伍了半枝莲等药物以减轻对肝脏的毒性作用,体现了医疗注意义务。因此在"黄药子"的选择和用量上符合规定,没有过错。

(2)《中药学》教科书及现有文献均指出黄药子严重的不良反应,包括肝功能损害,用药时应注意监测肝肾功能的情况。患者从7月第一次出院到10月第二次入院期间,一直在A医院门诊就诊,期间A医院从未给予肝功能复查,因而未能及时发现肝功能异常、调整治疗方案,存在医疗过错,与患者病情发展及死亡结果有因果关系。

(3)患者因皮肤黏膜黄染转入B医院之后,医院根据病历记载,给予其保肝降酶、抗感染及人工肝血浆置换治疗等措施,符合治疗原则。考虑到肝功能障碍、腹水是继发感染的高危因素,同时,患者左肺占位病变对感染的发生及控制也有不利影响。因此,结合临床各项检查结果,B医院使用抗细菌及抗真菌药物具有适应证和必要性,但是该类药物可加重肝肾损害,给治疗带来矛盾和困难,这点没有向家属阐明清楚。综上所述,B医院的诊疗行为符合医学规范和病情治疗要求,然而在将抗感染药物治疗的矛盾性和不良反应告知患者方面存在缺陷。

6.沟通与处理

(1)根据医患双方的陈述、票据、病历,医疗事故技术鉴定书、司法鉴定意见书等证据,法院认为本案为医疗损害赔偿纠纷。根据《中华人民共和国侵权责任法》关于医疗损害责任的规定,综合本案分析,A医院给予患者"黄药子"10g的中药汤剂,符合药品使用相关规定,但在用药诊疗期间没有进行定期监测肝功能,尤其是老年患者,存在医疗过错,与患者死亡有因果关系。同时入院期间暂缓行有创检查和PET/CT检查,对诊断和制订完善的诊疗方案有一定的不良影响。参酌鉴定结论,法院酌定A医院对于患者的死亡承担65%的赔偿责任。

(2)B医院在对患者的诊疗过程中,无违反诊疗规范的过失行为,虽然存在对药物使用的矛盾性及不良后果告知方面的缺陷,但诊疗行为符合规范,与患者死亡结果无因果关系,因此患者对于 B 医院的诉讼请求,法院不予支持。

7. 经验教训

(1) 药物的选择与使用过程中,除了考虑治疗作用外还应针对药物的毒副作用给予对应的保护措施。

本案例中 A 医院在运用中药的过程中,充分考虑了药物的适应证及使用剂量,开具了合理的药方,同时考虑到药物的毒副作用而采取了相应的保护措施,如配伍能够减毒的药物。但是对于不良后果的监测重视不够,导致不良反应逐步恶化,错过最佳治疗时机。如果能够加强监测,针对不良后果及时给予治疗,则可能延缓病情恶化。

(2) 加强医患沟通,提高患者对医疗局限性的认识及诊疗方案的理解,降低对疾病治疗的期望值。

B 医院在整个疾病的治疗过程中并不存在违规行为及医疗过失,但是患者家属仍然认为医院存在滥用药物行为,并由此引发纠纷。在医疗活动中,患者及其家属由于医学知识的缺乏,往往不能正确认识和理解治疗方案的必要性与矛盾性,如根据病情必须采取的治疗措施可能会引发不可避免的不良后果,在这种情况下,院方应加强与患方的沟通,促进其认识到当今医疗上的局限性,降低家属对治疗结果的期望,做好面对不良后果的心理准备,同时对院方的治疗给予理解和配合,由此降低纠纷隐患。

第四节　医患纠纷案例分析

-------------------- 案例分析一 --------------------

(一) 患者一般情况

患者,男,36 岁,工人,已婚,高中学历,汉族。

(二) 病史及诊疗经过

因"车祸伤半小时"至某地级市骨科医院急诊科治疗。入院时查体:腰背部大面积压痛,双下肢无麻木,感觉、活动好(根据门诊病历记载)。X 线片示 L_1 椎体轻度楔形变,L_1~L_5 椎体前缘骨质增生,X 线报告单提示建议 CT 检查 L_1 椎体。临床诊断:腰部软组织伤。在急诊科留院观察,给予活血止痛膏、七厘胶囊等药物治疗。留院观察当日,患者因"腹胀、排尿困难,请外科会诊、导尿"。留观期间,患者因医院服务态度差与急诊科医生发生矛盾并争吵。第 2 日,患者要求出院,按医嘱带药。在急诊科留观期间,没有请骨科医生会诊,也没有按 X 线报告单的要求对 L_1 椎体进一步检查和治疗。

2 周后,患者因"腰背部疼痛 10 日余"到当地人民医院就诊,X 线片示 L_1 椎体压缩性骨折。临床诊断:L_1 椎体压缩性骨折。次日入该院住院治疗,给予平卧硬板床及药物治疗,3 周后出院。

(三) 患者诉求

患者从当地人民医院出院后,立即到第一次接诊的医院要求赔偿并坚持医疗事故鉴定。患方认为,第 1 腰椎压缩性骨折没有诊断出来,是漏诊;没能针对第 1 腰椎压缩性骨折采取相应治疗措施,延误治疗,漏诊误治导致患者伤后出现全身不适、腰痛、性功能障碍等病症。

（四）纠纷要点

1. 医院在患者第一次诊疗过程中是否存在误诊误治？

2. 医院有无充分告知患者病情预后及治疗选择？

（五）纠纷分析

患者因车祸急诊入院，院方及时给予 X 线检查，放射科医师报告提示"第 1 腰椎楔形改变"。但临床医生未及时记录 X 线检查结果并告知患者，也未根据 X 线检查报告对患者进一步做 CT 检查，未能及时做出正确诊断致使诊治延误，并且院方无出院记录，经治医生没有给患者提出出院后的书面治疗指导意见；其次，患者出院所带部分治疗药物与其病情相关性差。经治医生亦未及时告知患者单纯性腰椎压缩性骨折的治疗处理意见及预后，即通过患者自身功能锻炼而达到复位与治疗的目的。后者安全简单，是目前常采用的方法。结果患者回家后未卧床休息治疗，使病情加重。

（六）沟通与处理

轻度的腰椎压缩性骨折由于症状轻、患者伤后能自行活动，临床上容易漏诊。分析首诊医院的影像学资料及对患者现场查体情况，患者自动出院造成医疗行为中断，医患双方的因素共同导致患者诊治延误，但未加重患者人身损害，医方医疗行为与患者疾病本身损害后果之间无因果关系。

患者出院后 L_1 椎体前缘压缩程度有轻度加重，但后来的 MRI、CT 检查示无椎管狭窄及神经受压情况，且查体发现神经体征与腰椎病变节段不符。患者所诉全身疼痛、性功能障碍与腰椎骨折压缩程度加重无明显相关性。在诊疗过程中出现的 L_1 椎体前缘压缩程度轻度加重，与感觉平面改变及患者所述的全身难受、性生活受到严重影响、大小便困难等没有因果关系。

医院的病历与以后的医疗事故鉴定材料显示，患者伤情并不严重，虽然没有得到及时诊治，导致后来 L_1 椎体压缩加重，但最终仍然只属于轻度压缩骨折，椎管与椎间孔没有变窄，神经没有受压。患者所诉的"全身难受、性生活受到严重影响、大小便困难"等症状也许并不存在。患者之所以坚持医疗事故鉴定，更主要的原因可能并不在于伤病本身，而与以下几个因素有关：①医生的服务态度差，医院急诊科医生不与患者交流。据患者讲，每天换一个医生，每个医生与患者讲话平均不到一句，"腰痛得厉害"医生不管，患者在医院留观期间就与院方有了矛盾并发生争吵，出院时给开了一大堆与病情无关的药物。②患者出院后在第二家医院明确诊断为 L_1 椎体压缩性骨折后，到第一次就诊的医院要说法，医院没有给予耐心的解释，而是坚持认为患者 L_1 椎体压缩性骨折是出院后再次受伤引起，医院没错，患者"爱上哪儿告就上哪儿告"。患者为车祸伤，由于第一次就诊的骨科医院没有确诊，肇事方根据医院的诊断不予患者报销医疗费用。虽然最后鉴定结论，根据《医疗事故处理条例》第二条、第三十三条等规定，本病例不属于医疗事故，但医院和医生在医疗行为、服务态度上存在明显缺陷。

（七）经验教训

腰椎压缩性骨折临床上很常见，诊断与处理也并不困难。急诊科医生必须认真、全面查体，对超出医生自身知识范围的疾病要及时请相关专业的医生诊治，同时与患者沟通。虽然工伤、交通事故、打架等所致的外伤患者，往往有夸大病情的表现，但医生决不能因此就主观认为患者装病而忽视患者所诉。任何由高处下坠,重物由高处下落打击颈背部,翻车或撞车时颈背受挤压,矿井、房屋、墙壁等坍塌使脊柱受压或跌倒臀部着地的患者,均有发生脊柱骨折和脱位的可能。如同时有局限性自发脊柱疼痛或脊柱运动障碍的主诉,则脊柱骨折存在的可能性更大,应仔细检查脊柱,弄清暴力的性质、方向或患者的体位。病史和体征对腰椎压缩性骨折的诊断很有帮助,但确诊要靠 X 线与 CT 检查,并且要注意,除了椎体压缩性骨折外是否合并有其他骨折与脊髓损伤,必要时需做 MRI 检查。

本案例漏诊误治可能与以下因素有关:①患者为车祸伤,此类患者常常会夸大病情,医生容易忽视这类患者的症状与体征;②患者伤情较轻,伤后能够自行行走,给人以骨关节正常的印象;③急诊科医生不是专科医生,对腰椎压缩性骨折认识不足。但是,X 线片已经提示 L_1 椎体轻度楔形变,$L_1 \sim L_5$ 椎体前缘骨质增生,X 线报告单诊断也写明"建议 CT 检查 L_1 椎体"。急诊科医生应及时告知并让患者做腰椎 CT 检查,或者请骨科医生会诊。像本案例中的医生让患者出院且未告知预后和治疗选择的做法肯定不妥。所幸,2 周后患者到另外一家医院骨科求诊,被明确诊断为 L_1 椎体压缩性骨折,并得到及时治疗,X 线片复查示 L_1 椎体压缩骨折只是轻度加重。若不能及时发现,该患者很可能会发生更严重的不良后果。

------------- **案例分析二** -------------

(一)患者一般情况

患儿,男,3 岁半。

(二)病史及诊疗经过

因"腹痛 6 天,伴咳嗽发热 3 天",入住当地人民医院。

患儿入院 6 天前因进食过多,感腹部不适,恶心呕吐数次,呕吐物为胃内容物,腹痛呈阵发性、以右下腹为主。3 天前感咳嗽、发热。查体:体温 38.6℃,脉搏 116 次 / min,呼吸 23 次 /min。患儿精神不振,痛苦表情。咽部充血,扁桃体不肿,双肺呼吸音粗,未闻及干湿性啰音。腹部稍胀,右下腹压痛明显,无明显反跳痛,肠鸣音正常。血白细胞计数 16.7×10^9/L。胸、腹透视:心肺未见异常,大量肠腔积气。诊断:急性阑尾炎;上呼吸道感染。医院予以急症在全麻下行阑尾切除术,术后给予抗生素等药物治疗,第 10 天拔除腹腔引流管,第 12 天治愈出院。

出院后 1 个月后,患儿因"阵发性腹痛 5 天"再次入住医院。查体温 37℃,脉搏 84 次 /min,呼吸 20 次 /min,血压 120/90mmHg。右下腹手术瘢痕 5cm,愈合良好。全腹无固定压痛,未扪及腹部包块,无胃肠型及蠕动波,肠鸣音正常。血白细胞计数 12.9×10^9/L。诊断:粘连性肠梗阻。诊断依据:①因阵发性腹痛 5 天入院,1 个月前行阑尾切除术;②查体:右下腹手术瘢痕,愈合良好,全腹无固定压痛。给予抗生素等治疗 8 天出院。

3 个月后,患儿因"阑尾炎术后 3 个月,间歇性腹痛 2 个月,加重 4 天"到当地儿童医院就诊,诊断为"粘连性肠梗阻"入院。查体:体温 36.4℃,脉搏 84 次 /min,呼吸 28 次 /min,血压 90/52mmHg。急性痛苦病容,脱水貌。腹胀,脐区可见肠型,全腹肌紧张,压痛,以右下腹尤甚,轻度反跳痛,肠鸣音亢进。腹部透视:下腹部可见 3 个液平。

给予抗感染、补液、灌肠等治疗,5天出院。

16个月后因"阵发性腹痛、伴恶心呕吐半天"第2次入住儿童医院,诊断为"粘连性肠梗阻"。3天后行"腹腔镜大网膜粘连松解术",术后抗感染、引流、补液等对症支持治疗,住院30天出院。

出院后第2天,患儿又因"腹痛、呕吐4小时"第3次入住儿童医院。诊断为"粘连性肠梗阻"。2天后开腹探查,术中见阑尾存在并呈急性炎症表现,行"阑尾切除术"。病理诊断:慢性阑尾炎急性发作。

(三) 患者诉求

患方认为:首诊医院手术前告知行阑尾切除术及周围脓肿切开引流术,但术后未告知阑尾没有切除。由于医方没有尽到履行术后告知义务,给后来的诊断治疗增加了困难,导致患儿在儿童医院两次手术,增加了患儿的痛苦,医方应负全部医疗责任。

(四) 纠纷要点

1. 首诊医院在患者第一次诊疗过程中是否履行充分告知义务?

2. 首诊医院治疗有无构成医疗事故?

(五) 纠纷分析

小儿阑尾炎穿孔率高,延误治疗后可产生局限性或弥漫性腹膜炎,特别是婴幼儿阑尾壁薄,大网膜短,穿孔时间可发生于腹痛6小时。小儿阑尾炎继发腹膜炎迅速产生严重的全身中毒症状,甚至威胁生命。因此,主张在发病72小时以内,不论阑尾炎属于何种类型,均应行阑尾切除术。

在临床实际中发现,由于小儿阑尾细长,管腔梗阻是导致阑尾发炎的基本原因,其穿孔部位多在阑尾远端,而近端阑尾多无明显病变。因此,发病超过72小时或阑尾周围脓肿形成的患儿,只要术中操作仔细仍然能顺利切除阑尾,如有困难可逆行切除阑尾。在本案例的人民医院病历中,未查到有关术后将手术中的治疗情况给家属充分告知的记录。其次,手术记录中手术名称"阑尾周围脓肿切开引流术",而术后病程记录为"在全麻下行阑尾切除术",前后矛盾。患儿第2次入住人民医院,病历既往史记载"1个月前曾行阑尾切除术,术后恢复良好"。两次住院均是同一位主治医生负责。以上情况均说明人民医院的医生在医疗活动中,违反了《医疗事故处理条例》有关规定,是造成患儿多次手术的直接原因。

患儿第2次入住人民医院,粘连性肠梗阻的诊断依据不足,依据病历分析有两处错误:

1. 病历记载患儿"1个月前行阑尾切除术",说明医生对患儿第1次住院的治疗情况根本不了解。如了解病情,首先应考虑为"慢性阑尾炎急性发作",而非"粘连性肠梗阻"。

2. 对"粘连性肠梗阻"的诊断依据不清楚。①粘连形成过程:由腹腔内炎症、手术创伤引起渗出液,这种渗出液被再吸收、机化而形成膜状或束带状,其过程需要3~6个月才能完成。②临床表现:早期为阵发性腹痛,晚期呈持续性疼痛阵发性加重。其次为恶心、呕吐,无便及气体排出。腹部体征为腹胀,可见肠型,听诊肠鸣音亢进。③X线检查:小肠内有数个液平面。

以上是"粘连性肠梗阻"的主要诊断依据,但在患儿病历记载中无据可查。

（六）沟通与处理

1. 患儿在该院首次诊治过程中,医方诊断"急性阑尾炎"明确,在当时的医疗条件下采取阑尾周围脓肿切开引流术,基本符合诊治原则。但医院术后存在沟通告知不足问题。

2. 1个月后再次入院诊断为"粘连性肠梗阻"的依据不足。第1次入院手术记录（阑尾周围脓肿切开引流术）与当日病程记录（阑尾切除术）相矛盾;患儿再次入院记录中,既往史和诊断依据仍错误记录为患儿"1个月前行阑尾切除术"。

3. 医方未能提供已向患儿家长说明未行阑尾切除术的可靠证据,未能履行告知义务,违反了医疗卫生管理法律、行政法规、部门规章和诊疗护理规范、常规,与患儿多次手术治疗存在因果关系。

本病例医方应承担主要责任。最后医疗事故鉴定结果,根据《医疗事故处理条例》第二条、第四条,《医疗事故分级标准(试行)》和《医疗事故技术鉴定暂行办法》第三十六条规定,本病例属于四级医疗事故。鉴定分析意见,可看出符合基本实情,结论具有说服力。

（七）经验教训

1. 医务人员需加强责任心。患儿两次入住人民医院,从病历记载中均查不到医师向家属讲明病情的记录,而且病历记载与实际治疗自相矛盾,说明医生在临床诊疗过程中缺乏责任心。由于医方缺乏责任心,没有尽到病情告知义务,是导致本案例的直接原因。

2. 病历书写要规范。书写病历是临床医生的基本功之一。如能严格按照规范要求书写病历及病程记录,可使医患双方沟通顺畅及时,保持良好的医患关系,从而避免发生医疗纠纷。

3. 诊疗技术有待提高。要提高诊疗技术,丰富临床经验,医生首先要掌握基础理论知识,然后在临床实践中不断总结经验教训,才能逐步提高。

案例分析三

（一）患者一般情况

患者,女,58岁。退休,已婚,高中学历,汉族。既往有颈椎间盘突出症和腰椎间盘突出症。

（二）病史及诊疗经过

因"腰痛及左下肢放射性疼痛20余天",到当地医院就诊。查体示:L_{4-5}、$L_5 \sim S_1$部位压痛,直腿抬高试验左侧30°(+)、右侧90°(+),直腿抬高加强试验双侧(+),左侧踇伸肌与踇屈肌的肌力较右侧弱,左小腿外侧皮肤感觉较右侧减弱。CT示L_{4-5}、$L_5\text{-}S_1$椎间盘突出,诊断为"腰椎间盘突出症"。医生向患者介绍非手术治疗方法后,患者要求封闭治疗。遂于疼痛科给予腰椎封闭治疗,封闭药物为2%利多卡因溶液5ml、维生素B_{12} 1mg、维生素B_6 0.2g、泼尼松50mg、生理盐水10ml。复诊时,泼尼松改为长效糖皮质激素曲安奈德。3次封闭治疗后,患者自我感觉病情好转、疼痛减轻。3周后,行第4次封闭治疗后,患者述头晕不适,留院观察后回家继续休养恢复。3天后,患者因自觉恢复不明显,双下肢麻木、活动不利、排尿困难,复诊给予对症处理。患者于第2天突然出现双下肢肌力减退,大小便困难,入院治疗。1周后转入上级医院治疗,诊断为"腰椎间盘突出症、药物注射后截瘫"。经上级医院手术治疗摘除突出的髓核,患者双下肢症状及体征好转,能自行排尿。

（三）患者诉求

患方认为医院应对出现的双下肢麻木、肌力下降、大小便障碍承担责任。他们认为:①治疗手段错误,不应进行封闭治疗;②第4次注射时穿刺部位过深,伤及神经,导致截瘫;③在医疗过程中未将医疗风险告知患者。

（四）纠纷要点

1. 患者截瘫的症状是否与医院穿刺封闭有关?

2. 医院是否遵守医疗常规,有无违反操作规程从而造成医疗事故?

（五）纠纷分析

腰椎间盘突出症是骨科常见病之一,是由腰椎退行性改变或外力作用引起腰椎间盘内、外压力平衡失调致腰椎纤维环破裂,髓核突出,从而压迫了腰椎内神经根、血管、脊髓或马尾神经所致的一系列临床症状。由于较重的外伤或多次反复的不明显损伤,造成纤维环破裂,髓核即由该处突出。髓核多从一侧(少数可同时在两侧)的侧后方突入椎管,压迫神经根而产生神经根受压症状,也可由中央向后突出,压迫马尾神经,造成截瘫。

患者因腰椎间盘突出症就诊,有封闭和手术治疗指征,进行第4次封闭治疗后出现双下肢麻木、活动不利及尿潴留症状。局部封闭治疗是医学上认可并得到论证的止痛手段。糖皮质激素对化学原因引起的炎症反应有明显抑制作用,一般持续药效时间较长,每次注射可以维持7~10天,每周1次,间隔1~2周方能继续治疗,如果短时间内注射次数过多,容易导致糖皮质激素的蓄积。封闭药物曲安奈德未按使用说明应用,且应用周期过短,应用次数过多,是造成人身损害的原因之一,故存在违规医疗行为。此病例中,医生对患者的查体不够全面,而且每次封闭治疗前医生没有再次查体,在沟通方面欠缺,没有及时告知患者保守治疗或者手术治疗的选择。

（六）沟通与处理

当地医院医生在首次接诊患者的时候应当仔细认真地查体,对腰椎间盘突出的一些特殊表现进行针对性的检查,如是否有会阴部感觉障碍、有无肛门括约肌功能障碍等,并且需要结合影像学检查结果,来判断一个椎间盘突出症的患者是适合手术治疗还是保守治疗。有一些患者如果髓核突出较大,并且合并会阴部症状,非手术治疗效果不明显,应该及时手术治疗。

该患者原有颈椎间盘突出症和腰椎间盘突出症,从查体表现上看,颈椎间盘突出症和腰椎间盘突出症与患者目前症状、体征有一定因果关系,故在责任程度方面医院需承担轻微责任。最后医疗事故技术鉴定认为属于医疗事故,等级为三级戊等。

本病案医生应当尽到告知义务,针对每一个患者,应当讲清楚各种治疗方法的差异及临床效果,以及各种治疗结果可能出现的并发症,并在患者充分理解的基础上征求患者的选择意见。上述该例患者不适合保守治疗,治疗方法的错误是导致其恢复差的原因,这和医生的告知情况有很大相关性。另外,操作过程应该严格遵守医疗规范。

(七) 经验教训

1. 从细微之处入手,做到详尽的体格检查,充分了解相关疾病的手术治疗和非手术治疗指征。

2. 要充分履行告知义务,将患者的治疗方法和效果以及出现的并发症告知患者,并且得到患者的理解,而且患者选择的治疗方式需要签字同意。

3. 严格遵守操作规范,减少并发症。对药物的使用要严格按照药物使用说明书进行,并注意到药物的蓄积毒性可能造成的伤害。

扫一扫
测一测

复习思考题

1. 从医学层面上医患纠纷如何分类?

2. 医疗纠纷的处理原则是什么? 有哪些处理途径?

3. 医疗纠纷发生后,医方应如何处置?

角色扮演指南

角色扮演是培养良好沟通技能的重要方法。在角色扮演练习过程中，"医生"能够在安全环境中实践沟通技能，并且能得到"患者"和观察者的反馈，从而进一步改进自己的方法；"患者"能够体会到在与疾病和医务人员互动过程中的感受、想法和需求，从而更好地理解现实生活中的患者。观察者在角色扮演过程中有着举足轻重的作用。观察者不仅可以为"医生"和"患者"提供反馈，更重要的是观察者所提供的完全独立的视角，可以帮助"医生"更好地了解所练习的技能。

角色扮演的环节：

1. 确定小组，一般为三人小组，其中一人扮演"医生"，一人扮演"患者"，一人扮演"观察者"。结束后交换角色。

2. 确定在角色扮演中需要练习的目标，如"倾听"。

3. 确定在角色扮演中所应用的材料，如某个病案；也可以根据练习目标编写材料。

4. 根据练习的内容确定每一次角色扮演练习的时间，一旦确定后，不要随便更改。

5. 在角色扮演的过程中，"医生"要使用"患者"的角色名字，"观察者"要保持沉默，记录总体情况和"医生"对所练习技能的表现。

6. 扮演结束后，对扮演情况进行反馈，反馈可以按照以下顺序进行：

(1)"医生"讲一下他／她认为哪方面做得好。

(2)"患者"讲一下他／她认为哪方面做得好。

(3)"观察者"讲一下他／她认为哪方面做得好。

(4)"医生"提出在扮演过程中遇到的困难，讨论是否有解决的方法。

(5)"患者"发表意见，并对于问诊如何修改应提出积极的建议。

(6)"观察者"反馈对于整个角色扮演的感觉如何。

注意:在反馈时要注意对每一个人的表现给予肯定,指出在扮演过程中好的部分,对不好的部分要提出可行的修改建议。

7. 结束　从角色扮演中走出来,让扮演的"医生"和"患者"说出他们的真实姓名。

附录二

医患沟通技能考核

　　医患沟通技能考核首先可以评价学生对沟通理论、知识、技能的掌握水平是否能够满足他们在临床实践中的应用,其次可以评价教学质量,帮助教师在教学工作中不断寻求适合医学生的教学方法,从而培养出具有较高沟通水平的临床医务人员。

　　SEGUE 量表是由 Gregory Makoul 等在 2001 年编制完成的,主要从五个维度对学生的沟通技能予以考查。该量表信度、效度较高,操作简单,目前已成为北美沟通技能培训和评价最常用的工具标准。国内研究者通过对量表翻译,并进行信度和效度评价,认为该量表适合国内医学生沟通技能的评价和考核。

SEGUE 量表

学生姓名：　　　　　班级：　　　　　学号：

准备	是	否
1. 有礼貌地称呼患者		
2. 说明此次问诊的理由（了解情况 / 进一步诊断治疗 / 汇报上级医师）		
3. 介绍问诊和查体过程（如问诊的内容、先后顺序等）		
4. 建立个人信任关系（如适当地做自我介绍 / 讨论一些目前疾病之外的话题）		
5. 保护患者的隐私（如关门等）/ 尊重患者的选择权 / 隐私权		
信息收集	是	否
6. 让患者讲述对其健康问题和 / 或疾病发展过程的看法		
7. 系统询问影响疾病的物理 / 生物因素		
8. 系统询问影响疾病的社会、心理 / 情感因素（如生活水平、社会关系、生活压力等）		
9. 与患者讨论既往治疗经过（如自我保健措施、近期就诊情况、以前接受的其他医疗服务等）		
10. 与患者讨论目前疾病对其生活的影响（如生活质量）		

续表

信息收集	是	否
11. 与患者讨论健康的生活方式 / 疾病预防措施（如疾病影响因素）		
12. 避免诱导式提问 / 命令式提问		
13. 给患者说话的时间和机会（如不轻易打断患者的讲话）/ 无尴尬停顿		
14. 用心倾听（如面朝患者、肯定性的语言、非语言的意见反馈等）		
15. 核实澄清所获得的信息（如复述、询问具体的数量）		
信息给予	是	否
16. 解释诊断性操作的理论依据（如体格检查、实验室检查等）		
17. 告诉患者［她（他）］目前身体情况（如体格检查、实验室检查的结果，解剖学异常 / 诊断的结果）		
18. 鼓励患者提问 / 核实自己的理解，安慰、鼓励患者		
19. 根据患者的理解能力进行适当（语速、音量）调整（如避免使用 / 解释专业术语）		
理解患者	是	否
20. 认同患者所付出的努力 / 所取得的成就 / 所需要克服的困难（如感谢患者的配合）		
21. 体察患者的暗示 / 配合默契		
22. 表达关心、关注、移情，使患者感到温暖，树立信心		
23. 始终保持尊重的语气		
结束问诊	是	否
24. 问患者是否还有其他问题需要探讨		
25. 进一步说明下一步的诊治方案		

总体评价

评语

日期　　　　　　专家

SEGUE 量表评分参考标准

1. 礼貌招呼患者,如"您好""您贵姓"。

2. 了解患者的情况,以便进行下一步诊断和治疗 / 了解患者的情况,向上级医师汇报。

3. 介绍自己此次问诊的内容和大概所要花费的时间。

4. 根据患者对医学生的情绪反应,衣着得体,举止端庄,做适当的自我介绍,请求患者的配合,肢体动作适度,自信大方,言语得体,适当谈论使患者高兴的话题。

5. 进屋先敲门,患者允许后才进去,进屋后关门。问及敏感话题,和敏感部位的查体,首先请求患者的同意。没有做到上述任何一项都要被扣分。

6. 鼓励患者补充症状的细节部分;鼓励患者自己讲述疾病的发展过程和就医感受。

7. 物理因素 / 生理 / 生物因素如用力,季节或气候变化,昼夜变化,居住的条件等;寄生虫,病毒细菌等微生物等;过度劳累,负重,患者的年龄、性别等。

8. 社会 / 心理 / 情感因素,如患者的文化水平,亲属或周围人有无患同类疾病,工作环境和流动性,生活水平高低,工作压力,患者的性格,自我评价,情商,有无最近受到刺激。

9. 既往诊治经过,只要问及就给分。

10. 对生活的影响包括饮食、睡眠质量、工作能力、生活自理能力,但排除把饮食、睡眠作为症状的情况。

11. 针对疾病的病因或者诱因提出预防措施和 / 或改进的意见,提倡健康的生活方式(如建议戒烟或戒酒)。

12. 一般遇到特殊的提问(使用开放性问题进行提问),尽量避免反问患者。没有做到上述任何一项都要扣分。

13. 适当减少自己提问的数量,留一些让患者去说;两个问题之间的时间适当,给患者留一些思考的时间。不随意打断患者讲话。没有做到上述任何一项都要扣分。

14. 说话时没有用适当的目光观看患者,或没有微笑、点头,以及鼓励性和肯定性的语言都扣分。

15. 深入挖掘信息,意译、复述或总结患者所提供的关键信息,帮助患者表达想说的信息。没有做到上述任何一项都扣分。

16. 告诉患者准备做某项检查的理论根据,给出诊断的原因和依据。

17. 告知体检中发现的阳性体征和初步诊断结果,认真考虑并清楚回答患者所提出的问题,向患者解释为什么要等待诊断或检查结果以及需要等待的时间。

18. 适当地运用暗示(微笑、点头),鼓励患者提问 / 说出其感受和想法,问诊过程中有小结,向患者核实信息。

19. 患者多次(2 次以上)指出医学生语速过快或过慢,吐字不清楚,音量过低或过高扣分。患者多次(2 次及以上)强调解释医学术语扣分,语言不连贯或书面语言过多造成患者反应慢或者影响交流的扣分。

20. 感谢患者配合问诊和(或)查体。

21. 体察并回应患者的暗示(语言、面部表情、肢体动作)。

22. 尊重患者的选择同意权,安慰患者,问诊查体的时间不宜过长,查体时为减轻患者的痛苦而努力,请求谅解查体动作造成的不适。做到上述任何一项都给分。

23. 语气生硬扣分,有批评或威胁性语言、否定性语言、贬义性或歧视性语言扣分。

24. 问患者是否有其他要求或者问题需要探讨。

25. 进一步向患者解释说明下一步的打算。

总体评价

A 优;B 良;C 及格;D 不及格。共四级。

主要参考书目

1. Margaret Lloyd，Robert Bor．医学沟通技能［M］．钟照华，主译．3 版．北京：北京大学医学出版社，2009.

2. 周桂桐．医患沟通技能［M］．北京：中国中医药出版社，2013.

3. 殷大奎，Benjamin C.Blatt（美）．医患沟通［M］．北京：人民卫生出版社，2006.

4. 孙绍邦，Beverly A.Dugan，张玉，等．医患沟通概论［M］．北京：人民卫生出版社，2006.

5. 李功迎．医患行为与医患沟通技巧［M］．北京：人民卫生出版社，2012.

6. 刘惠军．医学人文素质与医患沟通技能［M］．北京：北京大学医学出版社，2013.

7. 王锦帆，尹梅．医患沟通［M］．北京：人民卫生出版社，2013.

8. 史瑞芬．医疗沟通技能［M］．北京：人民军医出版社，2008.

9. 周桂桐，马铁明．临床接诊与医患沟通技能实训［M］．北京：中国中医药出版社，2011.

10. 姜柏生，万建华，王炜．医事法学［M］.4 版．南京：东南大学出版社，2014.

11. 尚鹤睿．医患关系的心理学研究［M］．北京：中央编译出版社，2011.

12. 刘俊荣．医患冲突的沟通与解决：理论审视·沟通调适·冲突解决［M］．广州：广东高等教育出版社，2004.

13. 乔纳森·西尔弗曼，苏珊·库尔茨，朱丽叶·德雷珀．医患沟通技巧［M］．杨雪松，等译．2 版．北京：化学工业出版社，2009.

14. 姜乾金．医学心理学［M］.2 版．北京：人民卫生出版社，2010.

15. 王锦帆．医患沟通学［M］．北京：人民卫生出版社，2006.

16. 徐普，邢璐．医患沟通理论与实践［M］．西安：第四军医大学出版社，2003.

17. 魏来临，张岩．临床医患沟通与交流技巧［M］．济南：山东科学技术出版社，2011.

18. 朱金富，周军．医学心理与医患沟通［M］．北京：人民军医出版社，2010.

19. 尹梅．医学沟通学［M］．北京：人民卫生出版社，2011.

20. 杨秉辉，潘志刚．医患关系与医患沟通技巧［M］．上海：上海科学普及出版社，2011.

21. 于莹．医患沟通手册［M］．上海：上海科学技术出版社，2007.

22. 林建华．医院安全与风险管理［M］．北京：高等教育出版社，2012.

23. 陈伟，刘鑫．医院投诉管理工作指南［M］．北京：人民军医出版社，2013.

24. 易志斌，李志春．医患纠纷的预防与解决［M］．长沙：湖南人民出版社，2005.

25. 刘振华，王吉善．医患纠纷预防处理学［M］．北京：人民法院出版社，2007.

26. 陈文叔．医之魂．医疗服务中的人文关爱和沟通艺术［M］．北京：人民军医出版社，2011.

27. 宋平．医患纠纷诉讼程序研究［M］．厦门：厦门大学出版社，2012.

28. 周伟．常见医疗事故的鉴识与纠纷处理［M］．北京：人民法院出版社，2003.

29. 陈伟．医患沟通艺术［M］．北京：中国科学文化音像出版社，2008.

30. 南京市鼓楼区司法局，南京大学中国法律案例研究中心，南京市鼓楼地区医患纠纷人民调解委员会．医患纠纷人民调解案例解析［M］．南京：江苏人民出版社，2012.

31. 孙慕义 . 后现代卫生经济伦理学[M]. 北京:人民出版社,2009.

32. 丘祥兴,孙福川 . 医学伦理学[M].3 版 . 北京:人民卫生出版社,2008.

33. 高也陶 . 临床交流学概论[M].2 版 . 北京:中央编译出版社,2010.

34. 杜治政,许志伟 . 医学伦理学辞典[M]. 郑州:郑州大学出版社,2003.

复习思考题答案要点与模拟试卷

复习思考题答案
要点与模拟试卷